岭南中医药文库·现代研究系列

岭南特色中药指纹图谱质量控制关键技术研究

苏薇薇等　著

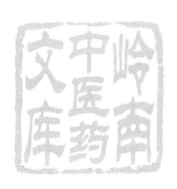

广东省出版集团
广东科技出版社
·广　州·

图书在版编目（CIP）数据

岭南特色中药指纹图谱质量控制关键技术研究/苏薇薇等著. —广州：广东科技出版社，2012.1

（岭南中医药文库. 现代研究系列）

ISBN 978-7-5359-5485-5

Ⅰ. ①岭…　Ⅱ. ①苏…　Ⅲ. ①中药化学成分—色谱法—研究　Ⅳ. ①R284.1

中国版本图书馆CIP数据核字（2011）第051168号

责任编辑：丁嘉凌
封面设计：丁青云
责任校对：陈素华　吴丽霞
责任印制：罗华之
出版发行：广东科技出版社
　　　　　（广州市环市东路水荫路11号　邮政编码：510075）
E－mail: gdkjzbb.@21cn.com
http://www.gdstp.com.cn
经　　销：广东新华发行集团股份有限公司
印　　刷：广州伟龙印刷制版有限公司
　　　　　（广州市沙太路银利工业大厦1幢　邮政编码：510507）
规　　格：889mm×1 194mm　1/32　印张15.5　彩页4　字数370千
版　　次：2012年1月第1版
　　　　　2012年1月第1次印刷
定　　价：61.00元

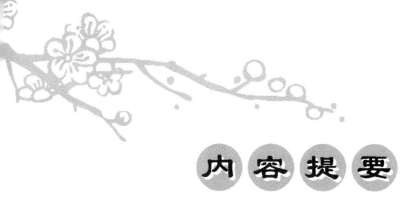

内 容 提 要

　　本书呈现在大家面前的，是中山大学近年来在岭南特色中药指纹图谱研究方面的原创性成果。第二章至第六章，主要开展部分广东名优中成药指纹图谱质量控制关键技术研究，构建色谱指纹图谱并进行方法学考察，利用指纹图谱全面监控原料药材、半成品和成品的质量，监控生产工艺的稳定性，着重于生产过程的实际应用。第七章至第十章，开展岭南特色药材猴耳环、沙田柚、化橘红、田基黄指纹图谱质量控制关键技术的示范研究；特别对沙田柚、化橘红、田基黄，着重探讨了指纹图谱与药效的相关性。

《岭南中医药文库》组委会

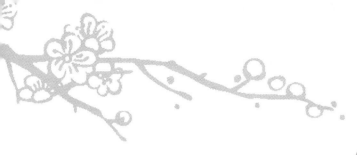

岭南，在传统上是指越城、大庾、骑田、都庞、萌渚五岭以南的地区。这个地区的地理和人文环境富有特色，是我国地域文化中的重要分支。广东是岭南地区的核心地域，近代以来社会经济和科技文化发展均走在地区的前列。在这里，传统中医药以独特的作用深得人们信赖，一直呈现生机勃勃的局面。

2006年以来，广东省委、省政府先后出台了多个促进广东中医药发展的重要文件，提出要将广东从"中医药大省"建设成为"中医药强省"，这无疑为广东中医药的腾飞增添了巨大的推动力。其中，《岭南中医药文库》（以下简称《文库》）的出版就是一项具体的措施。遵《文库》编委会之嘱作序，略述感言如下。

一

从中国文化发源来看，中国文化的主流发源于中原一带。中医药学是从中原传入岭南的。晋代有葛洪、支法存、仰道人等活跃于广东，唐代开始有李暄《岭南脚气论》等以岭南为名的方书，可见医学与岭南挂钩，岭南医学成为中医药学科的一个分支，为时至少已有千多年了。

晋唐时期，岭南的中医学就已经体现出自身的特色，例如在研究当时流行的脚弱病（脚气病、维生素B$_1$缺乏症）方面成果突出。唐代《千金要方》卷七论风毒状第一："论曰，考诸经方往往有脚弱之论，而古人少有此疾，自永嘉南渡，衣缨仕人多有遭者，岭表江东有支法存、仰道人等，并留意经方，偏善斯术，晋朝仕望多获全济，莫不由此二公。"可见岭南医学善于创新。另外，从《千金要方》、《外台秘要》、《肘后备急方》等书中还可见葛洪、支法存等对蛊毒、沙虱热（恙虫病）、疟疾、丝虫、姜片虫等传染病有不少治疗方药，对岭南热带地区传染病的研究成就亦较为突出。这些成就不是由中原带来，而是吸取多地民间医药精华，加以总结得之。

宋代开始，岭南医学界人才辈出。先有陈昭遇，开宝初年至京师为医官。陈昭遇与王怀隐等3人历时11年编成《太平圣惠方》；又与刘翰、马志等9人编成《开宝新详定本草》20卷。绍兴年间（公元1137年），潮阳人刘昉著的《幼幼新书》为岭南儿科学的发展奠定了良好的基础。可见宋代岭南已有国家级的医家出现。元代释继洪撰《岭南卫生方》，其中就收录了不少宋代医家的经验方，标志着具有岭南特色的方药学已初步形成。

明清时期是岭南中医学大发展的年代。明代，有丘濬、盛端明等有名望的医家出现；还有浙江人王纶所著的《明医杂著》，是其在广东布政司任内完成的；一代名医张景岳的《景岳全书》，在粤地一再印行传世。上述著作对岭南医学的影响很大。清代，对全国有较大影响的医家何梦瑶，被誉为"南海明珠"；儋州罗汝兰著《鼠疫汇编》，丰富了对急性传染病的诊治经验；清末，西洋医学传入我国，岭南首当其冲，出现朱沛文等主张中西汇通之医家。岭南医学的中医小儿科继续取得突出成就，在清代中期刊行了罗浮山人陈复正的《幼幼集成》后，清末又有程康圃著《儿科秘要》，由博返约，把儿科证候概括为八门（风热、急惊风、慢惊风、慢脾风、脾虚、疳积、燥火、咳嗽）；治法约以六字（平肝、补脾、泻心），举一反三，给人以极大的启发。民国时期儿科名医杨鹤龄继承程氏学说，著《儿科经验述要》。杨氏在育婴堂从17岁起独立主诊病婴，每天巡视、处理危重病婴数次，故育婴堂可称儿童医院之雏形。他积累了丰富的治疗危重病儿的经验，后来自己开业，日诊两三百人。西医张公让曾不断观察其诊证，亦深为佩服其医术之精也！

而广东草药在清代至民国时期也得到很好的整理，名作有何克谏的《生草药性备要》、《增补食物本草备考》和萧步丹的《岭南采药录》等，为中药材增加不少岭南草药品种。

上述可见，岭南医学至清代挟其岭南之特色已达相当高的水平，但岭南医学之发展达到高峰则是在民国时期后，主要是在医学教育人才培养方面成绩突出。光绪三十二年（公元1906年）广州就有医学求益社之成立，相当于今天的医学会，以文会友，每月一次。被评得第一名者，发表论文于报端。上月头名即为下一届论文的主审员，无形中开展学术之竞争。后继者有广州医学卫生社。民国后，学校教育开始举办，著名的有广东中医药专门学校与广东光汉中医专门学校，均为岭南中医学界培养了许多人才。虽然民国时期受国民党政府消灭中医的压迫，但岭南医学学术仍然日益繁荣，影响至香港和东南亚一带。中医药为岭南人民健康事业立下了不朽的功勋。

回顾岭南医学发展的脉络，晋代中原移民，带来的先进医术与岭南地区医药相结合；宋代以后，长江流域的医药学术带入岭南，又促进岭南医药学的发展，加上自身的成就，岭南医药学成为有浓郁的岭南特色的医药学派。历史同时也表明，医药事业与地区社会经济发展状况紧密相关。当代广东改革开放已先行多年，经济文化各方面都打下了厚实的基础，在有力的政策推动下，聚集人才。可以寄望今后，岭南中医药学必将产生飞跃的发展，实现中医药强省的目标。

二

研究地方医药学，其实也是为中医药学事业整体作贡献。自1977年美国恩格尔教授提出医学模式理论以来，西方医学正在由"生物医学模式"向"生物—心理—社会"医学模式转变。其实我国传统医学一开始就重视心理、环境因素，中医药学研究还不能脱离地理环境、社会环境、个人体质、时间因素，故应该因时、因地、因人制宜地去研究疾病预防和治疗。

对于环境与人类社会的关系，古今中外都有过各种讨论。我国伟大的历史学家司马迁，在《史记》中分别论述了4个主要经济区域与人的性格和社会风俗的关系。西方的亚里士多德也将地理环境与政治制度相联系，认为地理位置、气候、土壤等影响个别民族特征与社会性质。德国哲学家黑格尔的《历史哲学》也将地理环境看作是精神的舞台，认为是历史的"主要的而且必要的基础"，不同的环境会有不同的历史进程。至于自然科学，虽然研究的是事物普遍的客观规律，但科学也具有社会性的一面，客观规律在实际应用中总是有着对特定时间、地点与人群的针对性，不同地区的客观条件也对科学实践与发展有不同程度的影响。

医学既属于自然科学，又具有很强的社会性。医学技术的基本规律是一致的，但其实际应用必须考虑到个体的特点。中医自古以来就深刻地认识到这一点，注意地理环境、气候与人的体质对疾病和医药的影响，提出了"因时制宜、因地制宜、因人制宜"的原则。唐代《千金要方》指出：

"凡用药，皆随土地所宜，江南岭表，其地暑湿，其人肌肤薄脆，腠理开疏，用药轻省，关中河北，土地刚燥，其人皮肤坚硬，腠理闭塞，用药重复。"就是具体的例子。

我国幅员辽阔，由于地理环境的差异和历史上开发的先后，各个地区医学发展水平不一。而每一个地区医学水平的提高，往往也充实了中医药学理论的实际内涵。元代朱丹溪对南方人体质和疾病的认识，就很好地补充了此前以北方经验为主的医疗知识。明清时期江南瘟疫流行，又促使了温病学派的形成。岭南地区的气候、地理环境和疾病谱也有特殊性，药材资源又相当丰富，若加以认真研究，完全有可能产生创新性理论。每一个地区中医药特点的形成，必然是对传统医学理论的继承性与实际运用的创造性相结合的结果。小的突破，至少丰富了中医临床的风格，增加了地方性的应用经验；大的突破，有可能形成新学说，带来整体性的变革。所以，研究地方医药学，其意义同样是相当深远的。

三

现代中医药研究，必须坚持以临床为出发点。近代岭南有许多临床水平出众的名医，饮誉国内外。现代岭南中医药发展应继承这一良好传统，抓好临床学术的传承。建设中医药强省的文件中很重视对名医学术的整理和对基层中医药人才的培养，是十分有远见的。本套《文库》也注重对当代名中医学术经验的整理，这种整理就是学术传承的一种方式，并可为更多中医临床提供参考。

另外，岭南中医药的发展也应加强理论的研究。岭南医学发展历程如果横向比较，有全国影响或有重大突破的中医学理论著作还是不多的。这也许与以前岭南远离北方的传统政治文化中心有关。但在学术交流频繁、信息渠道通畅的今天，要想中医药理论有大的发展，关键还是要加强研究，提高水平，要对临床经验进行凝练和升华，对中医药理论进行务实的思考。近年，我们提出的"五脏相关学说"就在全国引起较大的反响，并被纳入国家"973"计划中医药理论基础研究专项。在处于思想解放前沿的广东，完全应该迈出更大的步伐，促进中医药理论的现代化。

现代中医药的研究，又完全可以应用最新科学技术。葛洪《肘后备急方》记载的青蒿治疗疟疾，经过多年的不断研究实践，目前已发展成为世界最先进的抗疟新药。中医药治疗艾滋病、SARS，在临床有效的基础上，对其机制的深入研究有助于阐明其科学原理。但这种研究必须坚持中医药学主体性和中医药理论的主导性。

同样，现代中医药的发展也离不开产业的支持。广东中药产业有着非常好的基础，中药的种植和中成药的生产销售成为许多地方的支柱产业之一。正像民国时期创立广东中医药专门学校的前辈所说："中国天然之药产，岁值万万（现在已远不止此数了），民生国课，多给于斯。"产业的发展既带动了地方经济，又为中医药的研究提供了良好的条件。研究中医药产业的发展策略，也是重要的课题。

《文库》囊括了前述各方面。这些学术、临床、科研及产业等的成果和经验得以系统整理出版，是岭南中医药界的盛事。岭南先贤梁启超先生诗云："世纪开新幕，风潮集远洋。"相信《文库》能以海纳百川的气魄，汇集新知，刊布精义，成为21世纪岭南中医药腾飞的基石！是为序。

邓铁涛

2008年4月

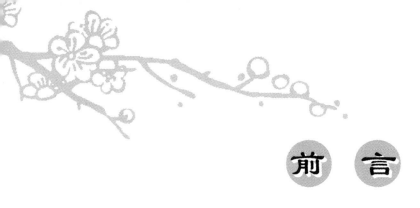

前　言

　　我国《宪法》明确规定："发展现代医药和我国传统医药。"传统医药指中医药学，现代医药则指西医药学。作为世界三大传统医学之一（另两个是印度医学与阿拉伯医学）的中医学，与"现代医学"并立，说明它们是完全不同的体系。但是，在现代科技日新月异的今天，中医学也同样要具备相应的"现代性"，充分利用现代科学技术来取得新的发展。

　　新中国成立以来，我国一直以"中西医并重"为指导方针，大力为中医药事业提供政策和资金的支持，促进中医药学的医疗、教育和科研的全面发展。岭南传统上是中医药的宝地，这里思想开放包容，民众信赖中医，药材资源丰富，医药产业发达。在国家和地方政府的大力支持下，近数十年来，岭南中医药在立足地域优势、保持传统特色的基础上，借鉴现代先进科学理论和技术，不断创新和发展，在中医基础理论、中医临床、中药等领域都取得了不俗的成就。

　　首先最值得关注的是，中医理论研究有新发展。广东中医老中青科技工作者，在继承传统理论精髓的同时，勇于发展和创新中医理论。例如有关"岭南温病"的系列研究，在名老中医刘仕昌的指导下，将中医传统理论结合现代气候学、医学地理学，开展了理论探索、统计分析和实验分析等系列研究工作，使"岭南温病"作为岭南医学特色之一得以较全面的阐明。中医学说的现代化是理论难点，而国医大师邓铁涛提出的"五脏相关学说理论"革新了传统五行学说理论，形成了更具体、更丰富的五脏系统相关联模式，对五脏相关学说的内涵进行了阐述，提出开放式的中医理论现代化的构想，具有开创性意义。以此理论作为指导的一系列临床研究工作，取得了令人瞩目的成就，是岭南医学界对中医理论发展的一个巨大贡献。这些成果都富有理论创造性，因此都获得了广东省的科技进步奖励。

其次，临床有新成果。临床疗效是中医生存之本。在医疗卫生投入比例还大大低于发达国家的情况下，我国国民的平均寿命已达到71.4岁，中医药作用巨大，功不可没。但是在现代条件下，中医疗效的提高要有更精确的依据，临床优势要有更科学的阐明。现代岭南中医非常注重结合现代科技开展临床研究，近数十年，中医治疗登革热、SARS、禽流感等流行病，青蒿素治疗疟疾以及各科等重大疑难疾病的临床研究，均有显著成绩，取得了非常重要的科学数据。人们印象最深的恐怕是2003年的抗击SARS，广东省率先采用的中医药前期介入效果极佳，中西医结合治疗病死率全世界最低，后遗症最少。由于有规范、科学的临床资料，中医药的治疗作用得到世界卫生组织承认并高度评价。青蒿素抗疟临床研究的成功实践与推广为全球抗击疟疾找到了最优秀的药物，并拯救了数以百万人的生命。它是祖国医学宝库绽放的奇葩，是真真正正中国人发现的新药并应用于临床，是中国对世界的伟大贡献，是中国人的自豪和骄傲。

第三，技术有新突破。岭南药材资源丰富，有许多特产的道地药材。现代化的药材产业，需要有更科学的鉴别依据、质量标准，以及更好的提取工艺。近年来，岭南中药研究学者运用现代科学技术，对岭南道地药材的标准化、指纹图谱鉴定、质量控制技术以及中药配方颗粒生产新工艺等的研究方面也取得非常重要的突破。中药配方颗粒研究成功很好地解决了中药产品安全、有效、稳定、可控等问题，实现了中药规范化、标准化，满足了现代社会包括国际社会对天然药物的需求和现代快节奏对中药用药的需求，开辟了潜力巨大的新兴产业。一个日趋成熟的国际、国内大市场和一个现代中药及其关联产业的质量、技术、信息平台逐渐形成。

其实，岭南中医药现代研究的成果可以说是历数不尽的，以上提到的不过是其中占比例极小的几个亮点。《岭南中医药文库·现代研究系列》作为《岭南中医药文库》七大系列之一，其任务就是全面展示岭南中医药多学科现代研究的成绩，提炼重点成果精华，其收罗资料的范围上起1949年，下迄2009年。在本系列中，《岭南中医药现代研究成果汇编》一书，从中医基础理论编、中医临床编和中药编三方面收载的各类成果基本代表了从1949年至2009年期间广东省取得的中医药优秀成果，堪称是记录新中国成立以来广东省取得的中医药优秀成果的"史志"。而对研究比较系统深入，成果较新且理论和技术意义较大的项目，也择其精华形成专书，初步有《中医五脏相关学说研究》、《中药配方颗粒研究》、《岭南道地药材标准化栽培技术》、《青蒿素抗疟临床研究》、《岭南特色中药指纹图谱质量控制关键技术研究》等列入本系列出版。

回顾60年来的成果，人们有理由为岭南中医药研究的成果自豪。而在2006年，《中共广东省委、广东省人民政府关于建设中医药强省的决定》又明确提出了"大力提高中医药自主创新能力"的要求，在"加强中医基础理论研究"、"集中科技力量联合攻关突破关键技术"、"改善中医药科技创新基础条件"、"加强中医药知识产权保护与中药物质基础研究及标准化体系建设"和"整合资源建设中医药研究机构"等方面将实施一系列的措施。可以预见，在这些措施的推动下，在岭南中医药科技工作者的努力下，无需再等60年，或者20年、10年之后，科学研究就会取得新的突破，成为"中医药强省"的坚实支撑！

编　者

2010年3月

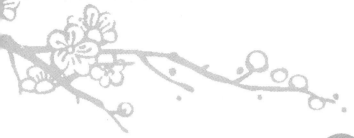

目 录

1

2

3

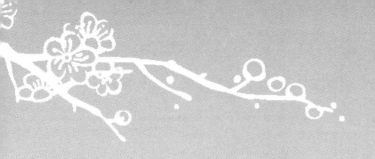

第一章

总　　论

一、中药色谱指纹图谱的作用

中药质量监控是中药现代化的一个重要组成部分。对于成分复杂的中药，过去通常的做法是对中药内个别"有效成分"进行定量，以此作为其质量控制的指标。这种做法好比"盲人摸象"，是不全面的。

众所周知，衡量药品质量的标准是药效。采用化学分析方法控制药品质量是一种间接的质量控制手段。一般来说，西药是成分单一的化合物或者是化学成分明确的混合物，这些化学成分的性质和数量决定了药品的疗效，因此定性和定量地控制这些化学成分即可以全面地控制药品的内在质量。但中药与西药不同，中药相当于一个大复方，其成分多而复杂，大部分中药的化学成分不完全明确，某些已知成分并不能代表中药的全部疗效，因此传统的质量控制模式即单一成分的定性与定量难以控制药品质量。

近年来，随着现代分析技术的不断进步及对中药系统研究的不断深入，中药色谱指纹图谱质控技术应运而生。色谱指纹图谱已成为当前中药质量研究的一个热点，在国内呈燎原之势。在国际上，美国食品与药品监督管理局（FDA）、英国草药典、印度草药典、德国药用植物学会、加拿大药用植物学会也均接受色谱指纹图谱质量控制方法。

中药的色谱指纹图谱，必须既具有"共性"又具有"个性"。所谓"共性"，应能体现出不同产地、不同采收期的同种药材（或不同批号的同一种成药）共同具有某些特征。所谓"个性"，包含两层含义：①必须反映出该药材（或成药）

有别于其他任何物质。②对于中药材，指纹特征还能反映出产地和采收期不同而造成的差异；对于中成药，则能反映出同一产品不同批次间的质量差异。差异越小，说明药材（或成药）的稳定性越好。色谱指纹图谱的作用就是监控中药质量是否稳定、均一。

二、中药色谱指纹图谱的问题及解决方法

中药色谱指纹图谱带有宏观、综合、模糊等特性，用人工进行识别是困难的，必须借助于计算机对图谱进行解析，常用的计算机解析方法有模式识别、聚类分析、灰关联度分析等。

（一）模式识别

模式识别的基本思路是先建立标准样本模式的色谱指纹图谱，然后对未知模式（待鉴定样品）色谱指纹图谱进行计算机解析，依据其与标准样本模式的"隶属度"，判别未知模式的真伪及优劣。模式识别基本过程可用如下框图表示（图1-1）：

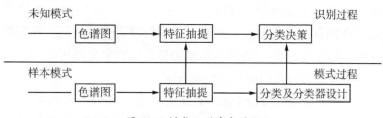

图1-1　模式识别基本过程

特征抽提是模式识别的一个重要步骤，其目的就是在不明显减少有用信息的前提下，将高维空间的模式压缩到低维空

间，以便有效地设计分类函数。这样有助于各类模式进一步被集群，为准确分类创造了条件。用于特征抽提的方法很多，其中最常用的是主成分分析法。主成分分析在没有从外部给出目标变量或不存在目标变量的情况下，从内部从属性整理信息。它根据Karhumen-Loeve变换原理，对数据进行坐标轴的旋转变换，找出若干个能够反映原来数据特征的主成分作为压缩后的变量。该法具有变差最优性、信息损失最小性、相关最优性和回归最优性等特点。

判别分析是模式识别的关键性环节。判别分析依照判别类型的多少与方法的不同，可分为多类判别和逐步判别。判别分析要求根据已知的指纹特征进行线性组合，构成一个线性判别函数Y，即$Y = \sum C_k \times X_k$。式中，X_k为特征值；C_k（$k=1$，2，$\cdots$，m）为判别系数，它可反映各特征的作用方向、分辨能力和贡献率的大小。只要确定了C_k，判别函数Y也就确定了。为了使判别函数Y能充分反映出不同类别的差异，就要使类间均值差尽可能大，而各类内部的离差平方和尽可能小。只有这样，才能将两类清楚地分开。判别函数求出以后，还需要计算出判别临界值，然后进行归类。不难看出，分类结果是符合区内差异小而区际差异大的划区分类原则的。

目前在色谱指纹图谱的解析中还应用了一种多因素模糊评价模型，相当于模糊评判分析。该方法首先根据标准样本模式参数的指标空间确定各因素各类别对目标的"隶属度"，作为判别的量度，再结合因素的权重指数，采用适当的模糊算法，计算未知模式的归属等级类别，作为评价的基础。该方法通过"隶属度"表达人们对目标与因素之间关系的模糊性认识，用适当的算法将这种认识量化并反映到结果的分类中，对于中药质量的评价非常有效。

（二）聚类分析

聚类分析的基本思想是用"相似度"来衡量样品之间的亲疏程度，并以此来实现分类。通常将相似度大的样本归为一类，相似度小的样本归为不同类。对于不同批次的中药样品，其色谱指纹图谱经计算机辨识处理，可依据样品批与批之间的相似度，确定中药样品批间的稳定性。

聚类分析的常用方法是"谱系聚类"分析，它是一种逐次合并类的方法，最后得到一个聚类谱系图。对于n个样品，先计算其两两的相似度得到一个相似性矩阵，然后把离得最近的两个样品合并为一类，于是剩下$n-1$个类（每个单独的未合并的样品作为一个类）。再计算这$n-1$个类两两之间的相似度，找到离得最近的两个类将其合并，就只剩下$n-2$个类……直到最后，把它们合并为一个类为止。

在色谱指纹图谱的解析中还经常用到"模糊聚类"分析，其实质就是根据样品之间的相似度来构造模糊关系矩阵，依据一定的规则来确定样品的类别。模糊聚类分析的基本步骤如下：①计算样品之间的相似度，并将其构成模糊相似关系矩阵R。在由m个已量化了的指纹特征组成的m维空间中，可用多种方法定义样品之间的相似度。如相关系数法、最大最小法、算术平均最小法、几何平均最小法、绝对指数法、广义夹角余弦法、马氏距离法、欧氏距离法等。②用上述方法建立起来的模糊相似关系矩阵R，只有自反性和对称性，而没有传递性。因此必须将模糊相似关系矩阵R改造为模糊等价关系矩阵R^*，才能进行分类。为此需做如下合成运算：$R \rightarrow R^2 \rightarrow R^4 \rightarrow R^8 \rightarrow \cdots \rightarrow R^{2k}$，当某一步出现$R^{2k}=R^k$时，$R^{2k}$即为模糊等价关系矩阵$R^*$。③取一定阈值$\lambda$，作等价矩阵的$\lambda$截矩阵，依据$\lambda$取值的不同得到动态聚类谱系图。

（三）灰关联度分析

就中药色谱指纹图谱而言，目前存在着指纹图谱与药效相脱节的问题。指纹图谱反映出的信息必须与药效相对应，或者说必须与药效有高度的关联性，这正是目前国内学界要思考和解决的问题。关联度分析为解决这一问题提供了思路。所谓关联度，是指两个系统或两个因素间关联性大小的量度。关联度描述了系统发展过程中因素间相对变化的情况。如果两者在发展过程中相对变化基本一致，则认为两者关联度大；反之，两者关联度小。

设有 n 个中药样品，每个样品有 m 项指纹特征量化指标，这样构成了 m 个子序列。以样品药效学指标作为母序列，依据母序列与子序列关联度的大小，可确定诸指纹特征对药效贡献的大小。据此可寻找指纹特征峰对应的化学成分与药效间的联系。

三、本书研究内容

本书呈现在大家面前的，是近年来在岭南特色中药指纹图谱研究方面的原创性成果。第二章至第六章，主要开展一部分广东名优中成药指纹图谱质量控制关键技术研究，构建色谱指纹图谱并进行方法学考察，利用指纹图谱全面监控原料药材、半成品和成品的质量，监控生产工艺的稳定性，着重于生产过程的实际应用。第七章至第十章，开展岭南特色药材猴耳环、沙田柚、化橘红、田基黄指纹图谱质量控制关键技术的示范研究；特别对沙田柚、化橘红、田基黄，着重探讨了指纹图谱与药效的相关性。

（苏薇薇、王永刚、吴忠）

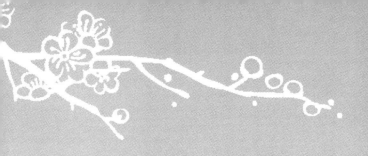

第二章
复方血栓通胶囊指纹图谱质量控制关键技术研究

第一节 研究概述

复方血栓通胶囊为国内首创的纯中药制剂，于1996年获卫生部正式批准投产，批准文号：（96）卫药准字Z-63号。2001年被国家药品监督管理局列为国家中药保护品种，保护品种号：ZYB2072001201。该产品由三七、黄芪、丹参、玄参4味药材组成，具有活血化瘀、益气养阴的功效，用于治疗血瘀兼气阴两虚证的视网膜静脉塞。症见视力下降或视觉异常，眼底瘀血征象，神疲乏力，咽干、口干等症。

复方血栓通胶囊生产时采用乙醇水溶液回流的工艺，故其成品化学成分复杂，极性相差大。复方血栓通胶囊的质量标准是部颁标准WS-815（Z-228）-2002，该标准【鉴别】项下以三七、黄芪、丹参对照药材和原儿茶醛对照品为对照，进行薄层色谱鉴别；【含量测定】项下采用薄层扫描法测定人参皂苷Rg_1、人参皂苷Rb_1的总量。缺乏对复方血栓通胶囊质量的整体控制，不能监控生产工艺的稳定性。因此，构建复方血栓通胶囊和原料药材指纹图谱质量控制关键技术，势在必行。

本研究构建了复方血栓通胶囊成品及相应的半成品、原料药材高效液相色谱（HPLC）指纹图谱质量控制关键技术。利用指纹图谱全面监控原料药材、半成品和成品的质量，监控生产工艺的稳定性，为其他复方制剂的质量研究提供了示范和参考。

第二节 复方血栓通胶囊成品及半成品指纹图谱研究

【实验材料】

1. 样品 投料药材均为道地药材，三七产地为云南，黄芪产地为内蒙古，丹参产地为山东，玄参产地为浙江（表2-1）。所有样品均由广东众生药业股份有限公司提供。

表2-1 复方血栓通胶囊半成品、成品及对应原料药材批号

批号	半成品	成品	三七	黄芪	丹参	玄参
A	+	+	20030038	20030182	20030177	20030149
040401	+	+	20030038	20030182	20030177	20030149
040402	+	+	20040010	20030182	20030177	20030149
040501	+	+	20040010	20030182	20030177	20030149
040502	+	+	20040010	20030182	20030177	20040023
040701	+	+	20040045	20030182	20030177	20040023
040702	+	+	20040045	20040024	20030059	20040023
040703	+	+	20040045	20040024	20030059	20040039
040704	+	+	20040045	20040024	20030059	20040039
040705	+	+	20040701	20040024	20030059	20040039
040707	+	+	20040701	20040024	20040046	20040039
040708	+	+	20040701	20040024	20040046	20040039
040801	+	+	20040702	20040050	20040046	20040064
040802	+	+	20040702	20040050	20040049	20040064
040803	+	–	20040703	20040050	20040049	20040064

注："+"表示有该批号的成品或半成品；"–"表示无该批号的成品或半成品

2．仪器　瑞士Sartorius公司电子分析天平（BP211D，ALC-210.4）；美国Elma公司超声波清洗器（T660/H）；日本东京理化公司旋转蒸发仪（N-1000）；美国Millipore公司超纯水器（Simplicity 185 personal）；美国Agilent 1100高效液相色谱仪（四元梯度泵、在线脱气机、柱温箱、自动进样器、DAD检测器）；美国Dionex公司高效液相色谱仪（ASI-100自动进样器、ATH-585柱温箱、P680四元梯度泵、PDA-100检测器）；德国Macherey-Nagel公司ODS固相萃取小柱（Chromabond，3 mL/500 mg）；色谱柱（Merck Lichrospher Rp-18e：5 μm，250 mm × 4.0 mm；Agilent Hypersil：5 μm，250 mm × 4.0 mm；依利特Lichrosorb Rp-18e：5 μm，250 mm × 4.6 mm；迪马Diamasil Rp-18e：5 μm，250 mm × 4.6 mm）。

3．试药　实验用对照品、对照药材如下（表2-2、表2-3）；液相色谱所用试剂乙腈为色谱纯，其余所用试剂甲醇、正丁醇等均为分析纯，水为超纯水。

表2-2　实验用对照品

对照品	编号	来源
人参皂苷Rg$_1$	0703-200119	中国药品生物制品检定所
人参皂苷Rb$_1$	0704-200115	中国药品生物制品检定所
人参皂苷Re	0754-9912	中国药品生物制品检定所
三七皂苷R$_1$	0745-200008	中国药品生物制品检定所
黄芪甲苷	781-9405	中国药品生物制品检定所
原儿茶醛	110810-200205	中国药品生物制品检定所
丹参酚酸B	111562-200302	中国药品生物制品检定所
丹参酮Ⅰ	0867-200003	中国药品生物制品检定所
隐丹参酮	852-9903	中国药品生物制品检定所
丹参酮ⅡA	110766-200314	中国药品生物制品检定所
哈帕酯苷	0229s	法国Extrasynthēsis公司

表2-3　实验用对照药材

对照药材	编号	来源
三七	120941–200304	中国药品生物制品检定所
黄芪	974–200106	中国药品生物制品检定所
丹参	923–200006	中国药品生物制品检定所
玄参	1008–200003	中国药品生物制品检定所

【实验部分】

（一）复方血栓通胶囊HPLC指纹图谱的构建

1．色谱条件与系统适用性试验　用十八烷基硅烷键合硅胶为填充剂（Agilent Hypersil ODS）；流动相：乙腈–水，线性梯度：T（min）：0～140，水（%）：85～43，乙腈（%）：15～57；检测波长：203 nm，270 nm；柱温：30 ℃。

2．对照品溶液的制备　精密称取各种对照品适量，加乙腈使溶解，分别制成对照品溶液：人参皂苷Rg_1（1 mg/mL），人参皂苷Rb_1（1 mg/mL），人参皂苷Re（1 mg/mL），三七皂苷R_1（1 mg/mL），丹参酮Ⅰ（0.2 mg/mL），隐丹参酮（0.5 mg/mL），丹参酮ⅡA（0.2 mg/mL），哈帕酯苷（0.1 mg/mL）。

3．成品及半成品供试品溶液的制备　将成品或半成品样品粉碎过2号筛，精密称取1.5 g，用70%甲醇30 mL超声提取2次（功率360 W，频率35 kHz），每次30 min，滤过，滤液移至梨形瓶减压回收溶剂至近干，用水2 mL溶解样品，上固相萃取小柱，加6 mL水分次淋洗，淋洗液弃去，再用10 mL甲醇分次洗脱，洗脱液收集至10 mL容量瓶中，用甲醇定容至10 mL，作为供试品溶液；用0.45 μm的微孔滤膜滤过，备用。

4．测定法　精密吸取上述样品溶液各20 μL，进样，获得指纹图谱。成品指纹图谱检出与药材参照指纹图谱相同的色谱峰如下：203 nm下归属于三七的色谱峰应有13个，归属于黄芪的色谱峰应有2个，归属于丹参的色谱峰应有2个，归属于玄参的色谱峰应有3个（表2-4）；270 nm下归属于丹参的色谱峰应有3个，归属于玄参的色谱峰应有1个（表2-5）。

表2-4　成品在203 nm的共有峰

编号	保留时间（min）	峰号	纯否	归属药材	色谱峰确证名称
1	20	1	+	玄参	安格洛苷
2	23	2	+	三七	三七皂苷R_1
3	26	3	+	三七	人参皂苷Rg_1
4	27	4	+	三七	人参皂苷Re
5	29	6	−	−	−
6	31	7	+	黄芪	−
7	33	8	+	玄参	哈帕酯苷
8	49	10	+	三七	−
9	50	11	−	黄芪	−
10	52	12	−	三七	−
11	54	13	−	三七	−
12	56	14	+	三七	人参皂苷Rb_1
13	61	16	+	三七	−
14	66	17	+	三七	−
15	71	19	+	三七	−
16	78	21	+	−	−
17	81	22	+	−	−
18	82	23	+	三七	−

编号	保留时间 （min）	峰号	纯否	归属药材	色谱峰确证名称
19	83	24	+	–	–
20	85	25	+	–	–
21	93	27	+	–	–
22	101	30	–	玄参	–
23	108	31	+	丹参	隐丹参酮
24	115	34	+	–	–
25	118	35	+	–	–
26	125	36	+	三七	–
27	126	37	+	三七	–
28	128	38	–	三七	–
29	131	39	+	丹参	丹参酮ⅡA

表2-5　成品在270 nm的共有峰

编号	保留时间 （min）	峰号	纯否	归属药材	色谱峰确证名称
1	29	2	–	–	–
2	33	3	+	玄参	哈帕酯苷
3	108	9	+	丹参	隐丹参酮
4	109	10	+	丹参	丹参酮Ⅰ
5	131	13	+	丹参	丹参酮ⅡA

5．相似度评价　成品在203 nm下的共有峰峰面积之和应占总峰面积的90%以上，270 nm下的共有峰峰面积之和应占总峰面积的80%以上。成品的指纹图谱与共有模式相似系数应≥0.90。

各检测波长下HPLC参照指纹图谱如下（图2-1、图2-2）。

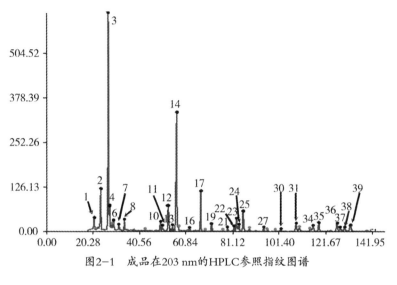

图2-1　成品在203 nm的HPLC参照指纹图谱

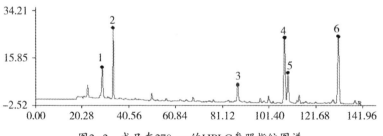

图2-2　成品在270 nm的HPLC参照指纹图谱

（二）方法学研究

1. 供试液的制备方法

（1）供试品取样量的选择　各药材在成品中比例悬殊（成品处方为：三七200 g，黄芪64 g，丹参40 g，玄参64 g，制成400 g成品），因此各化学成分在成品中比例悬殊，采用1.5 g

成品制备进样，各化学成分的色谱峰峰高合适，基线平稳（图2-3）。

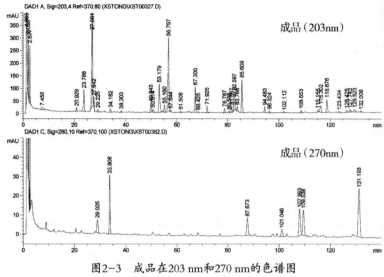

图2-3　成品在203 nm和270 nm的色谱图

（2）提取溶剂的选择　根据各成分的溶解性（表2-6），结合工艺（50%乙醇回流），决定采用醇类水溶液进行提取。实验证明：采用乙醇作溶剂比甲醇作溶剂时提取的杂质多。因此，采用一定比例的甲醇水溶液作为提取溶剂。

表2-6　各成分溶解性

成分类别	易溶溶剂	难溶溶剂
皂苷类（三七、黄芪）	易溶于水、甲醇、乙醇	难溶于丙酮、乙醚
环烯醚萜苷类（玄参）	易溶于水、甲醇，可溶于乙醇、丙酮	难溶于苯、氯仿、石油醚
丹参酮类（丹参）	易溶于醇、乙醚、苯	难溶于水

（3）提取方法的选择　经过优化，确定用20倍量体积的70%甲醇，超声2次，每次30 min。

（4）纯化方法的选择　采用最优条件进行提取，发现色谱图20～60 min小峰太多，对特征成分有干扰，而且考虑到溶液中的杂质太多影响色谱柱的使用寿命，故需对提取的成品溶液进行纯化。由于小峰都集中在20～60 min，所以应去除极性大的杂质。实验对水饱和正丁醇液液萃取和液固萃取进行比较，发现水饱和正丁醇液液萃取杂质多，又由于皂化严重使得各个主要成分回收率低；而固相萃取法净化效果好，回收率高，重现性好，所需溶剂量小，对成分具有高选择性，因此采取液固萃取法。

2. 色谱条件的选择

（1）色谱溶液及梯度的选择　分别采用乙腈-磷酸盐系统、乙腈-水系统，两者结果无明显差别，峰分离度良好，基线平稳。为防止磷酸盐对色谱柱的伤害，压缩洗柱程序的时间，最后决定采用乙腈-水系统。为使样品在不同色谱柱、不同仪器上的重现性好，采用线性梯度，能得到较好分离。

（2）色谱柱的选择　根据复方血栓通胶囊工艺（50%乙醇回流）分析，主要成分包括了极性较大的皂苷和极性较小的丹参酮，故使用ODS柱。根据文献报道，在这些成分中，人参皂苷Rg$_1$和人参皂苷Re很难分离，因此采用这两个峰作为衡量色谱柱的指标。通过比较，发现Agilent色谱柱（Hypersil填料）的理论塔板数以人参皂苷Rb$_1$计算≥90 000，可使人参皂苷Rg$_1$和人参皂苷Re的分离度达到1.0。不同色谱柱之间的比较如图2-4。

（3）检测波长的选择　根据主要成分的结构及各共有峰的UV扫描图（图2-5），选择203 nm，270 nm作为检测波长，各色谱峰的高度较适中，且各峰分离度良好。

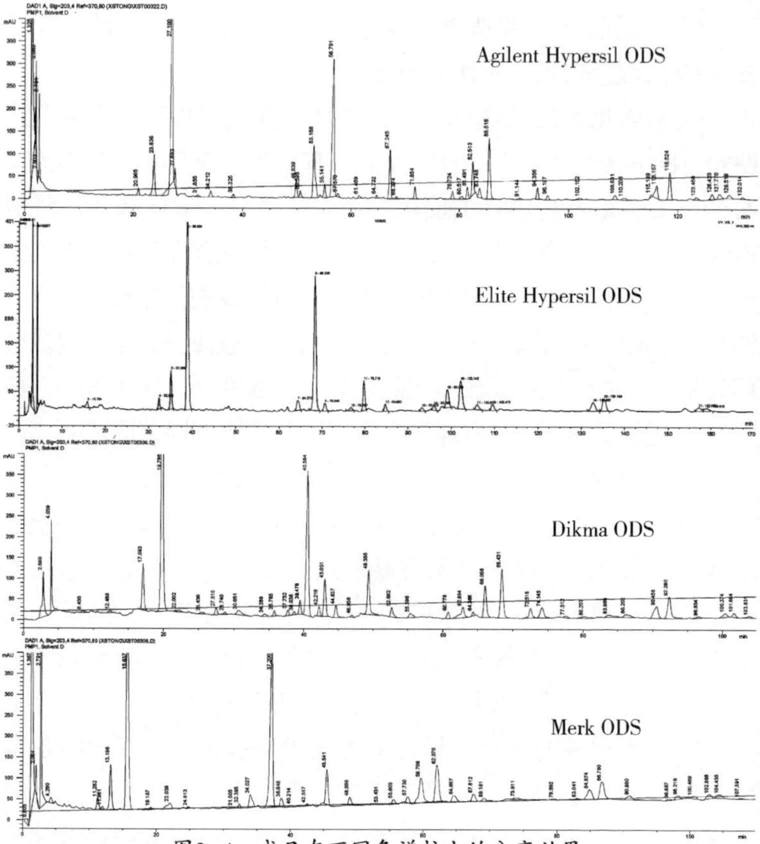

图2-4　成品在不同色谱柱上的分离效果

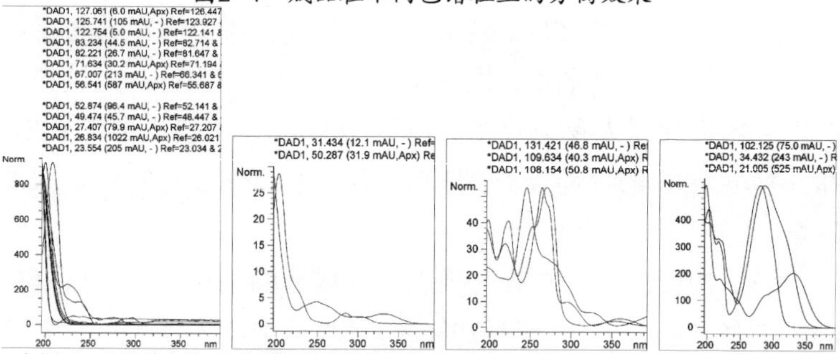

归属于三七的共有峰　归属于黄芪的共有峰　归属于丹参的共有峰　归属于玄参的共有峰

图2-5　各共有峰的UV扫描图

（4）峰纯度检查及主要色谱峰归属　利用DAD检测器，采用色谱峰五点光谱扫描法对指纹图谱中主要峰进行峰纯度检查，结果显示各主要峰纯度较高。通过吸收曲线的比较定性，203 nm：2号峰为三七皂苷R_1，3号峰为人参皂苷Rg_1，4号峰为人参皂苷Re，8号峰为哈帕酯苷，14号峰为人参皂苷Rb_1，31号峰为隐丹参酮，39号峰为丹参酮ⅡA（图2-1）；270 nm：2号峰为哈帕酯苷，4号峰为隐丹参酮，5号峰为丹参酮Ⅰ，6号峰为丹参酮ⅡA（图2-2）。

3.　方法学考察

（1）精密度试验　取同一复方血栓通胶囊供试品溶液，连续进样6次，检测指纹图谱（图2-6、图2-7），采用"中药色谱指纹图谱相似度评价系统"进行评价，各检测波长下的相似度均＞0.99（表2-7、表2-8），表明仪器精密度好。

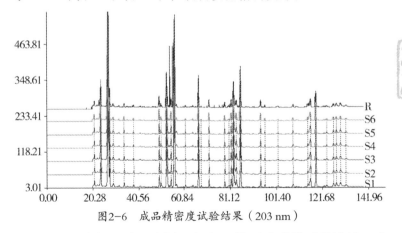

图2-6　成品精密度试验结果（203 nm）

（2）稳定性试验　取同一复方血栓通胶囊供试品溶液，分别在0 h，4 h，8 h，12 h，24 h，48 h进样。检测指纹图谱（图2-8、图2-9），采用"中药色谱指纹图谱相似度评价系统"进行评价，相似度均＞0.99（表2-9、表2-10）。

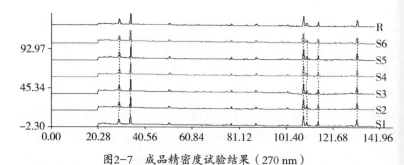

图2-7 成品精密度试验结果（270 nm）

表2-7 成品精密度试验的相似度评价表（203 nm）

	S1	S2	S3	S4	S5	S6	对照指纹图谱
S1	1.000	1.000	1.000	0.999	1.000	1.000	1.000
S2	1.000	1.000	1.000	1.000	1.000	1.000	1.000
S3	1.000	1.000	1.000	1.000	1.000	1.000	1.000
S4	0.999	1.000	1.000	1.000	1.000	1.000	1.000
S5	1.000	1.000	1.000	1.000	1.000	1.000	1.000
S6	1.000	1.000	1.000	1.000	1.000	1.000	1.000
对照指纹图谱	1.000	1.000	1.000	1.000	1.000	1.000	1.000

表2-8 成品精密度试验的相似度评价表（270 nm）

	S1	S2	S3	S4	S5	S6	对照指纹图谱
S1	1.000	1.000	1.000	0.999	1.000	1.000	1.000
S2	1.000	1.000	1.000	1.000	1.000	1.000	1.000
S3	1.000	1.000	1.000	1.000	1.000	1.000	1.000
S4	0.999	1.000	1.000	1.000	1.000	1.000	1.000
S5	1.000	1.000	1.000	1.000	1.000	1.000	1.000
S6	1.000	1.000	1.000	1.000	1.000	1.000	1.000
对照指纹图谱	1.000	1.000	1.000	1.000	1.000	1.000	1.000

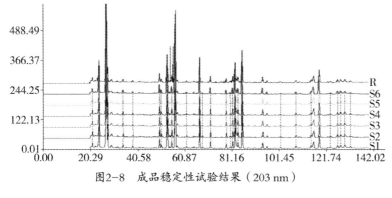

图2-8　成品稳定性试验结果（203 nm）

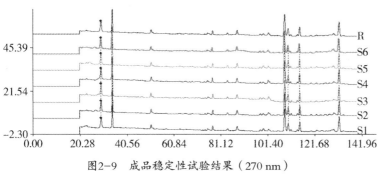

图2-9　成品稳定性试验结果（270 nm）

表2-9　成品稳定性试验的相似度评价表（203 nm）

	0 h	4 h	8 h	12 h	24 h	48 h	对照指纹图谱
0 h	1.000	0.986	1.000	1.000	1.000	0.998	1.000
4 h	0.986	1.000	0.986	0.986	0.986	0.983	0.990
8 h	1.000	0.986	1.000	1.000	1.000	0.998	1.000
12 h	1.000	0.986	1.000	1.000	1.000	0.998	1.000
24 h	1.000	0.986	1.000	1.000	1.000	0.998	1.000
48 h	0.998	0.983	0.998	0.998	0.998	1.000	0.998
对照指纹图谱	1.000	0.990	1.000	1.000	1.000	0.998	1.000

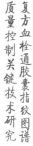
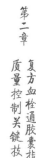

表2-10　成品稳定性试验的相似度评价表（270 nm）

	0 h	4 h	8 h	12 h	24 h	48 h	对照指纹图谱
0 h	1.000	1.000	1.000	0.999	1.000	1.000	1.000
4 h	1.000	1.000	1.000	1.000	1.000	1.000	1.000
8 h	1.000	1.000	1.000	1.000	1.000	1.000	1.000
12 h	0.999	1.000	1.000	1.000	1.000	1.000	1.000
24 h	1.000	1.000	1.000	1.000	1.000	1.000	1.000
48 h	1.000	1.000	1.000	1.000	1.000	1.000	1.000
对照指纹图谱	1.000	1.000	1.000	1.000	1.000	1.000	1.000

（3）重现性试验　取同一批复方血栓通胶囊6份，按供试品溶液制备项下方法操作，分别进样。检测指纹图谱（图2-10、图2-11），采用"中药色谱指纹图谱相似度评价系统"进行评价，相似度均＞0.98（表2-11、表2-12）。

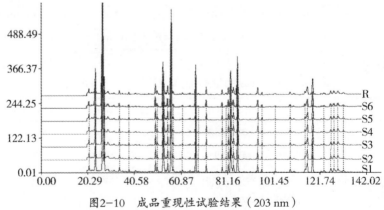

图2-10　成品重现性试验结果（203 nm）

（4）不同HPLC仪器的考察　取同一样品供试液，用2台不同仪器（美国Agilent 1100高效液相色谱仪：自动进样器、柱温箱、四元梯度泵、DAD检测器和美国Dionex高效液相色谱仪：

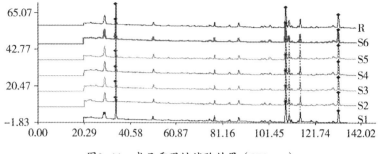

图2-11　成品重现性试验结果（270 nm）

表2-11　成品重现性试验的相似度评价表（203 nm）

	S1	S2	S3	S4	S5	S6	对照指纹图谱
S1	1.000	1.000	0.998	0.998	0.998	0.998	0.999
S2	1.000	1.000	0.998	0.998	0.998	0.998	0.999
S3	0.998	0.998	1.000	1.000	1.000	1.000	1.000
S4	0.998	0.998	1.000	1.000	1.000	1.000	1.000
S5	0.998	0.998	1.000	1.000	1.000	1.000	1.000
S6	0.998	0.998	1.000	1.000	1.000	1.000	1.000
对照指纹图谱	0.999	0.999	1.000	1.000	1.000	1.000	1.000

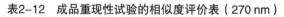

表2-12　成品重现性试验的相似度评价表（270 nm）

	S1	S2	S3	S4	S5	S6	对照指纹图谱
S1	1.000	0.999	0.983	0.989	0.978	0.990	0.991
S2	0.999	1.000	0.980	0.987	0.979	0.989	0.989
S3	0.983	0.980	1.000	0.996	0.987	0.990	0.998
S4	0.989	0.987	0.996	1.000	0.977	0.990	0.996
S5	0.978	0.979	0.987	0.977	1.000	0.993	0.989
S6	0.990	0.989	0.990	0.990	0.993	1.000	0.996
对照指纹图谱	0.991	0.989	0.998	0.996	0.989	0.996	1.000

自动进样器、柱温箱、P680四元梯度泵、PDA检测器），在其他色谱条件相同的情况下进样。结果表明：除了色谱峰的保留时间有所差异，各色谱峰的峰形、分离度等无明显差异（图2-12）。

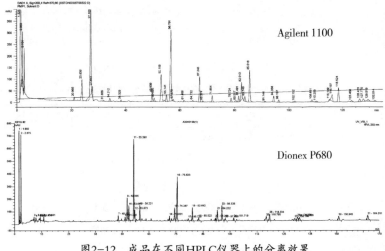

图2-12　成品在不同HPLC仪器上的分离效果

（三）成品HPLC指纹图谱研究

1．成品HPLC指纹图谱的建立　取复方血栓通胶囊供试品溶液，依法进样分析，分别在203 nm和270 nm进行检测，结果如下（图2-13）。

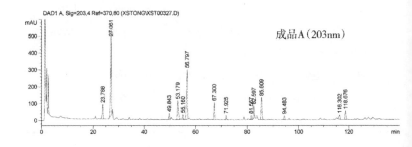

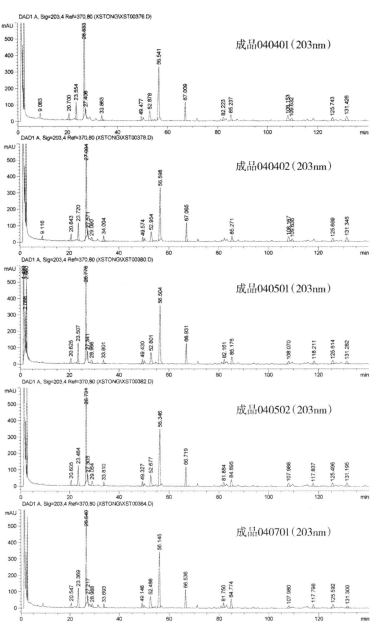

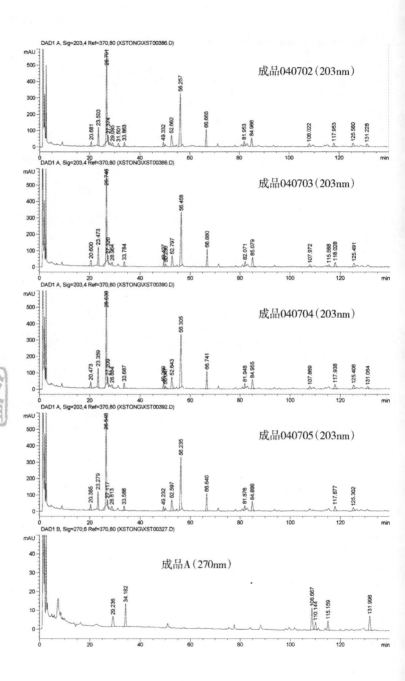

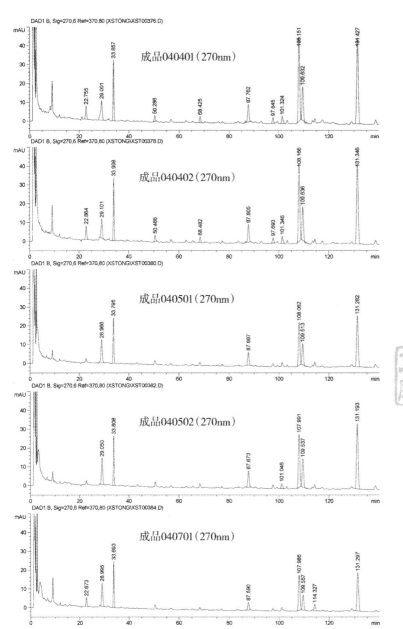

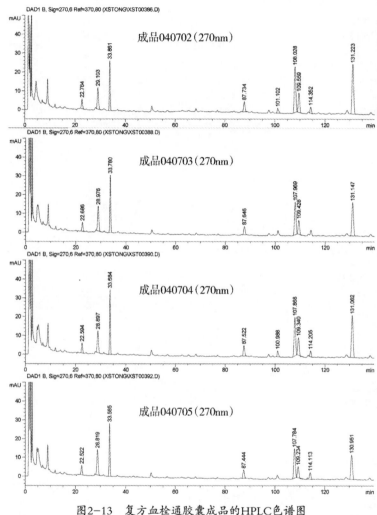

图2-13　复方血栓通胶囊成品的HPLC色谱图

2．成品HPLC指纹图谱相似度评价　　取10批成品指纹图谱进行相似度评价，结果如下（图2-14、图2-15及表2-13、表2-14）。

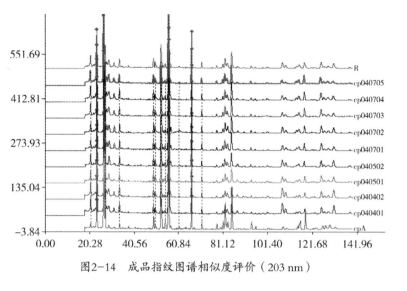

图2-14 成品指纹图谱相似度评价（203 nm）

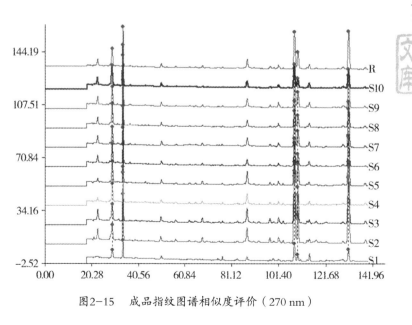

图2-15 成品指纹图谱相似度评价（270 nm）

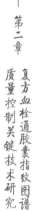

表2-13 成品指纹图谱相似度评价表（203 nm）

	A	040401	040402	040501	040502	040701	040702	040703	040704	040705	对照指纹图谱
A	1.000	0.969	0.967	0.972	0.973	0.979	0.978	0.981	0.983	0.982	0.981
040401	0.969	1.000	1.000	0.996	0.997	0.994	0.994	0.993	0.996	0.991	0.996
040402	0.967	1.000	1.000	0.996	0.997	0.994	0.994	0.993	0.996	0.992	0.996
040501	0.972	0.996	0.996	1.000	0.999	0.998	0.997	0.997	0.997	0.997	0.998
040502	0.973	0.997	0.997	0.999	1.000	0.998	0.997	0.996	0.997	0.996	0.999
040701	0.979	0.994	0.994	0.998	0.998	1.000	0.999	0.998	0.998	0.998	0.999
040702	0.978	0.994	0.994	0.997	0.997	0.999	1.000	0.998	0.998	0.998	0.999
040703	0.981	0.993	0.993	0.997	0.996	0.998	0.998	1.000	0.999	1.000	0.999
040704	0.983	0.996	0.996	0.997	0.997	0.998	0.998	0.999	1.000	0.998	1.000
040705	0.982	0.991	0.992	0.997	0.996	0.998	0.998	1.000	0.998	1.000	0.998
对照指纹图谱	0.981	0.996	0.996	0.998	0.999	0.999	0.999	0.999	1.000	0.998	1.000

表2-14 成品指纹图谱相似度评价表（270 nm）

	A	040401	040402	040501	040502	040701	040702	040703	040704	040705	对照指纹图谱
A	1.000	0.894	0.886	0.912	0.893	0.930	0.916	0.942	0.928	0.938	0.927
040401	0.894	1.000	0.999	0.983	0.989	0.973	0.990	0.943	0.963	0.902	0.990
040402	0.886	0.999	1.000	0.980	0.987	0.969	0.989	0.940	0.963	0.897	0.988
040501	0.912	0.983	0.980	1.000	0.996	0.987	0.990	0.968	0.976	0.932	0.994
040502	0.893	0.989	0.987	0.996	1.000	0.977	0.990	0.950	0.967	0.907	0.990
040701	0.930	0.973	0.969	0.987	0.977	1.000	0.993	0.986	0.992	0.971	0.994
040702	0.916	0.990	0.989	0.990	0.990	0.993	1.000	0.970	0.987	0.943	0.998
040703	0.942	0.943	0.940	0.968	0.950	0.986	0.970	1.000	0.991	0.984	0.978
040704	0.928	0.963	0.963	0.976	0.967	0.992	0.987	0.991	1.000	0.974	0.989
040705	0.938	0.902	0.897	0.932	0.907	0.971	0.943	0.984	0.974	1.000	0.950
对照指纹图谱	0.927	0.990	0.988	0.994	0.990	0.994	0.998	0.978	0.989	0.950	1.000

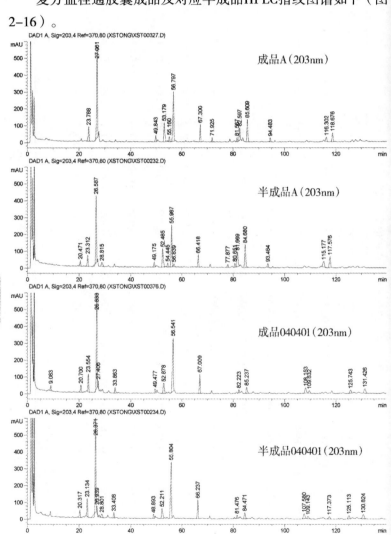

（四）成品与半成品指纹图谱的相关性研究

复方血栓通胶囊成品及对应半成品HPLC指纹图谱如下（图2-16）。

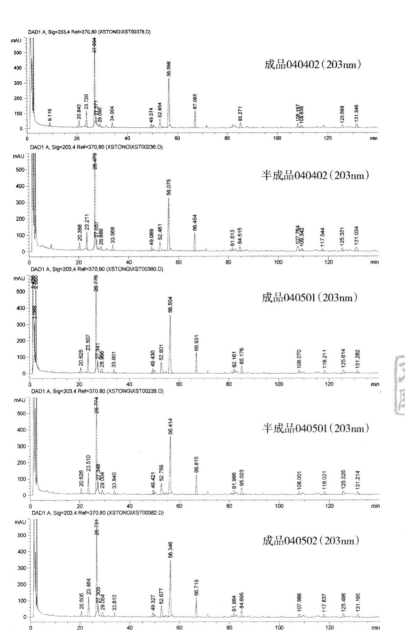

成品040402（203nm）

半成品040402（203nm）

成品040501（203nm）

半成品040501（203nm）

成品040502（203nm）

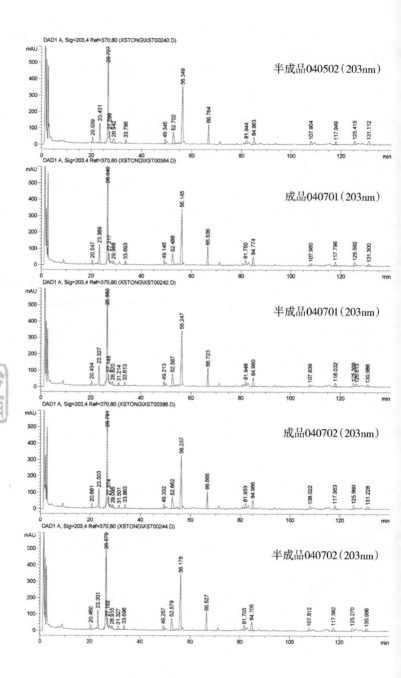

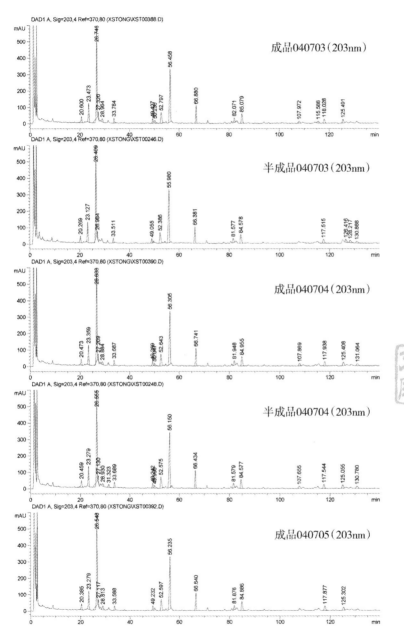

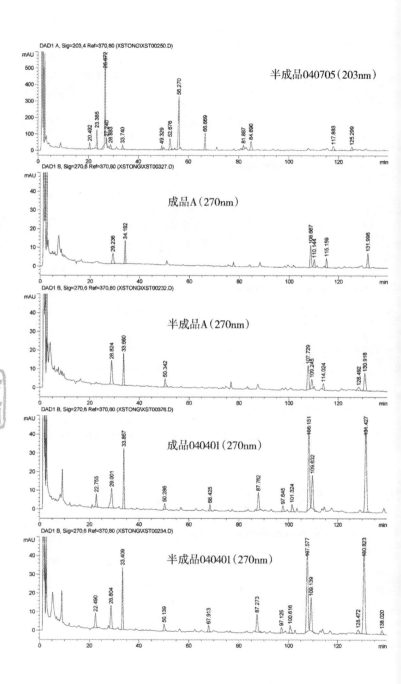

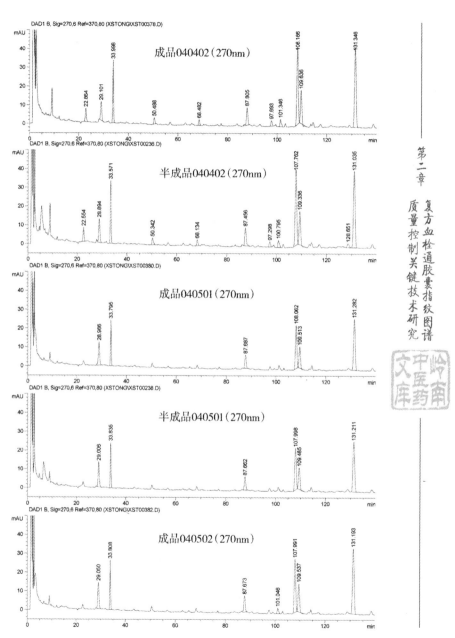

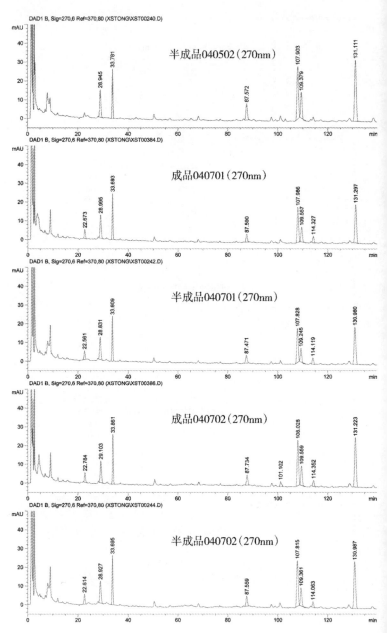

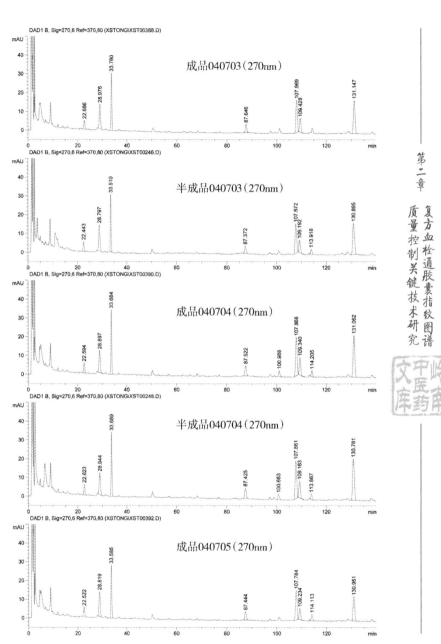

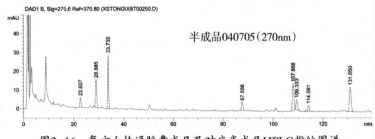

图2-16　复方血栓通胶囊成品及对应半成品HPLC指纹图谱

采用成品对照指纹图谱R，把所有半成品当作检验集计算相似度，结果如下（表2-15、表2-16）。成品、半成品之间有很好的相关性，说明复方血栓通胶囊生产工艺较稳定。本研究建立的指纹图谱质量控制关键技术，能全面反映复方血栓通胶囊的质量，还可依据成品、半成品的指纹图谱的变化追根溯源，寻找工艺操作中的问题。

表2-15 成品与半成品的相关性（203 nm）

R	040707	040708	040801	040802	040803	A	040401	040402	040501	040502	040701	040702	040703	040704	040705
R	1.000	0.979	0.979	0.978	0.978	0.964	0.888	0.977	0.977	0.999	0.998	0.999	0.976	0.977	0.975	0.976
040707	0.979	1.000	0.999	0.999	0.999	0.989	0.905	0.989	0.989	0.983	0.978	0.975	0.991	0.994	0.989	0.991
040708	0.979	0.999	1.000	0.999	0.999	0.990	0.900	0.986	0.987	0.982	0.977	0.974	0.988	0.992	0.985	0.988
040801	0.978	0.999	0.999	1.000	1.000	0.990	0.911	0.986	0.986	0.981	0.975	0.973	0.989	0.994	0.986	0.989
040802	0.978	0.999	0.999	1.000	1.000	0.991	0.910	0.987	0.986	0.981	0.975	0.973	0.989	0.989	0.987	0.989
040803	0.964	0.989	0.990	0.990	0.991	1.000	0.905	0.977	0.977	0.966	0.960	0.957	0.977	0.986	0.974	0.976
A	0.888	0.905	0.900	0.911	0.910	0.905	1.000	0.909	0.907	0.878	0.877	0.887	0.928	0.931	0.930	0.934
040401	0.977	0.989	0.986	0.986	0.987	0.977	0.909	1.000	1.000	0.979	0.978	0.973	0.996	0.992	0.995	0.993
040402	0.977	0.989	0.987	0.986	0.986	0.977	0.907	1.000	1.000	0.979	0.979	0.973	0.996	0.992	0.995	0.993
040501	0.999	0.983	0.982	0.981	0.981	0.966	0.878	0.979	0.979	1.000	0.999	0.997	0.977	0.978	0.976	0.976
040502	0.998	0.978	0.977	0.975	0.975	0.960	0.877	0.978	0.979	0.999	1.000	0.998	0.976	0.975	0.975	0.975
040701	0.999	0.975	0.974	0.973	0.973	0.957	0.887	0.973	0.973	0.997	0.998	1.000	0.975	0.975	0.974	0.974
040702	0.976	0.991	0.988	0.989	0.989	0.977	0.928	0.996	0.996	0.977	0.976	0.975	1.000	0.997	0.998	0.998
040703	0.977	0.994	0.992	0.994	0.989	0.986	0.931	0.992	0.992	0.978	0.975	0.975	0.997	1.000	0.995	0.996
040704	0.975	0.989	0.985	0.986	0.987	0.974	0.930	0.995	0.995	0.976	0.975	0.974	0.998	0.995	1.000	0.998
040705	0.976	0.991	0.988	0.989	0.989	0.976	0.934	0.993	0.993	0.976	0.975	0.974	0.998	0.996	0.998	1.000

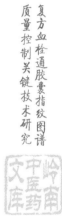

岭南中医药文库

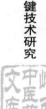

表2-16　成品与半成品的相关性（270 nm）

	R	040707	040708	040801	040802	040803	A	040401	040402	040501	040502	040701	040702	040703	040704	040705
R	1.000	0.890	0.909	0.912	0.948	0.941	0.903	0.979	0.981	0.992	0.988	0.994	0.995	0.979	0.993	0.958
040707	0.890	1.000	0.980	0.982	0.979	0.938	0.862	0.806	0.812	0.861	0.844	0.905	0.868	0.944	0.925	0.942
040708	0.909	0.980	1.000	0.974	0.979	0.955	0.857	0.834	0.837	0.887	0.874	0.917	0.885	0.940	0.927	0.933
040801	0.912	0.982	0.974	1.000	0.981	0.925	0.899	0.827	0.833	0.892	0.876	0.927	0.889	0.958	0.933	0.959
040802	0.948	0.979	0.979	0.981	1.000	0.978	0.887	0.892	0.896	0.934	0.924	0.960	0.937	0.975	0.968	0.966
040803	0.941	0.938	0.955	0.925	0.978	1.000	0.837	0.913	0.914	0.933	0.929	0.954	0.942	0.948	0.956	0.927
A	0.903	0.862	0.857	0.899	0.887	0.837	1.000	0.856	0.862	0.884	0.874	0.920	0.899	0.935	0.907	0.944
040401	0.979	0.806	0.834	0.827	0.892	0.913	0.856	1.000	0.999	0.982	0.985	0.967	0.986	0.929	0.962	0.897
040402	0.981	0.812	0.837	0.833	0.896	0.914	0.862	0.999	1.000	0.984	0.986	0.969	0.987	0.932	0.965	0.902
040501	0.992	0.861	0.887	0.892	0.934	0.933	0.884	0.982	0.984	1.000	0.999	0.983	0.990	0.955	0.975	0.928
040502	0.988	0.844	0.874	0.876	0.924	0.929	0.874	0.985	0.986	0.999	1.000	0.979	0.989	0.946	0.969	0.918
040701	0.994	0.905	0.917	0.927	0.960	0.954	0.920	0.967	0.969	0.983	0.979	1.000	0.994	0.989	0.993	0.973
040702	0.995	0.868	0.885	0.889	0.937	0.942	0.899	0.986	0.987	0.990	0.989	0.994	1.000	0.971	0.986	0.949
040703	0.979	0.944	0.940	0.958	0.975	0.948	0.935	0.929	0.932	0.955	0.946	0.989	0.971	1.000	0.991	0.994
040704	0.993	0.925	0.927	0.933	0.968	0.956	0.907	0.962	0.965	0.975	0.969	0.993	0.986	0.991	1.000	0.975
040705	0.958	0.942	0.933	0.959	0.966	0.927	0.944	0.897	0.902	0.928	0.918	0.973	0.949	0.994	0.975	1.000

第三节　复方血栓通胶囊原料药材指纹图谱研究

一、原料药材三七指纹图谱研究

三七为五加科植物三七*Panax notoginseng*（Burk.）F. H. Chen的干燥根，收载于《中华人民共和国药典》（2000年版）一部[1]，具有化瘀止血、活血定痛的功效，系复方血栓通胶囊的君药。研究表明，三七具有改善心肌缺血、降血脂、降血压、抗血栓、抗炎、镇痛、镇静、降血糖、抗衰老、增强免疫力和保肝利胆等作用[2]。三七主要栽培于云南、广西等地；四川、湖北、江西等地有野生。

国内外对三七化学成分的研究，主要集中在皂苷类成分上[3]，包括大量人参皂苷Rg_1、人参皂苷Rb_1、人参皂苷Rg_2、人参皂苷Ra、人参皂苷Rd、人参皂苷Re、三七皂苷R_1、三七皂苷R_2等。本研究运用现代色谱分析手段，构建三七药材HPLC指纹图谱，能够从整体上全面反映其内在质量，为合理、规范使用三七药材提供了实验依据。

【实验材料】

1. 样品　三七药材均为广东众生药业股份有限公司投产药材，经中山大学廖文波教授鉴定为五加科植物三七*Panax notoginseng*（Burk.）F. H. Chen的干燥根（表2–17）。

表2-17　三七药材样品

批号	商品名	产地
20030038	三七	云南
20040010	三七	云南
20040045	三七	云南
20040701	三七	广西
20040702	三七	广西
20040703	三七	广西

2. 仪器与试药　见第二章第二节"复方血栓通胶囊成品及半成品指纹图谱研究"。

【实验部分】

（一）三七药材HPLC指纹图谱的构建

1. 色谱条件与系统适用性试验　用十八烷基硅烷键合硅胶为填充剂（Agilent Hypersil ODS）；流动相：乙腈-水；线性梯度为T（min）：0～140，水（%）：85～43，乙腈（%）：15～57；检测波长：203 nm；柱温：30 ℃；理论塔板数以人参皂苷Rg_1计≥4 000。

2. 对照品溶液的制备　精密称取各种对照品适量，加乙腈使溶解，分别制成如下浓度对照品溶液：人参皂苷Rg_1（1 mg/mL）、人参皂苷Rb_1（1 mg/mL）、人参皂苷Re（0.2 mg/mL）、三七皂苷R_1（0.2 mg/mL）。

3. 三七供试品溶液的制备　取三七药材粉末约0.75 g，精密称定，加70%甲醇15 mL，超声处理2次，每次30 min，滤过，滤液移至梨形瓶减压回收溶剂至近干，用水2 mL溶解后，上固相萃取小柱，加6 mL水分次淋洗（流速：0.3 mL/min），淋洗

岭南特色中药指纹图谱质量控制关键技术研究

液弃去，再用10 mL甲醇分次洗脱（流速：0.3 mL/min），洗脱液收集至10 mL容量瓶中，用甲醇定容至10 mL，作为供试品溶液。

4．测定法　精密吸取供试品溶液20 μL，进样，按上项色谱条件操作，获得指纹图谱，其共有峰如下（表2-18）。

表2-18　三七药材的共有峰（203 nm）

峰号	保留时间（min）	纯否	色谱峰确证名称
3	23	+	三七皂苷R_1
4	26	+	人参皂苷Rg_1
17	49	+	—
19	52	+	—
21	56	+	人参皂苷Rb_1
24	66	+	—
25	71	+	—
27	83	+	—
32	114	+	—
34	125	+	—
35	126	—	—
36	128	—	—

（二）方法学考察

1．精密度试验　取同一三七药材供试品溶液，连续进样6次，检测指纹图谱，采用"中药色谱指纹图谱相似度评价系统"进行评价，相似度均＞0.99，表明仪器精密度好（图2-17、表2-19）。

47

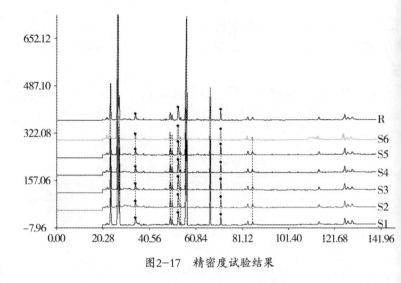

图2-17　精密度试验结果

表2-19　精密度试验相似度评价表

	S1	S2	S3	S4	S5	S6	对照指纹图谱
S1	1.000	0.999	0.999	0.999	0.999	0.995	0.999
S2	0.999	1.000	1.000	0.999	0.999	0.995	1.000
S3	0.999	1.000	1.000	1.000	1.000	0.995	1.000
S4	0.999	0.999	1.000	1.000	1.000	0.995	1.000
S5	0.999	0.999	1.000	1.000	1.000	0.995	1.000
S6	0.995	0.995	0.995	0.995	0.995	1.000	0.997
对照指纹图谱	0.999	1.000	1.000	1.000	1.000	0.997	1.000

　　2. 稳定性试验　取一个批号的三七药材供试品溶液，分别在0 h，4 h，8 h，12 h，24 h，48 h进样，检测指纹图谱，采用"中药色谱指纹图谱相似度评价系统"进行评价，相似度均＞0.99（图2-18、表2-20）。

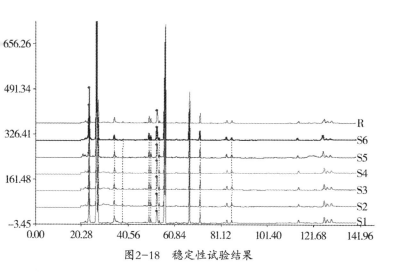

图2-18 稳定性试验结果

表2-20 稳定性试验相似度评价表

	0 h	4 h	8 h	12 h	24 h	48 h	对照指纹图谱
0 h	1.000	0.999	0.999	0.999	0.996	0.996	0.999
4 h	0.999	1.000	1.000	1.000	0.996	0.995	0.999
8 h	0.999	1.000	1.000	1.000	0.996	0.995	0.999
12 h	0.999	1.000	1.000	1.000	0.996	0.995	0.999
24 h	0.996	0.996	0.996	0.996	1.000	0.998	0.998
48 h	0.996	0.995	0.995	0.995	0.998	1.000	0.998
对照指纹图谱	0.999	0.999	0.999	0.999	0.998	0.998	1.000

3．重现性试验　取同一批三七药材6份，按药材供试品溶液制备项下方法操作，分别进样，检测指纹图谱，采用"中药色谱指纹图谱相似度评价系统"进行评价，相似度均＞0.99（图2-19、表2-21）。

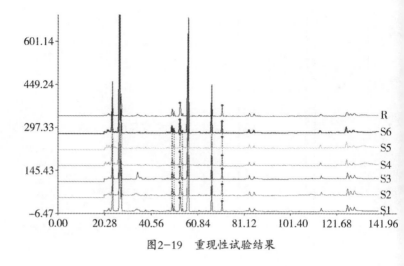

图2-19 重现性试验结果

表2-21 重现性试验相似度评价表

	S1	S2	S3	S4	S5	S6	对照指纹图谱
S1	1.000	0.999	0.998	0.996	0.993	0.996	0.999
S2	0.999	1.000	0.998	0.996	0.994	0.996	0.999
S3	0.998	0.998	1.000	0.995	0.993	0.995	0.998
S4	0.996	0.996	0.995	1.000	0.996	1.000	0.999
S5	0.993	0.994	0.993	0.996	1.000	0.996	0.997
S6	0.996	0.996	0.995	1.000	0.996	1.000	0.999
对照指纹图谱	0.999	0.999	0.998	0.999	0.997	0.999	1.000

（三）样品测定

对三七药材样品进行分析，获得其HPLC指纹图谱（图2-20）。采用"中药色谱指纹图谱相似度评价系统"进行评价，结果如下（图2-21、表2-22）。

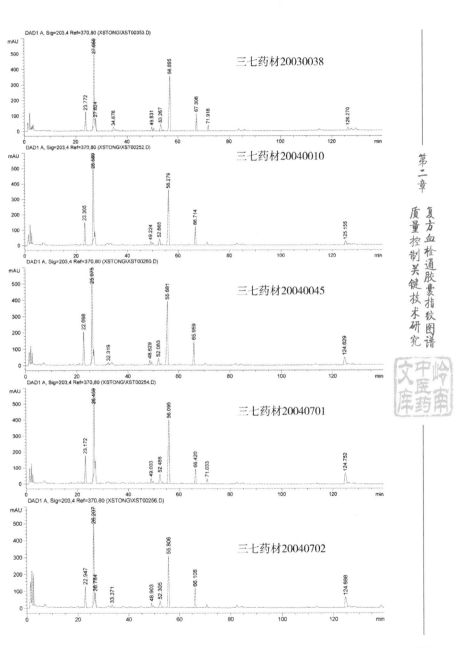

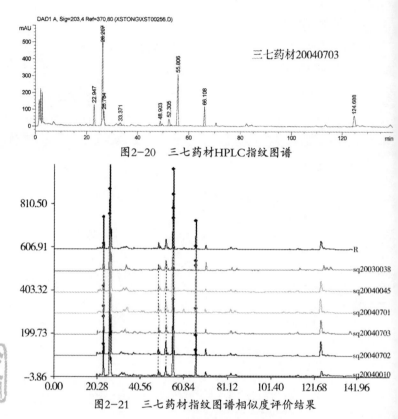

图2-20　三七药材HPLC指纹图谱

图2-21　三七药材指纹图谱相似度评价结果

表2-22　三七药材指纹图谱相似度评价表

	20040010	20040702	20040703	20040701	20040045	20030038	对照指纹图谱
20040010	1.000	0.986	0.976	0.971	0.985	0.993	0.995
20040702	0.986	1.000	0.990	0.952	0.985	0.987	0.993
20040703	0.976	0.990	1.000	0.949	0.981	0.975	0.984
20040701	0.971	0.952	0.949	1.000	0.972	0.965	0.975
20040045	0.985	0.985	0.981	0.972	1.000	0.982	0.992
20030038	0.993	0.987	0.975	0.965	0.982	1.000	0.993
对照指纹图谱	0.995	0.993	0.984	0.975	0.992	0.993	1.000

（四）成品与三七药材的相关性研究

对复方血栓通胶囊成品与三七药材指纹图谱进行比较，结果如下（图2-22）。

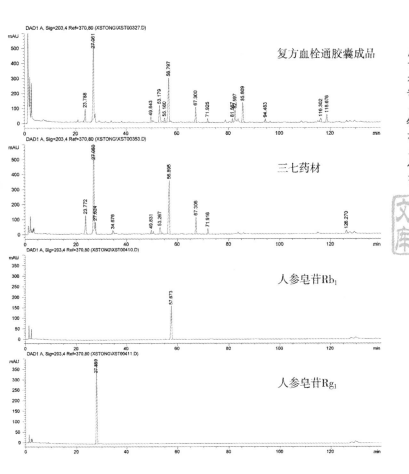

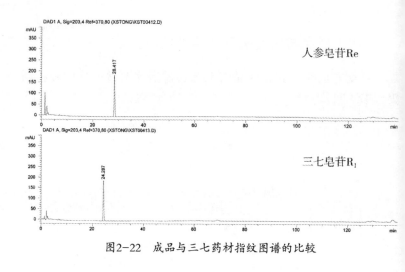

图2-22　成品与三七药材指纹图谱的比较

二、原料药材黄芪指纹图谱研究

黄芪为豆科植物蒙古黄芪*Astragalus membranaceus*（Fisch）Bge. var. *mongholicus*（Bge）Hsiao. 或膜荚黄芪*Astragalus membranaceus*（Fisch）Bge. 的干燥根，收载于《中华人民共和国药典》（2000年版）一部，具有补中益气、利水消肿、托毒生肌的功效。主产于山西、甘肃、黑龙江、内蒙古等地；辽宁、吉林、河北等地亦产。黄芪的化学成分[4]，主要为皂苷类（黄芪皂苷Ⅰ～Ⅷ）、黄酮类（毛蕊异黄酮、毛蕊异黄酮苷）、多糖类。黄芪的药理作用集中在对心血管系统的作用和对免疫系统的影响。

本研究运用现代色谱分析手段构建了黄芪HPLC指纹图谱，为合理、规范使用黄芪药材提供了实验依据。

【实验材料】

1. 样品　黄芪药材均为广东众生药业股份有限公司投产药材，经中山大学廖文波教授鉴定为豆科植物蒙古黄芪*Astragalus membranaceus*（Fisch）Bge. var. *mongholicus*（Bge）Hsiao. 的干燥根（表2-23）。

表2-23　黄芪药材样品

批号	商品名	产地
20030182	黄芪	内蒙古
20040024	黄芪	内蒙古
20040050	黄芪	内蒙古

2. 仪器与试药　见第二章第二节"复方血栓通胶囊成品及半成品指纹图谱研究"。

【实验部分】

（一）黄芪药材HPLC指纹图谱的构建

1. 色谱条件与系统适用性试验　用十八烷基硅烷键合硅胶为填充剂（Agilent Hypersil ODS）；流动相：乙腈-水；线性梯度为T（min）：0～140，水（%）：85～43，乙腈（%）：15～57；检测波长：203 nm；柱温：30 ℃。

2. 黄芪供试品溶液的制备　黄芪药材粉碎过2号筛，取约1 g，精密称定，加70%甲醇20 mL，超声处理2次，每次30 min，滤过，滤液减压回收溶剂至近干，用水2 mL溶解后上固相萃取小柱，加6 mL水分次淋洗，淋洗液弃去，用10 mL甲醇分次洗脱，洗脱液收集至10 mL量瓶中，加甲醇至刻度，摇匀，用0.45 μm的微孔滤膜滤过，备用。

3．测定法　精密吸取供试品溶液20μL，进样，按上述色谱条件进行测定，获得黄芪药材共有峰（图2-23、表2-24）。

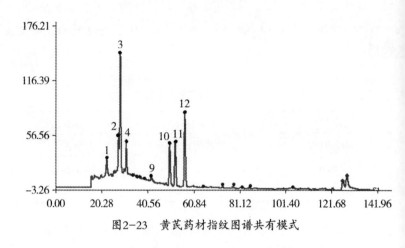

图2-23　黄芪药材指纹图谱共有模式

表2-24　黄芪药材在203 nm的共有峰

保留时间（min）	峰号	纯否
22	1	−
27	2	+
28	3	+
31	4	+
42	9	−
50	10	+
53	11	+
57	12	+

（二）样品测定

3批黄芪药材HPLC指纹图谱如下（图2-24）。

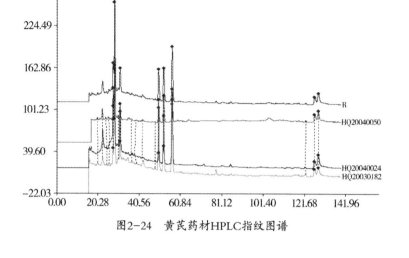

图2-24　黄芪药材HPLC指纹图谱

三、原料药材丹参指纹图谱研究

丹参为唇形科植物丹参 *Salvia miltiorrhiza* Bge. 根及根茎，收载于《中华人民共和国药典》（2000年版）一部，具有活血化瘀、调经止痛、凉血宁心的功效。主产于四川、山西、河北、江苏、安徽等地；湖北、甘肃、辽宁、陕西、山东、浙江、河南、江西等地亦产。

丹参化学成分分为两类[5]，脂溶性丹参酮类成分包括丹参酮、隐丹参酮、异丹参酮、羟基丹参酮、二氢丹参酮、丹参新醌A、丹参新醌B、丹参新醌C、丹参新醌D、二氢异丹参酮、新隐丹参酮、去羟新隐丹参酮等；水溶性酚酸类成分包括丹参酸A、丹参酸B、丹参酸C、原儿茶醛、原儿茶酸等。丹参的药理作用较为广泛，不仅具有改善缺血再灌注损伤、抗动脉粥样硬化等心血管药理作用及抗炎作用，而且还具有明显的抗肝纤维化等多方面的作用[6]。

本研究运用现代色谱分析手段，构建了丹参HPLC指纹图谱，能够从整体上全面反映药材内在质量，为合理、规范使用丹参药材提供了实验依据。

【实验材料】

1. 样品　丹参药材均为广东众生药业股份有限公司投产药材，经中山大学廖文波教授鉴定为唇形科植物丹参 *Salvia miltiorrhiza* Bge. 的干燥根及根茎（表2-25）。

表2-25　丹参药材样品

批号	商品名	产地
20030177	丹参	山东
20030059	丹参	山东
20040046	丹参	山东
20040049	丹参	山东

2. 仪器与试药　见第二章第二节"复方血栓通胶囊成品及半成品指纹图谱研究"。

【实验部分】

（一）丹参药材HPLC指纹图谱的构建

1. 色谱条件与系统适用性试验　用十八烷基硅烷键合硅胶为填充剂（Agilent Hypersil ODS）；流动相：乙腈-水；线性梯度为T（min）：0～140，水（%）：85～43，乙腈（%）：15～57；检测波长：270 nm；柱温：30 ℃；理论塔板数以丹参酮ⅡA计≥4 000。

2. 对照品溶液的制备 精密称取各种对照品适量，加乙腈使溶解，分别制成如下浓度的对照品溶液：丹参酮Ⅰ（0.2 mg/mL），隐丹参酮（0.5 mg/mL），丹参酮ⅡA（0.2 mg/mL）。

3. 丹参供试品溶液的制备 取丹参药材粉末约1 g，精密称定，加70%甲醇20 mL，超声处理2次，每次30 min，滤过，滤液移至梨形瓶减压回收溶剂至近干，用水2 mL溶解后上固相萃取小柱，加6 mL水淋洗（流速：0.3 mL/min），用10 mL甲醇分次洗脱（流速：0.3 mL/min），洗脱液收集至10 mL容量瓶中，用甲醇定容至10 mL，作为供试品溶液。

4. 测定法 精密吸取供试品溶液20 μL，进样，按上述色谱条件操作，获得丹参HPLC指纹图谱共有特征。利用DAD检测器，采用色谱峰五点光谱扫描法对指纹图谱中主要峰进行峰纯度检查，结果显示各主要峰纯度较高。通过吸收曲线的比较及液质联用定性，确定7号峰为隐丹参酮，8号峰为丹参酮Ⅰ，9号峰为丹参酮ⅡA（图2-25）。

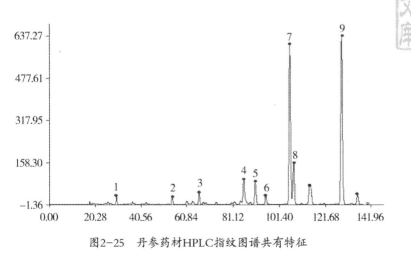

图2-25 丹参药材HPLC指纹图谱共有特征

（二）方法学考察

1. 精密度试验　取同一丹参药材供试品溶液，连续进样6次，检测指纹图谱，采用"中药色谱指纹图谱相似度评价系统"进行评价，相似度均＞0.99，表明仪器精密度好（图2-26、表2-26）。

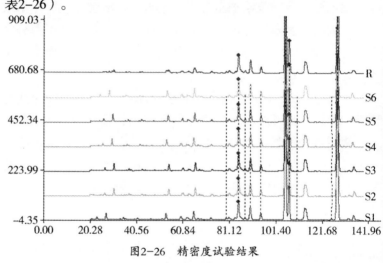

图2-26　精密度试验结果

表2-26　丹参药材精密度试验相似度评价表

	S1	S2	S3	S4	S5	S6	对照指纹图谱
S1	1.000	0.995	0.996	0.997	0.995	0.995	0.997
S2	0.995	1.000	0.999	0.995	0.995	0.995	0.998
S3	0.996	0.999	1.000	0.995	0.995	0.995	0.998
S4	0.997	0.995	0.995	1.000	0.995	0.996	0.998
S5	0.995	0.995	0.995	0.995	1.000	0.997	0.998
S6	0.995	0.995	0.995	0.996	0.997	1.000	0.998
对照指纹图谱	0.997	0.998	0.998	0.998	0.998	0.998	1.000

2. 稳定性试验　取一个批号的丹参药材供试品溶液，分别在0 h，4 h，8 h，12 h，24 h，48 h进样，检测指纹图谱，采用"中药色谱指纹图谱相似度评价系统"进行评价，相似度均＞0.99（图2-27、表2-27）。

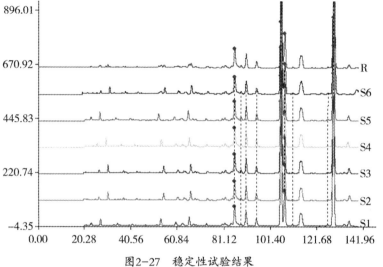

图2-27　稳定性试验结果

表2-27　丹参药材稳定性试验相似度评价表

	0 h	4 h	8 h	12 h	24 h	48 h	对照指纹图谱
0 h	1.000	0.995	0.996	0.996	0.995	0.988	0.997
4 h	0.995	1.000	0.999	0.995	0.995	0.988	0.998
8 h	0.996	0.999	1.000	0.995	0.995	0.988	0.998
12 h	0.996	0.995	0.995	1.000	0.995	0.988	0.998
24 h	0.995	0.995	0.995	0.995	1.000	0.987	0.997
48 h	0.988	0.988	0.988	0.988	0.987	1.000	0.990
对照指纹图谱	0.997	0.998	0.998	0.998	0.997	0.990	1.000

3．重现性试验　取同一批丹参药材6份，按丹参供试品溶液制备方法操作，分别进样，检测指纹图谱，采用"中药色谱指纹图谱相似度评价系统"进行评价，相似度均＞0.99（图2-28、表2-28）。

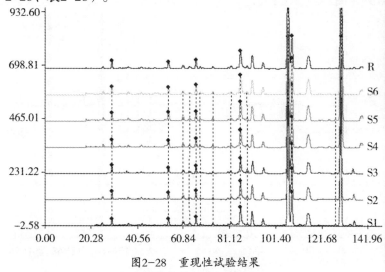

图2-28　重现性试验结果

表2-28　丹参药材重现性试验相似度评价表

	S1	S2	S3	S4	S5	S6	对照指纹图谱
S1	1.000	0.998	0.991	0.991	0.991	0.990	0.997
S2	0.998	1.000	0.991	0.991	0.990	0.990	0.997
S3	0.991	0.991	1.000	0.984	0.983	0.982	0.990
S4	0.991	0.991	0.984	1.000	0.999	0.999	0.998
S5	0.991	0.990	0.983	0.999	1.000	1.000	0.997
S6	0.990	0.990	0.982	0.999	1.000	1.000	0.997
对照指纹图谱	0.997	0.997	0.990	0.998	0.997	0.997	1.000

（三）样品测定

丹参药材HPLC指纹图谱如下（图2-29）。采用"中药色谱指纹图谱相似度评价系统"进行评价，结果如下（图2-30、表2-29）。

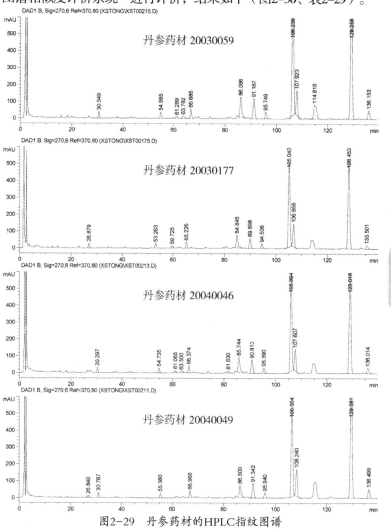

图2-29 丹参药材的HPLC指纹图谱

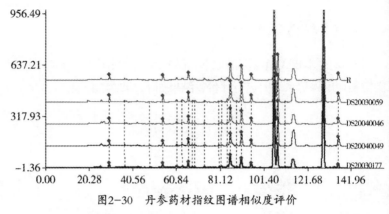

图2-30　丹参药材指纹图谱相似度评价

表2-29　丹参药材指纹图谱相似度评价表

	20030177	20040049	20040046	20030059	对照指纹图谱
20030177	1.000	0.994	0.999	0.989	0.998
20040049	0.994	1.000	0.995	0.981	0.999
20040046	0.999	0.995	1.000	0.990	0.999
20030059	0.989	0.981	0.990	1.000	0.987
对照指纹图谱	0.998	0.999	0.999	0.987	1.000

（四）成品与丹参药材的相关性研究

对复方血栓通胶囊成品与丹参药材指纹图谱进行比较，结果如下（图2-31）。

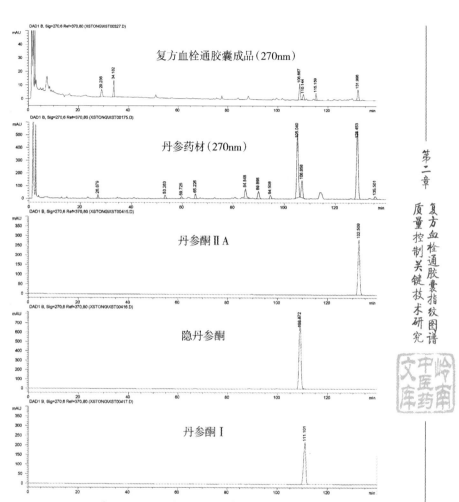

图2-31 复方血栓通胶囊成品与丹参药材指纹图谱的比较

四、原料药材玄参指纹图谱研究

玄参为玄参科植物玄参Scrophularia ningpoensis Hemsl干燥

根，收载于《中华人民共和国药典》（2000年版）一部，具有滋阴、降火、生津、解毒的功效。玄参主产于浙江、四川、湖北；贵州、湖南、江西等地亦产。玄参的主要活性成分为环烯醚萜苷、苯丙素苷，其中哈帕酯苷（属环烯醚萜苷类）和安格洛苷（属苯丙素苷类）含量最高[7~9]。

本研究运用现代色谱分析手段，构建了玄参HPLC指纹图谱，为合理、规范使用玄参药材提供了实验依据。

【实验材料】

1. 样品 玄参药材均为广东众生药业股份有限公司投产药材，经中山大学廖文波教授鉴定为玄参科植物玄参 *Scrophularia ningpoensis* Hemsl干燥根（表2-30）。

表2-30 玄参药材样品

批号	商品名	产地
20030149	玄参	浙江
20040023	玄参	浙江
20040039	玄参	浙江
20040064	玄参	浙江

2. 仪器与试药 见第二章第二节"复方血栓通胶囊成品及半成品指纹图谱研究"。

【实验部分】

（一）玄参药材HPLC指纹图谱的构建

1. 色谱条件与系统适用性试验 用十八烷基硅烷键合硅胶为填充剂（Agilent Hypersil ODS）；流动相：乙腈-水；线性梯度为T（min）：0~140，水（%）：85~43，乙腈（%）：15~57；检测波长：280 nm；柱温：30 ℃；理论塔板数以哈帕酯苷计≥4 000。

2．玄参供试品溶液的制备　取玄参药材粉末约1 g，精密称定，加70%甲醇20 mL，超声处理2次，每次30 min，滤过，滤液移至梨形瓶减压回收溶剂至近干，用水2 mL溶解后上固相萃取小柱，加6 mL水分次淋洗（流速：0.3 mL/min），用10 mL甲醇分次洗脱（流速：0.3 mL/min），洗脱液收集至10 mL容量瓶中，用甲醇定容至10 mL，作为供试品溶液。

3．测定法　精密吸取供试品溶液20 μL，进样，按上述色谱条件进行测定。应在19 min，37 min（哈帕酯苷），92 min，99 min处有峰（图2-32）。

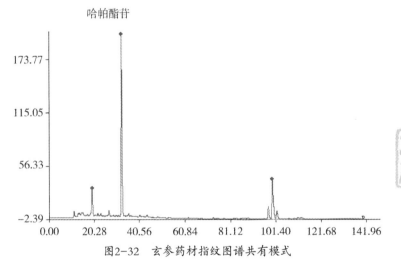

图2-32　玄参药材指纹图谱共有模式

（二）方法学考察

1．精密度试验　取同一玄参供试品溶液，连续进样6次，检测指纹图谱，采用"中药色谱指纹图谱相似度评价系统"进行评价，相似度均＞0.99，表明仪器精密度好（图2-33、表2-31）。

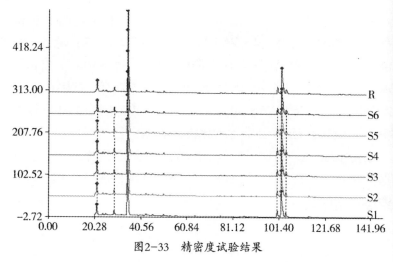

图2-33　精密度试验结果

表2-31　精密度试验相似度评价表

	S1	S2	S3	S4	S5	S6	对照指纹图谱
S1	1.000	0.999	1.000	0.999	0.999	0.999	1.000
S2	0.999	1.000	1.000	1.000	0.999	0.999	1.000
S3	1.000	1.000	1.000	1.000	0.999	0.999	1.000
S4	0.999	1.000	1.000	1.000	0.999	0.999	1.000
S5	0.999	0.999	0.999	0.999	1.000	1.000	0.999
S6	0.999	0.999	0.999	0.999	1.000	1.000	0.999
对照指纹图谱	1.000	1.000	1.000	1.000	0.999	0.999	1.000

　　2. 稳定性试验　取一个批号的玄参药材供试品溶液，分别在0 h，4 h，8 h，12 h，24 h，48 h进样，检测指纹图谱，采用"中药色谱指纹图谱相似度评价系统"进行评价，相似度均＞0.99（图2-34、表2-32）。

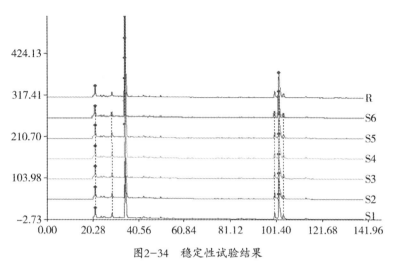

图2-34 稳定性试验结果

表2-32 稳定性试验相似度评价表

	0 h	4 h	8 h	12 h	24 h	48 h	对照指纹图谱
0 h	1.000	0.999	1.000	0.999	0.999	0.998	1.000
4 h	0.999	1.000	1.000	1.000	0.999	0.997	1.000
8 h	1.000	1.000	1.000	1.000	0.999	0.998	1.000
12 h	0.999	1.000	1.000	1.000	0.999	0.998	1.000
24 h	0.999	0.999	0.999	0.999	1.000	0.999	0.999
48 h	0.998	0.997	0.998	0.998	0.999	1.000	0.998
对照指纹图谱	1.000	1.000	1.000	1.000	0.999	0.998	1.000

3. 重现性试验 取同一批玄参药材6份，按玄参供试品溶液制备项下操作，分别进样，检测指纹图谱，采用"中药色谱指纹图谱相似度评价系统"进行评价，相似度均＞0.99（图2-35、表2-33）。

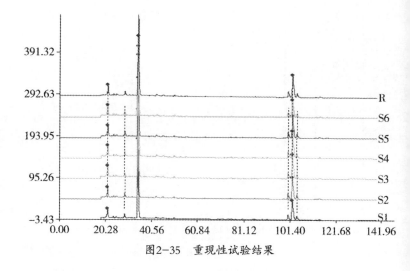

图2-35　重现性试验结果

表2-33　重现性试验相似度评价表

	S1	S2	S3	S4	S5	S6	对照指纹图谱
S1	1.000	1.000	1.000	0.998	1.000	1.000	1.000
S2	1.000	1.000	1.000	0.998	1.000	0.999	1.000
S3	1.000	1.000	1.000	0.998	1.000	1.000	1.000
S4	0.998	0.998	0.998	1.000	0.998	0.998	0.999
S5	1.000	1.000	1.000	0.998	1.000	1.000	1.000
S6	1.000	0.999	1.000	0.998	1.000	1.000	1.000
对照指纹图谱	1.000	1.000	1.000	0.999	1.000	1.000	1.000

（三）样品测定

玄参药材HPLC指纹图谱如下（图2-36）。采用"中药色谱指纹图谱相似度评价系统"进行评价，结果如下（图2-37、表2-34）。

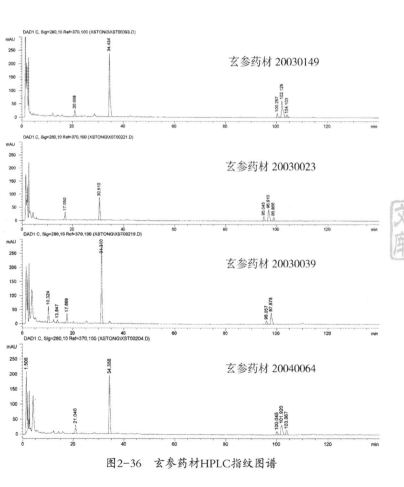

图2-36　玄参药材HPLC指纹图谱

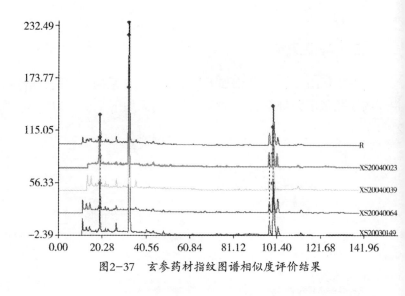

图2-37 玄参药材指纹图谱相似度评价结果

表2-34 玄参药材指纹图谱相似度评价表

	20030149	20040064	20040039	20040023	对照指纹图谱
20030149	1.000	0.993	0.986	0.912	0.992
20040064	0.993	1.000	0.988	0.890	0.986
20040039	0.986	0.988	1.000	0.865	0.979
20040023	0.912	0.890	0.865	1.000	0.938
对照指纹图谱	0.992	0.986	0.979	0.938	1.000

（四）成品与玄参药材的相关性研究

对复方血栓通胶囊成品与玄参药材指纹图谱进行比较，结果如下（图2-38）。

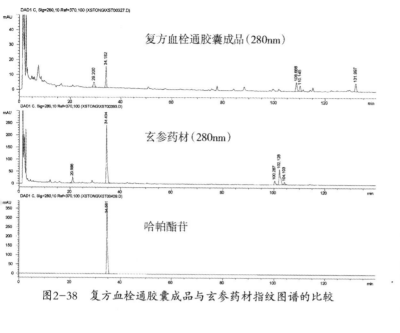

图2-38 复方血栓通胶囊成品与玄参药材指纹图谱的比较

第四节 总 结

1. 本研究采用高效液相色谱法对复方血栓通胶囊成品及相应的半成品进行分析，对不同的提取方法、流动相、洗脱梯度、色谱柱、检测波长、仪器等条件进行筛选和优化，完成了系统的方法学研究，建立了成品及半成品的HPLC指纹图谱质量控制关键技术。应用"中药色谱指纹图谱评价系统"对成品HPLC指纹图谱的相似度进行评价，可判断复方血栓通胶囊样品合格与否。

2. 本研究建立了复方血栓通胶囊4味原料药材的HPLC指纹图谱。首次采用同一流动相系统，在各个投料药材质量比例相差很大（相差5倍）的情况下，利用不同检测波长同时检测复方制剂中全部4味药材。

3. 本研究可以全面监控原料药材、半成品和成品的质量，监控生产工艺的稳定性。研究表明，复方血栓通胶囊原料药材与相应半成品和成品具有相关性，说明其生产工艺稳定，产品质量稳定、均一。

参考文献

［1］国家药典委员会. 中华人民共和国药典：一部［M］. 北京：化学工业出版社，2000：10–11.

［2］陈云红，施鹤高，王玉梅. 近年来三七的药理研究进展［J］. 中草药，1995，26（3）：160–162.

［3］黄永焯，王宁生. 三七及其制剂中化学成分分析方法概述［J］. 中药新药与临床药理，2002，13（3）：194–197.

［4］贾淑琴. 黄芪的化学成分、药理和临床研究［J］. 天津药学，1994，6（4）：24–27.

［5］凌海燕，鲁学照，赵咏丽. 丹参水溶性成分的研究概况［J］. 天然产物的研究与开发，1998，11（1）：75–81.

［6］梁勇，羊裔明，袁淑兰. 丹参酮药理作用及临床应用研究进展［J］. 中草药，2000，31（4）：304–306.

［7］李医明，蒋山好，高文远. 玄参的脂溶性化学成分［J］. 药学学报，1999，34（6）：448–450.

［8］张雯洁，刘玉青，李兴从. 中药玄参的化学成分［J］. 云南植物研究，1994，16（4）：407–412.

［9］李医明，蒋山好，朱大元. 玄参属植物化学成分与药理活性研究进展［J］. 中草药，1999，30（4）：307–310.

（本章实验人员：苏薇薇、白杨、袁锐光、龙超峰、吴忠、彭维、谢称石）

岭南特色中药指纹图谱质量控制关键技术研究

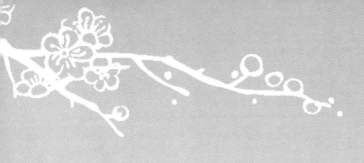

第三章
便秘通口服液指纹图谱质量控制关键技术研究

第一节　研究概述

便秘通口服液为中药三类新药，于1992年获得新药证书和生产批件，批准文号：（1992）卫药准字Z-72号。1999年被国家药品监督管理局列为国家中药保护品种，保护品种号：ZYB20799129。该产品由白术、肉苁蓉、枳壳3味药材组成，具有健脾益气、润肠通便的功效；适用于虚性便秘，尤其是脾虚及脾肾两虚型便秘患者。便秘通口服液现行质量标准是卫生部药品标准WS-218（Z-45）-92，该标准【鉴别】项以白术、肉苁蓉、枳壳对照药材为对照，对便秘通口服液进行薄层色谱鉴别；无【含量测定】项；缺乏对便秘通口服液质量的整体控制，不能全面反映产品的内在质量。为全面提高该产品的质量，增强该产品的市场竞争力，推动中药现代化进程，有必要构建其指纹图谱质量控制关键技术，对便秘通口服液原料药材、半成品及成品进行质量监控。

本研究共收集不同来源的白术药材样品25个、肉苁蓉药材样品64个、枳壳药材样品26个，便秘通口服液原料药材和相应半成品、成品10个批次；运用薄层色谱法、高效液相色谱法建立了白术、肉苁蓉、枳壳3种药材的指纹图谱及便秘通口服液半成品、成品的指纹图谱，并对原料药材、半成品和成品的指纹图谱进行了相关性研究。同时应用指纹图谱对便秘通口服液的稳定性和生产工艺流程进行了系统研究，掌握了生产工艺过程有效成分的变化规律，进一步揭示了该产品质量的内涵，为生产工艺的优化与改进提供了实验依据。

第二节 便秘通口服液原料药材指纹图谱研究

一、原料药材白术指纹图谱研究

白术为菊科植物白术*Atractylodes macrocephala* Koidz. 的干燥根茎，收载于《中华人民共和国药典》（2000年版）一部[1]，系便秘通口服液的君药。据文献记载，野白术产于浙江於潜、昌化、天目山一带，以於潜所产的品质最佳，称为"於术"[2]。现白术多为栽培，已少野生，主产于浙江、安徽；湖南、湖北、江西、福建等地亦产。其中，以浙江嵊县、新昌地区的产量最大。国内外对白术的化学成分研究多集中在内酯类成分和挥发性成分上。挥发油含量在1.4%左右，挥发油中苍术酮的含量最高（61%）；白术内酯包括白术内酯Ⅰ（atractylenolide Ⅰ）、白术内酯Ⅱ（atractylenolide Ⅱ）、白术内酯Ⅲ（atractylenolide Ⅲ）、白术内酯Ⅳ（atractylenolide Ⅳ）、羟基白术内酯（hydroxyatractylolide）、双白术内酯等；此外，白术还含有谷氨酸、多糖等物质[3~10]。本研究运用现代色谱分析手段，构建了白术药材的指纹图谱，能够从整体上全面反映其内在质量，为合理、规范使用白术药材提供了实验依据。

【实验材料】

1. 样品 白术样品来源如下（表3-1），经中山大学廖文波教授鉴定，均为菊科植物白术*Atractylodes macrocephala* Koidz. 的干燥根茎。按《中华人民共和国药典》（2010年版）收载的药品标准进行检验，均为合格药材。

表3-1　实验用白术药材样品

样品号	批次	商品名	样品来源
1	1	白术	浙江新昌药材公司
2	2	白术	浙江新昌药材公司
3	3	白术	浙江新昌药材市场
4	4	白术	浙江新昌药材市场
5	5	白术	浙江金华医药公司
6	6	白术	安徽六安药材公司
7	9	白术	江苏射阳医药公司
8	10	白术	江西新余医药公司
9	11	白术	江西新余医药公司
10	12	白术	安徽六安药材公司
11	13	白术	广州中一药业有限公司
12	14	白术	广州中一药业有限公司
13	010201	白术	广州中一药业有限公司中试药材
14	020101	白术	广州中一药业有限公司中试药材
15	020201	白术	广州中一药业有限公司中试药材
16	020503	白术	广州中一药业有限公司投产药材
17	020508	白术	广州中一药业有限公司投产药材
18	020515	白术	广州中一药业有限公司投产药材
19	020516	白术	广州中一药业有限公司投产药材
20	020601	白术	广州中一药业有限公司投产药材
21	020608	白术	广州中一药业有限公司投产药材
22	020621	白术	广州中一药业有限公司投产药材
23	020622	白术	广州中一药业有限公司投产药材
24	020623	白术	广州中一药业有限公司投产药材
25	020606	白术	广州中一药业有限公司投产药材

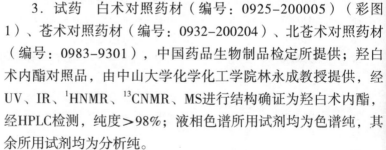

2．仪器　瑞士CAMAG公司CAMAG Automatic TLC Sampler薄层自动点样仪、CAMAG TLC Scanner 3薄层色谱扫描仪、CAMAG Reprostar 3薄层成像系统、CAMAG TLC Plate heater Ⅲ薄层板加热器；德国Merck硅胶G预制薄层板；美国Agilent 1100高效液相色谱仪（四元梯度泵、在线脱气机、柱温箱、自动进样器、DAD检测器）；美国Dionex公司高效液相色谱仪（ASI-100自动进样器、ATH-585柱温箱、P680四元梯度泵、PDA-100检测器）；美国Thermo Finningen高效液相色谱-质谱仪（LCQ DECA XP：Survegor UV光电二极管阵列紫外检测器，Surveg质谱检测器）；德国MEMMERT公司20-220恒温干燥箱；日本东京理化公司旋转蒸发仪（N-1000）；美国Elma公司超声波清洗器（T660/H，360 W、35 kHz）；瑞士Sartorius公司电子分析天平（BP211D、ALC-210.4）；美国Millipore公司Simplicity 185 personal超纯水器；色谱柱（Merck Lichrospher Rp-18e：5 μm，250 mm × 4.0 mm；Agilent Hypersil：5 μm，250 mm × 4.0 mm；依利特Lichrosorb Rp-18e：10 μm，250 mm × 4.6 mm；Diamasil Rp-18e：5 μm，200 mm × 4.6 mm）。

3．试药　白术对照药材（编号：0925-200005）（彩图1）、苍术对照药材（编号：0932-200204）、北苍术对照药材（编号：0983-9301），中国药品生物制品检定所提供；羟白术内酯对照品，由中山大学化学化工学院林永成教授提供，经UV、IR、^{1}HNMR、^{13}CNMR、MS进行结构确证为羟白术内酯，经HPLC检测，纯度>98%；液相色谱所用试剂均为色谱纯，其余所用试剂均为分析纯。

【实验部分】

（一）白术TLC指纹图谱研究

1. 白术TLC指纹图谱的构建

（1）供试品溶液的制备　取白术样品粉末约2 g，精密称定，加水20 mL，超声处理30 min，加95%乙醇35 mL，静置过夜，滤过，滤液移至梨形瓶减压回收溶剂至约5 mL，转移至分液漏斗，用水10 mL洗涤梨形瓶，洗液并入分液漏斗，用乙酸乙酯20 mL提取2次，每次10 mL，合并乙酸乙酯层，减压回收至近干，用乙酸乙酯定容至5 mL，作为供试品溶液。另取白术对照药材2 g，同法制成对照药材溶液。

（2）测定法　照薄层色谱法（《中华人民共和国药典》2000年版一部附录Ⅵ B）试验，吸取供试品溶液和对照药材溶液各5 μL，分别点于同一以含羧甲基纤维素钠为黏合剂的硅胶G薄层板上，以环己烷-氯仿-乙酸乙酯（20∶5∶8）为展开剂，展开，展距约15 cm，取出，晾干，喷以10%硫酸乙醇溶液，加热至斑点显色清晰，置紫外光灯（365 nm）下检视（图3-1）。照薄层色谱法（《中华人民共和国药典》2000年版一部附录Ⅵ B 薄层扫描法）进行扫描，检测波长：$\lambda s=330$ nm，获得扫描轮廓图谱，应有特征峰1（$Rf\approx0.1$），2（$Rf\approx0.35$），3（$Rf\approx0.5$），4（$Rf\approx0.55$），5（$Rf\approx0.6$），6（$Rf\approx0.75$），7（$Rf\approx0.9$）（图3-2）。

2. 方法学考察

（1）稳定性试验　取已展开、显色的薄层板，分别于0 h，2 h，4 h，6 h，12 h，24 h扫描测定，比较共有特征峰峰面积的相对标准偏差。结果表明，在显色后0～4 h测定结果稳定。

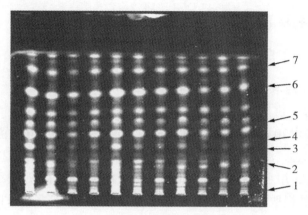

图3-1　白术TLC图

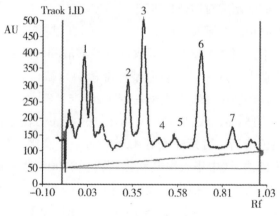

图3-2　白术TLC指纹图谱

（2）精密度试验　取同一供试品溶液4μL，点样于同一德国Merck硅胶G预制薄层板上，分别点样5次，展开，结果表明：同板精密度好（图3-3）。

（3）重现性试验　精密称取同一白术药材样品（4号）5份，每份2g，按白术TLC指纹图谱操作，结果表明：重现性好（图3-4）。

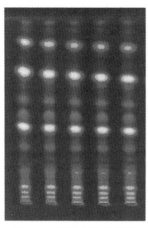

图3-3 精密度试验结果

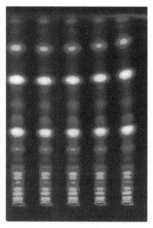

图3-4 重现性试验结果

（4）灵敏度试验 取同一供试品溶液，点样于同一德国Merck硅胶G预制薄层板上，点样量分别为1 μL，3 μL，5 μL，7 μL，9 μL，以10%硫酸乙醇为显色剂，加热显色至斑点清晰。确定最低检出量为1 μL，相当于生药量0.4 mg（图3-5）。

3．样品测定 白术药材薄层扫描结果如下（图3-6）。

4．讨论 经过多次实验，对方法进行了筛选和优化，确定了白术

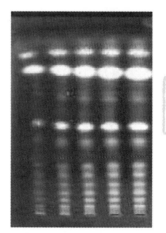

图3-5 灵敏度试验结果

TLC指纹图谱构建方法，并对该法进行了稳定性试验、精密度试验、重现性试验、灵敏度试验考察，表明该法是可行的，获得的指纹图谱具有直观性强、信息量大等优点，可用于白术药材的质量控制。

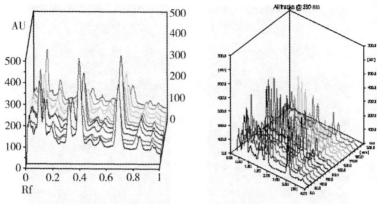

图3-6　白术药材TLC指纹图谱

（二）白术HPLC指纹图谱研究

1. 白术HPLC指纹图谱的构建

（1）色谱条件与系统适用性试验　用十八烷基硅烷键合硅胶为填充剂；0.05 mol/L磷酸二氢钾（KH_2PO_4）缓冲溶液（用磷酸调节pH2.5）-乙腈为流动相，梯度条件为T（min）：0 ~ 80，A%（0.05 mol/L磷酸二氢钾缓冲溶液）：90 ~ 45；检测波长：220 nm；柱温：35 ℃；理论塔板数以羟白术内酯峰计应 ≥100 000。

（2）对照品溶液的制备　精密称取羟白术内酯对照品适量，加30%乙腈使溶解，制成200 μg/mL的对照品溶液。

（3）对照药材溶液的制备　取白术对照药材3 g，精密称定，用60%乙醇超声处理（功率360 W，频率35 kHz）3次，每次20 mL，15 min，滤过，合并滤液，减压浓缩至约20 mL，用乙酸乙酯60 mL分3次提取，每次20 mL，合并乙酸乙酯提取液，减压回收溶剂至干，残渣用30%乙腈定量转移至10 mL量瓶中，加30%乙腈至刻度，摇匀。用微孔滤膜（0.45 μm）滤过，取续滤液，即得。

（4）供试品溶液的制备　取白术样品粉末3 g，精密称定，用60%乙醇超声处理（功率360 W，频率35 kHz）3次，每次20 mL，15 min，滤过，合并滤液，减压浓缩至约20 mL，用乙酸乙酯60 mL分3次提取，每次20 mL，合并乙酸乙酯提取液，减压回收溶剂至干，残渣用30%乙腈定量转移至10 mL量瓶中，加30%乙腈至刻度，摇匀。用微孔滤膜（0.45 μm）滤过，取续滤液，即得。

（5）测定法　分别精密吸取对照品溶液、对照药材溶液和供试品溶液各20 μL，注入液相色谱仪，测定色谱图，供试品溶液的色谱图应检出与对照药材参照指纹图谱相同的色谱峰1（Rt≈9 min），2（Rt≈20 min），3（Rt≈40 min），4（Rt≈48 min），5（Rt≈56 min，羟白术内酯），6（Rt≈60 min），7（Rt≈68 min），8（Rt≈69 min），9（Rt≈75 min）。

（6）相似度评价　本品的指纹图谱与共有模式参照指纹图谱（图3-7）经"计算机辅助相似度评价系统"比较，相似系数应≥0.90。

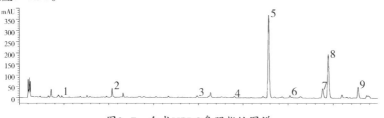

图3-7　白术HPLC参照指纹图谱

2．方法学考察

（1）精密度试验　取同一个供试品溶液，连续进样5次，检测指纹图谱，采用"计算机辅助相似性评价系统"进行评价，相似度均＞0.99，表明精密度好，结果如下（图3-8）。

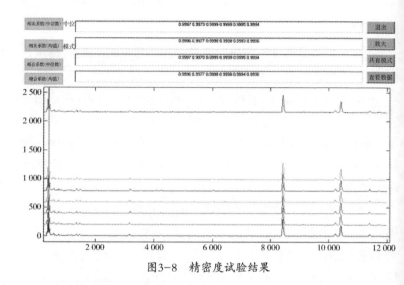

图3-8　精密度试验结果

（2）重现性试验　分别取同一批号的白术药材5份（约3g），精密称定，按供试品溶液项下制备，检测指纹图谱，采用"计算机辅助相似性评价系统"进行评价，相似度均＞0.99，表明该方法的重现性好，结果如下（图3-9）。

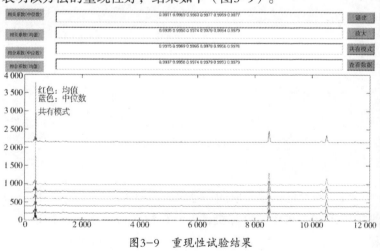

图3-9　重现性试验结果

（3）稳定性试验　取同一供试品溶液，分别在放置0 h，2 h，4 h，6 h，10 h，12 h，24 h后，检测指纹图谱。采用"计算机辅助相似性评价系统"进行评价，结果表明24 h内无明显变化，相似度＞0.99，表明稳定性好，结果如下（图3-10）。

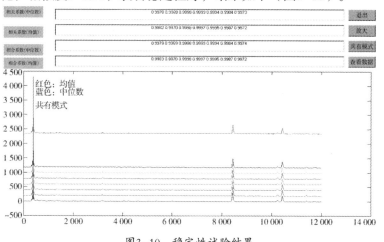

图3-10　稳定性试验结果

（4）不同色谱柱的考察　取同一供试品溶液，在同一仪器上，分别用不同填料的ODS柱（Merck Lichrospher：5 μm，250 mm × 4.0 mm和Agilent Hypersil：5 μm，250 mm × 4.0 mm），在其他色谱条件不变的情况下进行分析。2种色谱柱分析结果，除色谱峰的保留时间提前或延迟外，各色谱峰的峰形、出峰顺序、分离度基本一致（图3-11）。

（5）不同仪器的考察　取同一白术供试品溶液，采用2台不同的高效液相色谱仪（Agilent 1100和Dionex），在其他色谱条件相同的情况下，检测指纹图谱。结果显示：除色谱峰的保留时间提前或延迟外，各色谱峰的峰形、出峰顺序、分离度等基本无差异（图3-12）。

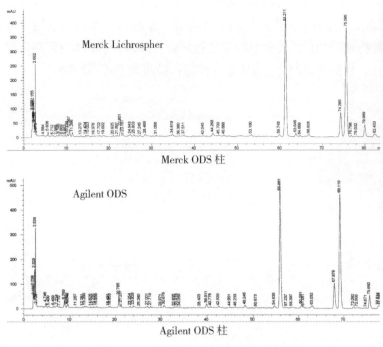

图3-11　不同色谱柱分离结果

3．峰纯度检查及色谱峰归属

（1）峰纯度检查　利用DAD检测器，在两种不同的流动相条件下，对各色谱峰的紫外光谱进行比较，表明1号、2号、5号、7号、8号、9号峰纯度较高（图3-13）。各峰的紫外光谱三维图见彩图2。

（2）色谱峰归属　通过标准加入法定性可确定5号峰为羟白术内酯（图3-14至图3-16）。从紫外光谱特征可初步鉴定3号、4号、5号、7号、8号峰为内酯类成分；2号、6号、9号峰为香豆素类成分。

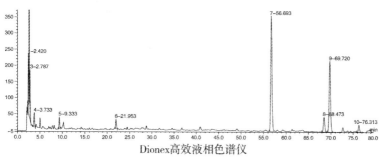

Dionex高效液相色谱仪

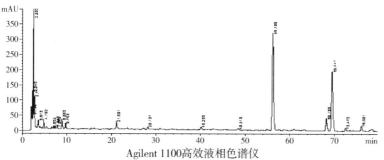

Agilent 1100高效液相色谱仪

图3-12　不同仪器分离结果

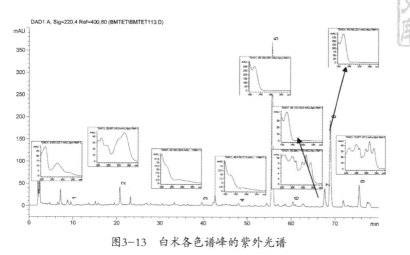

图3-13　白术各色谱峰的紫外光谱

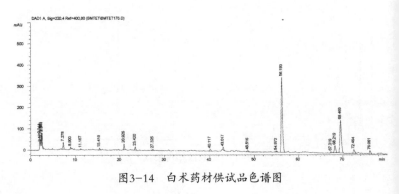

图3-14　白术药材供试品色谱图

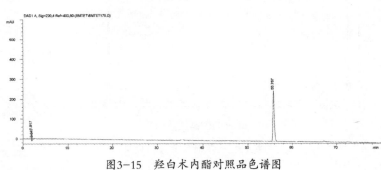

图3-15　羟白术内酯对照品色谱图

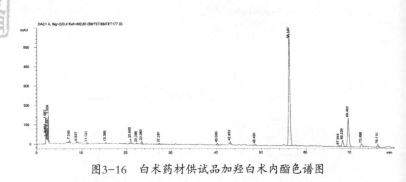

图3-16　白术药材供试品加羟白术内酯色谱图

4. 样品测定　对所有药材的HPLC指纹图谱进行比较，在保留时间5～80 min范围中，用"计算机辅助相似性评价系统"进行评价，批号为020515和020601药材样品的相似度较低，其他药材样品的相似度均在0.9以上（图3-17），用合格白术药材 HPLC指纹图谱建立的共有模式如下（图3-18）。

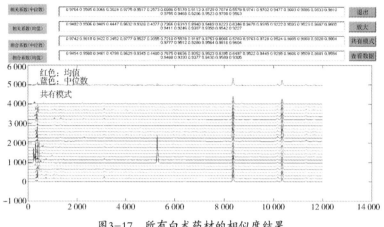

图3-17　所有白术药材的相似度结果

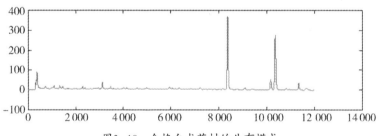

图3-18　合格白术药材的共有模式

5. 白术药材及其易混淆的苍术类药材比较　应用白术药材 HPLC指纹图谱检测技术，可将白术药材及其易混淆的苍术类药材区分，结果如下（图3-19至图3-21）。

6. 讨论

（1）本研究确定了构建白术HPLC指纹图谱的方法。经实验条件优化及方法学验证，该法精密度、重现性和稳定性好，专属性强，为白术药材的质量监控提供了准确、可靠的方法。

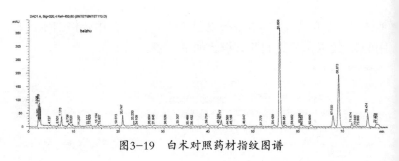

图3-19　白术对照药材指纹图谱

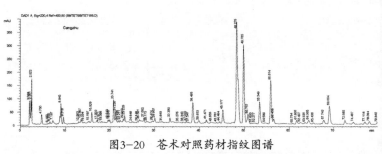

图3-20　苍术对照药材指纹图谱

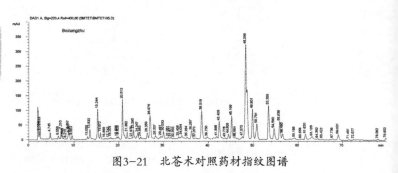

图3-21　北苍术对照药材指纹图谱

（2）采用白术药材HPLC指纹图谱检测技术，可从色谱峰的特征区别白术样品是否合格。对25批白术药材样品的检测结果表明：批号为020201，020515，020516，020601，020621，020622六批药材样品的相似度<0.9，其他药材样品的相似度均在0.9以上。其中浙江产的白术相似度均在0.95以上，质量较稳

定，故确定生产投料药材的产地为浙江。这为白术药材GAP基地的建设提供了实验依据。

（3）应用白术药材HPLC指纹图谱检测技术，可对白术药材与易混淆的苍术类药材进行比较和区分。

二、原料药材肉苁蓉指纹图谱研究

肉苁蓉为列当科植物肉苁蓉*Cistanche deserticola* Y. C. Ma的干燥带鳞叶的肉质茎。质量标准收载于《中华人民共和国药典》（2000年版）一部，采用理化反应沉淀法鉴别生物碱类成分，以麦角甾苷为对照品进行薄层鉴别，以甜菜碱对照品和肉苁蓉对照药材进行薄层鉴别，以麦角甾苷为对照品采用HPLC法进行含量测定，不能全面反映药材内在质量。据文献报道[11、12]，我国有本属植物4种及1变种，分别为荒漠肉苁蓉（*Cistanche deserticola*. Y. C. Ma）、盐生肉苁蓉 [*C. salsa*（C. A. Mey）G. Beck]、管花肉苁蓉 [*C. tubulosa*（Schenk）R. Wight]、沙苁蓉（*C. sinensis* G. Beck）、白花盐苁蓉（*C. salsa* var. *albiflora* P. F. Tu el. Z. Lou）。本草考证现有产量最大的是管花肉苁蓉，但《中华人民共和国药典》（2000年版）收载的肉苁蓉为荒漠肉苁蓉。肉苁蓉主要含苯乙醇苷（PhGs）、环烯醚萜及其苷类、木脂素及其苷等成分[13、14]，其中PhGs为肉苁蓉属植物的主要活性成分。近年来，由于市场需求不断增大，原植物遭到不合理的大量采挖，使资源受到严重破坏。加之寄生植物繁殖困难，该种已濒临灭绝，被列为国家二级保护植物。由于药源紧缺，结合各地品种的特色，其他品种也在地方使用，导致市场上流通的肉苁蓉药材质量和品种都较为混乱。基于以上种种原因，有必要对药材标准进行提高，建立一个稳定、可靠、适用性强的质量控制方法，用于全面监控肉苁蓉药材的质量。

【实验材料】

1．样品　样品来源如下（表3-2），本实验所用64批次肉苁蓉样品由北京大学药学院屠鹏飞教授进行生药学鉴定。确定其中荒漠肉苁蓉为46批，管花肉苁蓉为14批，盐生肉苁蓉为3批，沙苁蓉为1批（彩图3）。

2．仪器　见第三章第二节"一、原料药材白术指纹图谱研究"。

3．试药　松果菊苷对照品，北京大学药学院屠鹏飞教授提供，经UV，IR，^{1}HNMR，^{13}CNMR，MS进行结构确证为松果菊苷，经HPLC检测，纯度＞98%。类叶升麻苷对照品，北京大学药学院屠鹏飞教授提供，经UV，IR，^{1}HNMR，^{13}CNMR，MS进行结构确证为类叶升麻苷，经HPLC检测，纯度＞98%。本实验所用试剂乙腈、甲醇为色谱纯，乙醇、甲酸、磷酸均为分析纯。

【实验部分】

1．肉苁蓉HPLC指纹图谱构建

（1）色谱条件与系统适用性试验　用十八烷基硅烷键合硅胶为填充剂；流动相为A泵：0.095%磷酸水溶液，B泵：0.095%磷酸乙腈溶液；梯度为T（min）：0～18～40～65～100，A泵（%）：96～88～85～85～78，B泵（%）：4～12～15～15～22；检测波长：330 nm；柱温：30 ℃；理论塔板数以类叶升麻苷色谱峰计应≥30 000，分离度≥1.5。

（2）对照品溶液的制备　分别精密称取松果菊苷对照品和类叶升麻苷对照品适量，加10%乙腈溶液制成200 μg/mL的溶液，即得。

表3-2 肉苁蓉样品来源

序号	样品编号	样品品种	拉丁名	产地	样品来源
1	RCR-1	荒漠肉苁蓉	C. deserticola. Y. C. Ma	内蒙古阿拉善左旗	阿左旗肉苁蓉集团
2	RCR-2	荒漠肉苁蓉	C. deserticola. Y. C. Ma	内蒙古	内蒙古集宁县中蒙药采购供应站
3	RCR-3	荒漠肉苁蓉	C. deserticola. Y. C. Ma	甘肃省天祝县	兰州药业公司
4	RCR-4	荒漠肉苁蓉	C. deserticola. Y. C. Ma	甘肃省	甘肃兰州太阳药房
5	RCR-5	荒漠肉苁蓉	C. deserticola. Y. C. Ma	新疆	甘肃兰州药房
6	RCR-6	荒漠肉苁蓉	C. deserticola. Y. C. Ma	新疆	西安药材公司
7	RCR-7	荒漠肉苁蓉	C. deserticola. Y. C. Ma	新疆昌吉 吉木沙尔	新疆干岁堂公司
8	RCR-8	荒漠肉苁蓉	C. deserticola. Y. C. Ma	北疆	新疆乌鲁木齐药材市场
9	RCR-10	荒漠肉苁蓉	C. deserticola. Y. C. Ma	北疆	新疆乌鲁木齐药材公司
10	RCR-11	荒漠肉苁蓉	C. deserticola. Y. C. Ma	内蒙古	内蒙古集宁县中蒙药采购供应站
11	RCR-12	荒漠肉苁蓉	C. deserticola. Y. C. Ma	新疆阿勒泰青河县萨尔托海乡	新疆阿勒泰市药检所

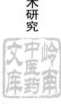

续表

序号	样品编号	样品品种	拉丁名	产地	样品来源
12	RCR-13	荒漠肉苁蓉	C. deserticola. Y. C. Ma	新疆阿勒泰杜热乡 富蕴	新疆阿勒泰市药检所
13	RCR-020505	荒漠肉苁蓉	C. deserticola. Y. C. Ma	银川	北京大学药学院
14	011126A3-1	荒漠肉苁蓉	C. deserticola. Y. C. Ma	宁夏甘草种植场栽培	北京大学药学院
15	011126B3-1	荒漠肉苁蓉	C. deserticola. Y. C. Ma	宁夏甘草种植场栽培	北京大学药学院
16	RCR-A2-1	荒漠肉苁蓉	C. deserticola. Y. C. Ma	阿拉善左旗张泰乡	北京大学药学院
17	RCR-B2-1	荒漠肉苁蓉	C. deserticola. Y. C. Ma	阿拉善左旗张泰乡	北京大学药学院
18	RCR-C2-1	荒漠肉苁蓉	C. deserticola. Y. C. Ma	阿拉善左旗张泰乡	北京大学药学院
19	RCR-哈萨克斯坦	荒漠肉苁蓉	C. deserticola. Y. C. Ma	哈萨克斯坦进口	北京大学药学院
20	RCR-jiming	荒漠肉苁蓉	C. deserticola. Y. C. Ma	集宁	北京大学药学院
21	RCR-020507	荒漠肉苁蓉	C. deserticola. Y. C. Ma	不详	北京大学药学院
22	RCR-020608	荒漠肉苁蓉	C. deserticola. Y. C. Ma	集宁	北京大学药学院
23	RCR-020101	荒漠肉苁蓉	C. deserticola. Y. C. Ma	内蒙古	广州中一药业有限公司投产药材
24	RCR-020401	荒漠肉苁蓉	C. deserticola. Y. C. Ma	内蒙古	广州中一药业有限公司投产药材

序号	样品编号	样品品种	拉丁名	产地	样品来源
25	RCR-020706	荒漠肉苁蓉	*C. deserticola. Y. C. Ma*	内蒙古	广州中一药业有限公司投产药材
26	RCR-020601	荒漠肉苁蓉	*C. deserticola. Y. C. Ma*	内蒙古	广州中一药业有限公司投产药材
27	RCR-020602	荒漠肉苁蓉	*C. deserticola. Y. C. Ma*	内蒙古	广州中一药业有限公司投产药材
28	RCR-020604	荒漠肉苁蓉	*C. deserticola. Y. C. Ma*	内蒙古	广州中一药业有限公司投产药材
29	RCR-020605	荒漠肉苁蓉	*C. deserticola. Y. C. Ma*	内蒙古	广州中一药业有限公司投产药材
30	RCR-020701	荒漠肉苁蓉	*C. deserticola. Y. C. Ma*	内蒙古	广州中一药业有限公司投产药材
31	RCR-020702	荒漠肉苁蓉	*C. deserticola. Y. C. Ma*	内蒙古	广州中一药业有限公司投产药材
32	RCR-020705	荒漠肉苁蓉	*C. deserticola. Y. C. Ma*	内蒙古	广州中一药业有限公司投产药材

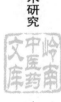

续表

序号	样品编号	样品品种	拉丁名	产地	样品来源
33	RCR-罕乌拉1	荒漠肉苁蓉	C. deserticola. Y. C. Ma	阿左旗罕乌拉苏木	阿左旗肉苁蓉集团
34	RCR-罕乌拉2	荒漠肉苁蓉	C. deserticola. Y. C. Ma	阿左旗罕乌拉苏木	阿左旗肉苁蓉集团
35	RCR-银根-1	荒漠肉苁蓉	C. deserticola. Y. C. Ma	阿左旗银根苏木	阿左旗肉苁蓉集团
36	RCR-银根-2	荒漠肉苁蓉	C. deserticola. Y. C. Ma	阿左旗银根苏木	阿左旗肉苁蓉集团
37	RCR-温图高勒-1	荒漠肉苁蓉	C. deserticola. Y. C. Ma	额济纳旗温图高勒苏木	阿左旗肉苁蓉集团
38	RCR-温图高勒-2	荒漠肉苁蓉	C. deserticola. Y. C. Ma	额济纳旗温图高勒苏木	阿左旗肉苁蓉集团
39	RCR-古日乃-1	荒漠肉苁蓉	C. deserticola. Y. C. Ma	额济纳旗古日乃苏木	阿左旗肉苁蓉集团
40	RCR-古日乃-2	荒漠肉苁蓉	C. deserticola. Y. C. Ma	额济纳旗古日乃苏木	阿左旗肉苁蓉集团
41	RCR-乌力吉-1	荒漠肉苁蓉	C. deserticola. Y. C. Ma	阿右旗乌力吉苏木	阿左旗肉苁蓉集团
42	RCR-乌力吉-2	荒漠肉苁蓉	C. deserticola. Y. C. Ma	阿右旗乌力吉苏木	阿左旗肉苁蓉集团
43	RCR-塔木李镇1	荒漠肉苁蓉	C. deserticola. Y. C. Ma	阿右旗塔木李镇	阿左旗肉苁蓉集团
44	RCR-塔木李镇2	荒漠肉苁蓉	C. deserticola. Y. C. Ma	阿右旗塔木李镇	阿左旗肉苁蓉集团
45	RCR-努日盖-1	荒漠肉苁蓉	C. deserticola. Y. C. Ma	阿右旗努日盖苏木	阿左旗肉苁蓉集团

序号	样品编号	样品品种	拉丁名	产地	样品来源
46	RCR-努日盖-2	荒漠肉苁蓉	C. deserticola. Y. C. Ma	阿右旗努日盖苏木	阿左旗肉苁蓉集团
47	RCR-14	管花肉苁蓉	C. tubulosa (Schenk) R. Wight	新疆民丰县	新疆和田地区民丰县
48	RCR-15	管花肉苁蓉	C. tubulosa (Schenk) R. Wight	新疆于田县	新疆和田地区于田县
49	RCR-kangxian	管花肉苁蓉	C. tubulosa (Schenk) R. Wight	新疆	新疆康县药材站
50	RCR-020502-3	管花肉苁蓉	C. tubulosa (Schenk) R. Wight	新疆	北京大学药学院
51	RCR-020506A1	管花肉苁蓉	C. tubulosa (Schenk) R. Wight	新疆于田县	新疆于田县红柳大芸开发有限公司
52	RCR-020506A2	管花肉苁蓉	C. tubulosa (Schenk) R. Wight	新疆于田县	新疆于田县红柳大芸开发有限公司
53	RCR-020501A	管花肉苁蓉	C. tubulosa (Schenk) R. Wight	新疆于田县	新疆于田县红柳大芸开发有限公司
54	RCR-020503C	管花肉苁蓉	C. tubulosa (Schenk) R. Wight	新疆于田县	新疆于田县红柳大芸开发有限公司
55	RCR-中国柽柳	管花肉苁蓉	C. tubulosa (Schenk) R. Wight	新疆于田县	新疆于田县红柳大芸开发有限公司

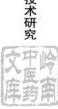

续表

序号	样品编号	样品品种	拉丁名	产地	样品来源
56	RCR-甘蒙柽柳	管花肉苁蓉	*C. tubulosa* (Schenk) R. Wight	新疆于田县	新疆于田县红柳大芸开发有限公司
57	RCR-短穗柽柳	管花肉苁蓉	*C. tubulosa* (Schenk) R. Wight	新疆于田县	新疆于田县红柳大芸开发有限公司
58	RCR-细穗柽柳	管花肉苁蓉	*C. tubulosa* (Schenk) R. Wight	新疆于田县	新疆于田县红柳大芸开发有限公司
59	RCR-甘肃柽柳	管花肉苁蓉	*C. tubulosa* (Schenk) R. Wight	新疆于田县	新疆于田县红柳大芸开发有限公司
60	RCR-直立柽柳	管花肉苁蓉	*C. tubulosa* (Schenk) R. Wight	新疆于田县	新疆于田县红柳大芸开发有限公司
61	RCR-Csa-3-1	盐生肉苁蓉	*C. salsa* (C. A. Mey) G. Beck	宁夏盐池县冯记沟乡井沟村	北京大学药学院
62	RCR-9	盐生肉苁蓉	*C. salsa* (C. A. Mey) G. Beck	南疆	新疆乌鲁木齐药材公司
63	RCR-柴窝铺	盐生肉苁蓉	*C. salsa* (C. A. Mey) G. Beck	新疆柴窝铺	北京大学药学院
64	RCR-020504	沙苁蓉	*C. sinensis* G. Beck	银川	北京大学药学院

（3）供试品溶液的制备　将肉苁蓉药材粉碎过60目筛，精密称取约1.0 g。甲醇超声提取3次（30 mL，20 mL，20 mL；功率360 W；频率35 kHz），每次15 min。滤过，合并滤液并置水浴蒸至近干。用10%乙腈溶液定容至10.0 mL，0.45 μm微孔滤膜滤过，备用。

（4）测定法　分别精密吸取对照品溶液和供试品溶液各20 μL，注入液相色谱仪，测定，获得指纹图谱。

（5）相似度评价　本品的HPLC指纹图谱采用"计算机辅助相似度评价系统"（1.280）处理得共有模式（图3-22），其相似系数应≥0.85。色谱图中应检出3号峰（Rt≈15 min）、10号峰（Rt≈35 min）、11号峰（Rt≈46 min）、12号峰（Rt≈52 min）、15号峰（Rt≈78 min）、16号峰（Rt≈88 min）和17号峰（Rt≈90 min）。其中10号峰为松果菊苷，12号峰为类叶升麻苷。

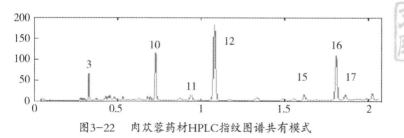

图3-22　肉苁蓉药材HPLC指纹图谱共有模式

2. 方法学考察

（1）精密度试验　取同一供试品溶液，连续进样5次，检测指纹图谱。采用"计算机辅助相似性评价系统"进行评价，用中位数法评价相似度结果都在0.98以上，表明精密性好（图3-23）。

样品	1	2	3	4	5
相关系数（中位数）	0.993 0	0.992 8	0.983 1	0.992 9	0.996 6

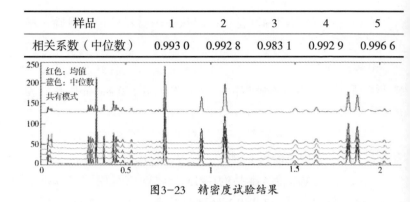

图3-23　精密度试验结果

（2）稳定性试验　取同一供试品溶液，分别在0 h，2 h，4 h，8 h，16 h，24 h进样，检测指纹图谱。采用"计算机辅助相似性评价系统"进行评价。用中位数法评价相似度都在0.98以上，表明方法稳定性好，在24 h内无明显变化（图3-24）。

样品	0 h	2 h	4 h	8 h	16 h	24 h
相关系数（中位数）	0.992 5	0.985 4	0.998 9	0.992 7	0.980 2	0.998 8

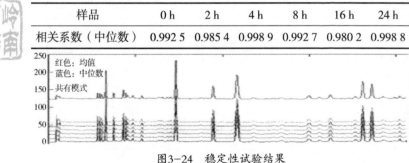

图3-24　稳定性试验结果

（3）重现性试验　取同一批号的肉苁蓉药材5份，精密称定，按供试品溶液制备方法制备，检测指纹图谱。采用"计算机辅助相似性评价系统"进行评价。用中位数法评价相似度都在0.99以上，表明该方法的重现性好（图3-25）。

样品	1	2	3	4	5
相关系数（中位数）	0.997 6	0.999 4	0.993 4	0.995 4	0.996 9

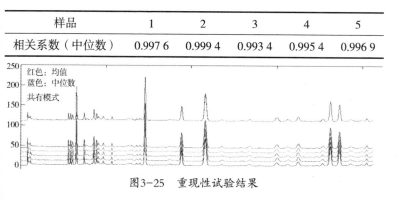

图3-25　重现性试验结果

（4）不同色谱柱的比较　对不同ODS柱进行了比较，不同色谱柱检测结果如下（图3-26）。

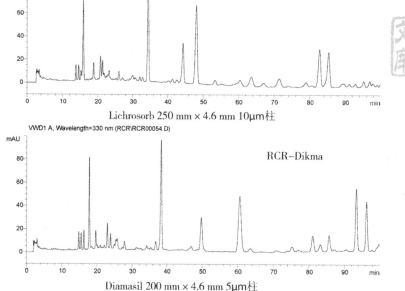

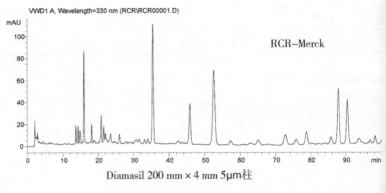

图3-26　不同色谱柱分离结果比较

（5）不同仪器的比较　在不同的高效液相色谱仪（Agilent 1100和Dionex P680）上所进行的指纹图谱检测结果基本一致（图3-27）。

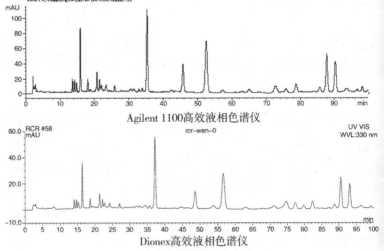

图3-27　不同仪器分离结果比较

3. 色谱峰纯度及色谱峰归属　利用DAD检测器检测，结果表明：3号、10号、11号、12号、15号、16号色谱峰的纯度均较高（图3-28）。经液相色谱-质谱联用测定，在色谱图上相应的保留时间处供试品与对照品的HPLC-MS图完全一致，进一步确证了供试品色谱图中Rt≈28 min的色谱峰为松果菊苷，Rt≈34 min的色谱峰为类叶升麻苷。

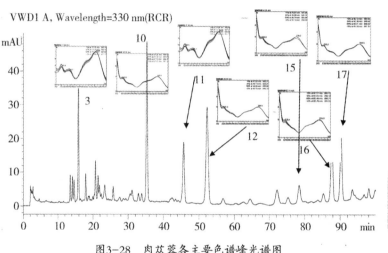

图3-28　肉苁蓉各主要色谱峰光谱图

4. 不同品种的肉苁蓉药材的指纹图谱检测　取各肉苁蓉药材样品，按供试品溶液制备方法制备，按确定的色谱条件检测指纹图谱。采用"计算机辅助相似性评价系统"进行评价，用中位数法评价相似度。

（1）荒漠肉苁蓉（*Cistanche deserticola*. Y. C. Ma）　荒漠肉苁蓉相似度比较结果如下（表3-3）。

表3-3 荒漠肉苁蓉相似度比较结果

序号	相似度	序号	相似度	序号	相似度	序号	相似度
01	0.832 1	13	0.200 9	25	0.775 6	37	0.959 5
02	0.775 7	14	0.609 9	26	0.832 1	38	0.953 0
03	0.694 6	15	0.814 5	27	0.527 1	39	0.927 2
04	0.773 1	16	0.844 6	28	0.792 9	40	0.931 2
05	0.704 5	17	0.750 7	29	0.623 3	41	0.927 3
06	0.975 6	18	0.789 4	30	0.834 1	42	0.872 6
07	0.942 9	19	0.672 4	31	0.747 1	43	0.977 4
08	0.576 7	20	0.647 6	32	0.765 9	44	0.985 3
09	0.898 1	21	0.878 1	33	0.717 5	45	0.915 6
10	0.963 9	22	0.884 0	34	0.717 5	46	0.910 6
11	0.694 8	23	0.901 5	35	0.581 6		
12	0.695 5	24	0.901 8	36	0.586 9		

（2）管花肉苁蓉［*C. tubulosa*（Schenk）R. Wight］ 管花肉苁蓉相似度比较结果如下（表3-4、图3-29）。

表3-4 管花肉苁蓉相似度比较结果

序号	相似度	序号	相似度	序号	相似度	序号	相似度
47	0.984 9	49	0.995 4	51	0.961 9	53	0.989 0
48	0.997 3	50	0.925 0	52	0.967 9	54	0.982 4

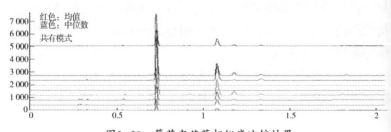

图3-29 管花肉苁蓉相似度比较结果

（3）盐生肉苁蓉［*C. salsa*（C. A. Mey）G. Beck］　盐生肉苁蓉相似度比较结果如下（表3-5、图3-30）。

表3-5　盐生肉苁蓉相似度比较结果

样品	RCR-Csa-3-c-1	RCR-chaiwopu	RCR-9
相似度	0.961 5	0.991 7	0.900 2

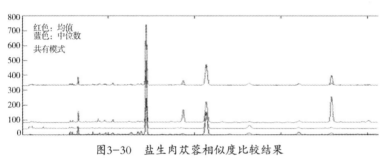

图3-30　盐生肉苁蓉相似度比较结果

5. 指纹图谱技术的应用

（1）不同寄主的管花肉苁蓉的指纹图谱检测　人工种植于新疆于田大芸种植场的管花肉苁蓉，其寄主分别为中国柽柳、甘蒙柽柳、短穗柽柳、细穗柽柳、甘肃柽柳和直立柽柳。取各药材粉末约1.0 g，精密称定，按已确定的指纹图谱技术标准检测，采用"计算机辅助相似性评价系统"进行评价，用中位数法评价相似度，结果如下（表3-6、图3-31）。

（2）投产药材指纹图谱检测　取广州中一药业有限公司投产的10批成品对应的肉苁蓉药材，依法检测其指纹图谱。采用"计算机辅助相似性评价系统"进行评价，用中位数法评价相似度，结果如下（表3-7、图3-32）。

表3-6 不同寄主的管花肉苁蓉相似度比较结果

样品	中国柽柳	甘蒙柽柳	短穗柽柳	细穗柽柳	甘肃柽柳	直立柽柳
相似度	0.996 6	0.985 8	0.987 0	0.999 1	0.996 5	0.938 0

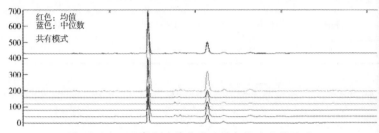

图3-31 不同寄主的管花肉苁蓉相似度比较结果

表3-7 10批投产肉苁蓉药材相似度比较结果

序号	相似度	序号	相似度	序号	相似度	序号	相似度	序号	相似度
23	0.922 5	25	0.834 2	27	0.490 2	29	0.757 7	31	0.709 0
24	0.847 9	26	0.923 7	28	0.815 8	30	0.905 2	32	0.686 7

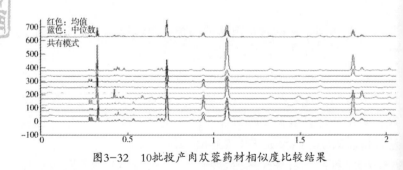

图3-32 10批投产肉苁蓉药材相似度比较结果

（3）内蒙古阿拉善地区不同产区肉苁蓉的指纹图谱检测　在阿左旗罕乌拉苏木、阿左旗银根苏木、额济纳旗温图高勒苏木、额济纳旗古日乃苏木、阿右旗乌力吉苏木、阿右旗塔木李镇、阿右旗努日盖苏木各产区分别收集2批肉苁蓉药材，检测指纹图谱。采用"计算机辅助相似性评价系统"进行评价，用中位数法评价相似度，结果如下（表3-8、图3-33）。

表3-8　内蒙古阿拉善地区不同产区肉苁蓉相似度比较结果

序号	相似度	序号	相似度	序号	相似度	序号	相似度	序号	相似度
33	0.756 2	36	0.677 4	39	0.987 0	42	0.871 0	45	0.973 5
34	0.756 2	37	0.969 8	40	0.986 7	43	0.954 3	46	0.971 8
35	0.677 4	38	0.944 8	41	0.939 3	44	0.976 4		

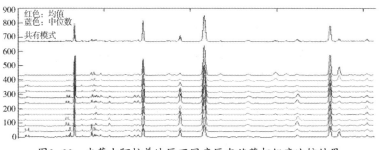

图3-33　内蒙古阿拉善地区不同产区肉苁蓉相似度比较结果

6. 讨论

（1）不同产地的荒漠肉苁蓉药材指纹图谱相似度相差非常大。研究中对46个荒漠肉苁蓉药材样品进行了指纹图谱检测并进行相似度评价，结果有28个药材样品的相似度<0.85。指纹图谱的相似度结果受主要色谱峰的权重影响很大。本研究所用的46个药材样品的成分都比较相似，相同的保留时间基本都有相同的色谱峰，但峰面积大小相差较大。从药材来源看，即使同是新疆地区或内蒙古地区的药材如果是不同产区所采集的，结果也相差较大。研究结果表明：必须明确药材的产地，才能

得到质量相对稳定可控的药材，同时体现了建立药材GAP基地的重要意义。

（2）文献报道内蒙古阿拉善地区产的荒漠肉苁蓉为道地药材。本研究收集了阿拉善地区7个不同产区产的荒漠肉苁蓉药材14批进行指纹图谱检测。剔除相似度<0.85的罕乌拉苏木和银根苏木产的药材，以余下的10批药材建立肉苁蓉指纹图谱的共有模式，并确定肉苁蓉药材的定向产地为阿拉善地区的温图高勒苏木、古日乃苏木、乌力吉苏木、塔木李镇和努日盖苏木。

（3）荒漠肉苁蓉、管花肉苁蓉及盐生肉苁蓉的指纹图谱共有模式中显示均为松果菊苷（Rt≈32 min）和类叶升麻苷（Rt≈52 min）含量最大，荒漠肉苁蓉所含的主要成分和管花肉苁蓉较为相似，而沙苁蓉峰形相对特别，它的松果菊苷和类叶升麻苷含量不是很突出，而分别在Rt≈80 min和Rt≈90 min有2个色谱峰较大。

（4）不同寄主的管花肉苁蓉各个样品指纹图谱非常相似，只是色谱峰大小略有不同。用相似度软件评价时得到的结果都在0.9以上，表明不同寄主对管花肉苁蓉药材的质量没有明显影响。

（5）根据文献报道，历代本草收载的肉苁蓉包括荒漠肉苁蓉和盐生肉苁蓉。荒漠肉苁蓉、盐生肉苁蓉和管花肉苁蓉的水煎剂均有明显的润肠通便作用，且三者的作用强度相似。国内学者考证，如今产量最大的是管花肉苁蓉[15]。《中华人民共和国药典》（2000年版）收载的仅为荒漠肉苁蓉。所以研究中我们着重考察了荒漠肉苁蓉、管花肉苁蓉和盐生肉苁蓉。色谱指纹图谱检测表明：管花肉苁蓉所含的主要成分和荒漠肉苁蓉大致相似，且各主要成分含量均普遍大于荒漠肉苁蓉和盐生肉苁蓉。基于药典收载的荒漠肉苁蓉为已濒临灭绝的二级保护植物，参考有关药效和毒理的文献，建议药典增加收载管花肉苁蓉。

三、原料药材枳壳指纹图谱研究

枳壳为芸香科植物酸橙*Citrus aurantium* L. 及其栽培变种黄皮酸橙*C. aurantium* 'Huangpi'、玳玳花*C. aurantium* 'Daidai'、朱栾*C. aurantium* 'Chuluan'、塘橙*C. aurantium* 'Tangcheng' 的未成熟果实[16]。枳壳的主要成分为柚皮苷、橙皮苷、新橙皮苷等黄酮类化合物以及辛弗林、对羟福林等生物碱类成分[17]。现代药理学试验证明起润肠通便作用的有效成分为黄酮类化合物[18]。枳壳质量标准收载于《中华人民共和国药典》（2000年版）一部，对药材进行了理化反应鉴别并采用高效液相色谱法测定了其中柚皮苷的含量，未能对该药材进行综合评价，因此有必要对本品进行全面的质量标准提高。本研究建立了枳壳药材TLC指纹图谱和HPLC指纹图谱，并应用计算机辅助相似性软件对指纹图谱进行了系统评价。

【实验材料】

1. 样品　共收集了10多个省、市（区）的枳壳商品药材26种（表3-9、彩图4）。所有枳壳样品均由中山大学廖文波教授鉴定，其中Z-3，Z-4，Z-8，Z-9，Z-10，Z-11和Z-12为野生枳壳药材，其他样品为其栽培变种。除Z-1和Z-2来源是玳玳花*C. aurantium* 'Daidai'外，其余药材的来源均为芸香科植物酸橙*Citrus aurantium* L. 及其栽培变种。

表3-9　枳壳药材样品来源

序号	样品号	商品名	提供单位
1	Z-1	枳壳	浙江金华药材公司
2	Z-2	枳壳	浙江金华当地人提供
3	Z-3	枳壳	安徽六安药材公司
4	Z-4	枳壳	安徽六安药材公司
5	Z-5	枳壳	江西新余市医药公司
6	Z-6	枳壳	江西吉安市新干县向当地人购买
7	Z-7	枳壳	江西樟树黄土岗向当地人购买
8	Z-8	枳壳	重庆江津市永兴镇"六二六"药场
9	Z-9	枳壳	綦江市药材公司
10	Z-10	枳壳	綦江市药材公司
11	Z-11	枳壳	四川安岳药材公司
12	Z-12	枳壳	江津市药材公司
13	Z-13	枳壳	陕西商州药材公司
14	Z-14	枳壳	四川宜宾药材公司
15	Z-020508	枳壳	广州中一药业有限公司投产药材
16	Z-020510	枳壳	广州中一药业有限公司投产药材
17	Z-020518	枳壳	广州中一药业有限公司投产药材
18	Z-020601	枳壳	广州中一药业有限公司投产药材
19	Z-020603	枳壳	广州中一药业有限公司投产药材
20	Z-020702	枳壳	广州中一药业有限公司投产药材
21	Z-020703	枳壳	广州中一药业有限公司投产药材
22	Z-020720	枳壳	广州中一药业有限公司投产药材
23	Z-020516	枳壳	广州中一药业有限公司投产药材
24	Z-020701	枳壳	广州中一药业有限公司投产药材
25	Z-000602	枳壳	广州中一药业有限公司投产药材
26	Z-001101	枳壳	广州中一药业有限公司投产药材

2. 仪器　见第三章第二节"一、原料药材白术指纹图谱研究"。

3. 试药　新橙皮苷（Neohesperidin, N-1887-236-216-9），纯度95%，美国SIGMA公司提供；柚皮苷苷元 [（±）-Naringenin, N-5893-93602-28-9]，纯度95%，美国SIGMA公司提供；橙皮苷（供含量测定用，0721-9909）、柚皮苷对照品（供含量测定用，0722-9805）、柚皮苷（供含量测定用，0722-9805）、辛弗林（供含量测定用，0727-200004）由中国药品生物制品检定所提供；枳壳对照药材（Fructus Aurantii，供含量测定用，0981-200202）由中国药品生物制品检定所提供；试剂：乙腈、甲醇为色谱纯，其他所用试剂均为分析纯。

【实验部分】

（一）枳壳TLC指纹图谱研究

1. 枳壳TLC指纹图谱的构建

（1）对照品溶液的制备　取柚皮苷对照品适量，加甲醇制成每1 mL含0.4 mg的溶液，即得。

（2）供试品溶液的制备　取枳壳药材粉末约2.0 g，精密称定，精密加入甲醇50 mL，冷浸1 h，超声处理（功率360 W，频率35 kHz）20 min，滤过，精密量取续滤液25 mL，减压回收溶剂至近干。残渣用甲醇溶解，定量转移至5 mL量瓶中，加甲醇至刻度，摇匀，即得。

（3）测定法　精密吸取对照品溶液及供试品溶液各4 μL，分别点于同一以羧甲基纤维素钠为黏合剂的硅胶G薄层板上，以氯仿-甲醇-醋酸（7.5∶2.5∶0.5）为展开剂，展距约15 cm，展开，取出，晾干，喷以三氯化铝试液，105 ℃加热数分钟，置紫外光灯（365 nm）下检视。进行扫描，检测波长：λs=300 nm，获得扫描轮廓图谱，有特征峰1（Rf≈0.25，柚皮苷），2（Rf≈0.35，新橙皮苷），3（Rf≈0.45），4（Rf≈0.25），5（Rf≈0.85），6（Rf≈0.95）（图3-34）。

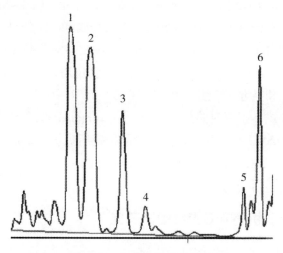

图3-34　枳壳TLC指纹图谱

2. 方法学研究

（1）精密度试验

1）扫描精密度　取已展开的薄层板，连续扫描5次，比较柚皮苷峰和新橙皮苷峰峰面积的相对标准偏差，结果如下（表3-10），RSD均<1%，说明扫描精密度高。

表3-10　扫描精密度试验结果

峰面积	1	2	3	4	5	RSD（%）
柚皮苷峰	42 888.2	42 994.8	43 271.6	43 277.3	43 345.6	0.47
新橙皮苷峰	42 192.5	42 269.7	42 559.7	42 535.8	42 576.4	0.43

2）同板精密度 取枳壳药材Z-1供试品4 μL，自动点样于同一Merck硅胶G板上，各点样5次，按枳壳TLC指纹图谱实验条件操作，结果表明同板精密度好（图3-35）。

（2）稳定性试验 取已展开的薄层板，分别于0 h，2 h，4 h，6 h，14 h，24 h，48 h和72 h扫描测定，比较柚皮苷峰和新橙皮苷峰的峰面积的相对标准偏差。结果表明：在4 h内测定柚皮苷峰和新橙皮苷峰的峰面积变化较小，方法稳定性良好，结果如下（表3-11）。

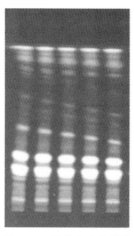

图3-35　精密度试验结果

表3-11　稳定性试验结果

峰面积	0 h	2 h	4 h	6 h	14 h	24 h	48 h	RSD(%)
柚皮苷峰	36 221.7	36 047.5	35 592.5	34 615.3	34 153.3	35 372.8	34 185.5	2.44
新橙皮苷峰	35 560.6	35 441.0	34 769.3	33 530.8	33 221.0	33 677.5	32 317.0	3.56

（3）重复性试验 取枳壳药材Z-1按供试品溶液的制备方法重复提取5份，用自动点样仪分别精密吸取4 μL，点样于同一硅胶G薄层板上，按枳壳TLC色谱指纹图谱项下的实验条件操作，结果表明：重现性较好（图3-36）。

3．样品测定　取按《中华人民共和国药典》枳壳药材标准检验合格的供试品溶液各4μL，分别自动点样于硅胶G预制板上，按枳壳TLC指纹图谱实验条件操作，薄层色谱图、薄层扫描结果如下（图3-37至图3-39）。

4．讨论

（1）经对方法学各指标进行考察，证明本方法操作简便、重现性和稳定性好，适用性强，能全面反映枳壳药材的内在质量，特别适用于GAP药材基地进行实地检验和企业的日常检验。

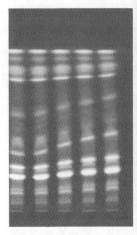

图3-36　重复性试验结果

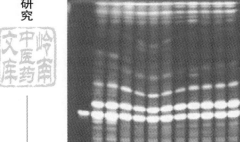

1 2 3 4 5 6 7 8 9 10 11 12

1．柚皮苷对照品

2～12．Z-1～3，Z-5～12

图3-37　枳壳药材薄层色谱图

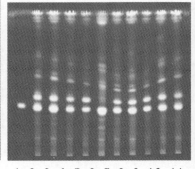

1 2 3 4 5 6 7 8 9 10 11

1．柚皮苷对照品

2～11．Z-020508，Z-001101，Z-020510，Z-14，Z-020602，Z-020701，Z-020702，Z-020720，Z-13，Z-020516

图3-38　枳壳药材薄层色谱图

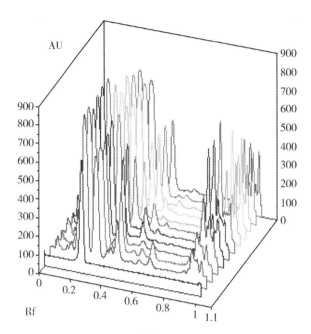

图3-39　枳壳药材TLC指纹图谱

（2）用药典方法检查，除Z-4，Z-020518，Z-020601，Z-020603，Z-020703外，均为合格药材；经本方法检测后，发现原合格药材中的000602号药材缺新橙皮苷峰，可判定为不合格药材。其余20个经药典方法检查合格的枳壳样品均有特征峰1～6，但峰高及峰面积的RSD变异较大，说明不同产地或采集期的枳壳同一成分的含量相差较大，枳壳药材受品种、环境、生长条件等因素影响明显。江西产的枳壳所含成分及其含量稳定，故应确定生产投料药材的产地为江西。

（二）枳壳HPLC指纹图谱研究

我国长江流域及南方各省区枳壳资源最为丰富，因产地不同，有江枳壳（江西）、川枳壳、湘枳壳、苏枳壳（江苏、浙江产者）4种。各种枳壳均含有挥发油、黄酮类、生物碱类、香豆精、鞣质、糖类和有机酸等物质。现有枳壳药材的质量研究主要集中在性状鉴别、显微鉴别和黄酮类成分、生物碱类成分的定量。鉴于枳壳药材来源较多，地域分布广，各地的使用较为混乱，故需进一步探索不同来源、不同产地的枳壳在整体化学成分上的差异及其变化规律。本研究构建HPLC指纹图谱，为合理、规范使用枳壳药材提供了实验依据。

1. 枳壳高效液相色谱指纹图谱的构建

（1）色谱条件与系统适用性试验　用十八烷基硅烷键合硅胶为填充剂；0.095%磷酸水溶液–0.095%磷酸乙腈为流动相，梯度条件为T（min）：0～18～40～65～100，A%（0.095%磷酸水溶液）：96～88～85～85～78；检测波长：330 nm；柱温：30 ℃；理论塔板数以柚皮苷峰计应≥20 000。

（2）对照品溶液的制备　精密称取柚皮苷、新橙皮苷对照品适量，加甲醇使溶解，分别制成100 μg/mL的对照品溶液。

（3）对照药材溶液的制备　精密称取枳壳对照药材0.5 g，用甲醇超声处理（功率360 W，频率35 kHz）3次，每次20 mL，15 min，滤过，合并滤液，减压回收溶剂至近干，用10%乙腈溶液定量转移至10 mL量瓶中，加10%乙腈溶液至刻度，摇匀，即得。用微孔滤膜（0.45 μm）滤过，取续滤液，即得。

（4）供试品溶液的制备　取枳壳样品粉末约0.5 g，精密称定，用甲醇超声处理（功率360 W，频率35 kHz）3次，每次20 mL，15 min，滤过，合并滤液，减压回收溶剂至近干，用10%乙腈溶液定量转移至10 mL量瓶中，加10%乙腈溶液至刻度，摇匀，即得。用微孔滤膜（0.45 µm）滤过，取续滤液，即得。

（5）测定法　分别精密吸取对照品溶液、对照药材溶液和供试品溶液各20 µL，注入液相色谱仪，测定色谱图，供试品溶液的色谱图应检出与对照药材参照指纹图谱相同的色谱峰2（Rt≈30 min），3（Rt≈50 min），4（Rt≈62 min），5（Rt≈72 min，柚皮苷），7（Rt≈79 min，橙皮苷），8（Rt≈81 min），9（Rt≈85 min，新橙皮苷）（图3-40）。

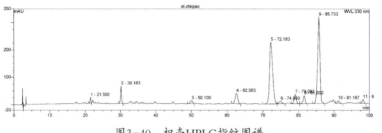

图3-40　枳壳HPLC指纹图谱

（6）相似度评价　本品中柚皮苷、新橙皮苷的峰面积均占总峰面积的30%以上。本品的指纹图谱与共有模式图谱经"计算机辅助相似度评价系统"比较，相似系数应≥0.90。

2. 方法学考察

（1）精密度试验　取同一供试品溶液，连续进样5次，检测HPLC指纹图谱，采用"计算机辅助相似性评价系统"进行评价，结果显示相似度均＞0.98，精密度良好（图3-41）。

（2）重现性试验　取同一枳壳药材5份，精密称定，按供试品溶液制备项下方法制备，分别检测HPLC指纹图谱，采用"计算机辅助相似性评价系统"进行评价，结果显示相似度均＞0.99，重现性好，结果如下（图3-42）。

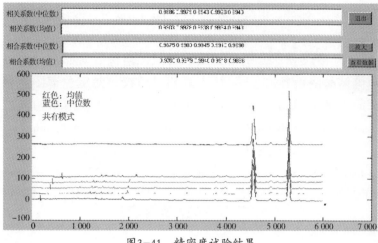

图3-41　精密度试验结果

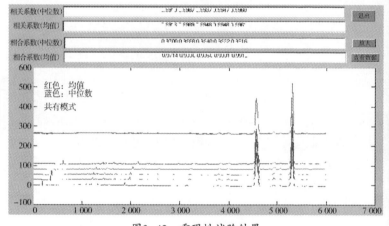

图3-42　重现性试验结果

（3）稳定性试验　取同一供试品溶液，分别在0 h，2 h，4 h，6 h，10 h，16 h，24 h进样，检测HPLC指纹图谱，采用"计算机辅助相似性评价系统"进行评价，结果表明相似度均＞0.98，样品溶液的稳定性较好，在24 h内无明显变化（图3-43）。

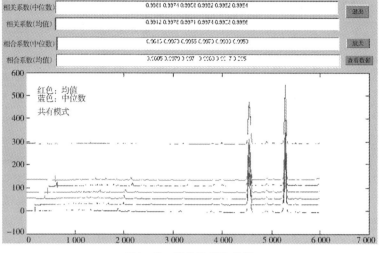

图3-43   稳定性试验结果

（4）不同ODS色谱柱的比较   取同一供试品溶液，在同一HPLC仪器上分别用不同填料的ODS柱（Lichrospher：5 μm，250 mm×4.0 mm和Hypersil：5 μm，250 mm×4.0 mm），在其他色谱条件不变的情况下进行分析。结果显示：在这2种色谱柱下分析，除色谱峰的保留时间有差异外，各色谱峰的峰形、出峰顺序、分离度基本一致，结果如下（图3-44）。

（5）不同HPLC仪器的比较   取同一供试品溶液，在2台不同厂家的HPLC仪器（Agilent 1100：自动进样器、柱温箱、四元梯度泵、DAD检测器；Dionex：自动进样器、柱温箱、P680四元梯度泵、PDA检测器），在其他色谱条件相同的情况下进行分析。结果显示：在这2台仪器上进行的分析，除色谱峰的保留时间有差异外，各色谱峰的峰形、出峰顺序、分离度基本无差异（图3-45）。

121

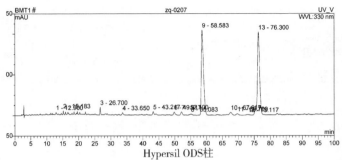

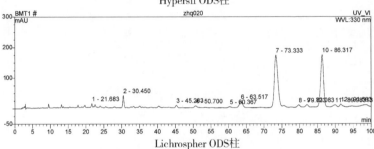

图3-44　不同色谱柱的比较

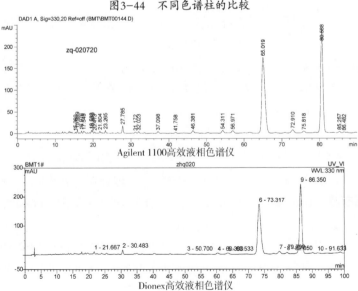

图3-45　不同仪器分离结果

3. 色谱峰纯度检查及峰归属的确证

（1）色谱峰纯度检查　利用DAD检测器，对指纹图谱中主要峰进行纯度检查，结果显示3号、4号、5号、7号、8号峰纯度高（图3-46）。各峰紫外光谱三维图见彩图5。

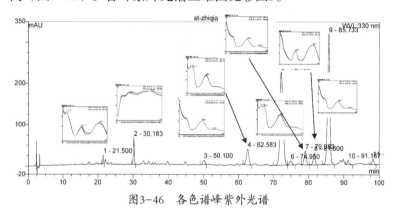

图3-46　各色谱峰紫外光谱

（2）色谱峰归属

1）UV法　通过标准加入法定性，初步确定5号峰为柚皮苷，7号峰为橙皮苷，9号峰为新橙皮苷，其中柚皮苷、新橙皮苷的峰面积均占总峰面积的30%以上，为主要成分。

2）HPLC-MS分析　利用液-质联用技术对枳壳药材的峰归属进行研究。辛弗林的分子离子峰 [M+H]$^+$ m/z为168；柚皮苷的分子离子峰为峰1 [M-H]$^-$ m/z为579和碎片峰2 [A-H]$^-$ m/z为271，峰2来源于两个糖基的解离；橙皮苷的分子离子峰 [M-H]$^-$ m/z为609，一个弱的加合物峰 [M-H+Na] m/z为631，一个糖基配基峰 [A-H]$^-$ m/z为301；新橙皮苷的分子离子峰 [M-H]$^-$ m/z为609，一个弱的加合物峰 [M-H+Na] m/z为631，一个糖基配基峰 [A-H]$^-$ m/z为301；柚皮苷苷元的分子离子峰 [M-H]$^-$ m/z为271（表3-12）。枳壳HPLC-ES-MS总离子流图如下（图3-47）。峰P2，P3，P4，P5和P6由保留时间、检测结果和文献资料可以分别鉴别为异柚皮苷、柚皮苷、新橙皮苷、橙皮苷和柚皮苷苷元。辛弗林是易溶于水的生物碱，紫外最大吸收波长不在283 nm处，所以在现有的色谱条件下，很难在HPLC图谱中检测到，而采用HPLC-ES-MS法则可以检测到它，m/z 168有分子离子峰的峰1就是辛弗林。从质谱图和文献资料分析，我们可以判断P2是异柚皮苷。

表3-12 枳壳主要色谱峰的质谱分析

峰	化合物	t_R (min)	[M±H]± (m/z)	[M(-H)+Na] (m/z)	[M(-H)] (m/z)	[A±H]± (m/z)	其他离子 (m/z)	UVλ (nm)
P1	辛弗林	7.1	168					283
P2	异柚皮苷	44.8	579					283
P3	柚皮苷	47.8	579			271		283
P4	橙皮苷	50.6	609	631		301		283
P5	新橙皮苷	53.1	609	631		301		283
P6	柚皮苷苷元	65.1	271					283

4．所有枳壳药材HPLC指纹图谱 对所有药材样品的HPLC图谱进行比较，从色谱图中保留时间在70～90 min范围中，从特征峰的高低和有无可以直接看出Z-4，Z-020518，Z-020601，Z-020603，Z-020703药材是不合格的，与药典方法检查所得结果一致；但Z-020602号药材在药典检查时是合格的，因存在柚皮苷的色谱峰，且其含量也满足《中华人民共和国药典》的要求，但其新橙皮苷的色谱峰几乎没有，故从整个图谱上来看Z-020602样品也应是不合格的。我们用"计算机辅

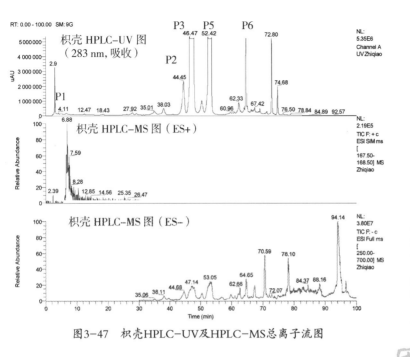

图3-47 枳壳HPLC-UV及HPLC-MS总离子流图

助相似性评价系统"进行评价，发现不合格药材样品的相似度较低，其他合格药材样品的相似度均在0.9以上，合格枳壳药材的共有模式如下（图3-48）。

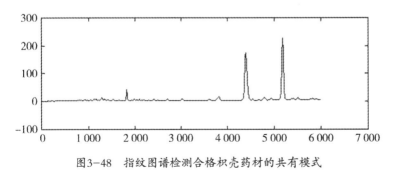

图3-48 指纹图谱检测合格枳壳药材的共有模式

5. 讨论

（1）本研究建立了枳壳药材HPLC指纹图谱，完成了系统的方法学考察，色谱峰的特征和相对百分含量的大小，可以区别枳壳样品的合格与否。通过比较，确定枳壳药材的供应产地为江西，江西枳壳为"道地药材"，且其指纹谱的特征与中国药品生物制品检定所提供的枳壳对照药材的特征一致，为该药材GAP基地的建设提供了实验依据。

（2）本研究还对枳壳药材和枳实药材进行了分析比较，发现两者的成分基本一致，主要区别在于其成分的量不同，为今后这两种药材的进一步研究提供了基础。

第三节　便秘通口服液半成品及成品指纹图谱研究

便秘通口服液由白术、肉苁蓉、枳壳3味药材组成。本研究旨在构建便秘通口服液及其半成品指纹图谱质量控制关键技术，从整体上全面反映其内在质量。经过反复试验，最终建立了两套指纹图谱（便秘通口服液指纹图谱1和便秘通口服液指纹图谱2）。

【实验材料】

1. 样品　便秘通口服液半成品、成品及对应白术、肉苁蓉、枳壳药材样品批号如下（表3-13）。

表3-13 便秘通口服液半成品、成品及对应白术、肉苁蓉、枳壳药材批号

批号	酒沉前半成品（jcq）	回收乙醇后半成品（hsyc）	成品（chp）	白术	肉苁蓉	枳壳
020701	+	+	+	020503	020101	020508
020702	+	+	+	020508	020401	020510
020703	+	+	+	020515	020706	020518
020704	+	+	+	020516	020601	020601
020705	+	+	+	020601	020602	020603
020707	+	+	+	020608	020604	020702
020708	+	+	+	020621	020605	020703
020709	+	+	+	020622	020701	020720
020710	+	+	+	020606	020702	020516

注："+"表示有该批号的成品或半成品

2. 仪器 美国Agilent 1100高效液相色谱仪（四元梯度泵、在线脱气机、柱温箱、自动进样器、DAD检测器）；美国Dionex公司高效液相色谱仪（ASI-100自动进样器、ATH-585柱温箱、P680四元梯度泵、PDA-100检测器）；日本东京理化公司旋转蒸发仪（N-1000、恒温水浴SB-1000、循环冷却水CA-1111）；美国Elma公司超声波清洗器（T660/H，360 W，35 kHz）；瑞士Sartorius公司电子分析天平（BP211D）；美国Millipore公司超纯水器（Simplicity 185 personal）；色谱柱（Merck Lichrospher Rp-18e：5 μm，250 mm×4.0 mm；Agilent Hypersil：5 μm，250 mm×4.0 mm）。

3. 试药 新橙皮苷（Neohesperidin，N-1887-236-216-9），

纯度95％，美国SIGMA公司提供；柚皮苷苷元［（±）-Naringenin, N-5893-93602-28-9］，纯度95％，美国SIGMA公司提供；橙皮苷（供含量测定用，0721-9909）、柚皮苷对照品（供含量测定用，0722-9805）、柚皮苷（供含量测定用，0722-9805）、辛弗林（供含量测定用，0727-200004）由中国药品生物制品检定所提供；松果菊苷对照品，由北京大学药学院屠鹏飞教授提供，经UV，IR，^{1}HNMR，^{13}CNMR，MS进行结构确证为松果菊苷，经HPLC检测，纯度＞98％；类叶升麻苷对照品，由北京大学药学院屠鹏飞教授提供，经UV，IR，^{1}HNMR，^{13}CNMR，MS进行结构确证为类叶升麻苷，经HPLC检测，纯度＞98％；羟白术内酯对照品，由中山大学化学化工学院林永成教授提供，经UV，IR，^{1}HNMR，^{13}CNMR，MS进行结构确证为羟白术内酯，经HPLC检测，纯度＞98％；枳壳对照药材（Fructus Aurantii，供含量测定用，0981-200202）、肉苁蓉对照药材（Herba Cistanches，供鉴别用，1101-200001）、白术对照药材（Rhizoma Atractylodis Macrocephalae，供鉴别用，0925-200005）、苍术对照药材、北苍术对照药材，均由中国药品生物制品检定所提供。乙腈、甲醇为色谱纯，其他所用试剂均为分析纯。

【实验部分】

（一）便秘通口服液指纹图谱1研究（检测肉苁蓉和枳壳）

1. 指纹图谱1的构建

（1）色谱条件与系统适用性试验 用十八烷基硅烷键合硅胶为填充剂；0.095％磷酸水溶液-0.095％磷酸乙腈为流动相，梯度条件为T（min）：0～18～40～65～100，A％（0.095％磷酸水溶液）：96～88～85～85～78；检测波长：330 nm；柱温：30 ℃；理论塔板数以柚皮苷峰计应≥20 000。

（2）对照品溶液的制备　精密称取松果菊苷、类叶升麻苷、柚皮苷、新橙皮苷对照品适量，加10%乙腈溶液使溶解，分别制成200 μg/mL的对照品溶液。

（3）供试品溶液的制备　精密量取便秘通口服液1 mL，加水10 mL转移至分液漏斗中，用水饱和正丁醇提取3次，每次20 mL，合并提取液，减压回收溶剂至干；残渣用10%乙腈溶液定量转移至10 mL量瓶中，加10%乙腈至刻度，摇匀；用微孔滤膜（0.45 μm）滤过，取续滤液，即得。

（4）测定法　分别精密吸取对照品溶液、供试品溶液各20 μL，注入液相色谱仪，测定色谱图，供试品溶液色谱图应有色谱峰1（Rt≈17 min），2（Rt≈39 min，松果菊苷），3（Rt≈51 min），4（Rt≈60 min，类叶升麻苷），5（Rt≈74 min，柚皮苷），6（Rt≈86 min，新橙皮苷），7（Rt≈92 min）。其中1号、2号、3号、4号、7号峰归属于肉苁蓉；5号、6号峰归属于枳壳。

（5）相似度评价　便秘通口服液指纹图谱与共有模式图谱比较，相似系数应≥0.85（图3-49）。

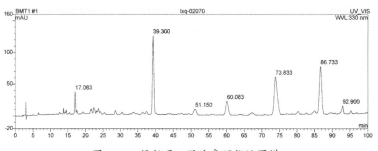

图3-49　便秘通口服液参照指纹图谱1

2．指纹图谱1的方法学考察

（1）精密度试验　取同一批号的便秘通口服液（020709）的供试品溶液，连续进样5次，进行测定。采用"计算机辅助相似性评价系统"进行评价，相似度均＞0.99，仪器精密度好（图3-50）。

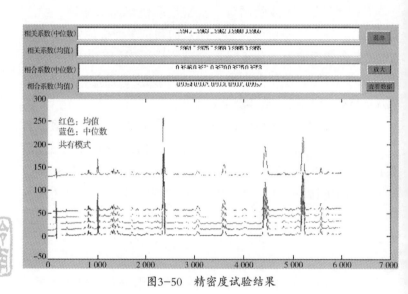

图3-50　精密度试验结果

（2）重现性试验　取批号020709的便秘通口服液成品5份，精密量取，按供试品溶液的制备方法操作，分别检测指纹图谱，采用"计算机辅助相似性评价系统"进行评价，相似度均＞0.98，该方法的重现性好（图3-51）。

（3）稳定性试验　取同一供试品溶液，分别在0 h，2 h，4 h，6 h，10 h，16 h，24 h进样，检测指纹图谱，采用"计算机辅助相似性评价系统"进行评价，相似度均＞0.99，样品溶液的稳定性好，在24 h内无变化（图3-52）。

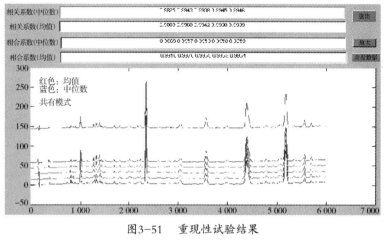

图3-51　重现性试验结果

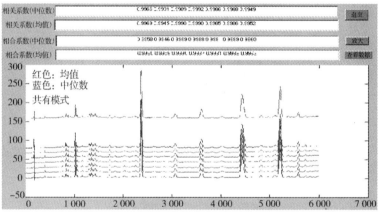

图3-52　稳定性试验结果

（4）不同ODS色谱柱比较　取同一供试品溶液，在同一
HPLC仪器上，分别用不同填料的ODS柱（Lichrospher，5 μm，
250 mm×4.0 mm和Hypersil，5 μm，250 mm×4.0 mm），在其
他色谱条件不变的情况下进行分析，除色谱峰的保留时间有差
异外，各色谱峰的峰形、出峰顺序、分离度均基本一致（图
3-53）。

131

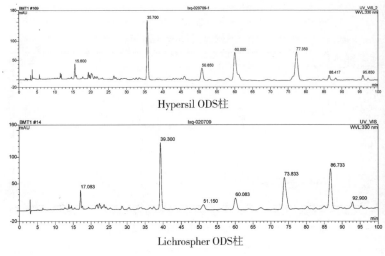

图3-53　不同色谱柱分离效果比较

（5）不同HPLC仪器比较　取同一供试品溶液，在2台不同的HPLC仪器（Agilent 1100和Dionex）上，在其他色谱条件相同的情况下进行分析。除色谱峰的保留时间有差异外，各色谱峰的峰形、出峰顺序、分离度基本一致（图3-54）。

3．成品与对应药材相关性考察　取批号020709便秘通口服液成品的供试品溶液及其对应的药材供试溶液（枳壳-020720、肉苁蓉-020704、白术-020622）进行分析，结果如下（图3-55）。从图中可知，白术药材的供试液在此条件下无特征峰；便秘通口服液成品中的特征色谱峰均来自枳壳和肉苁蓉。因便秘通口服液处方中枳壳药材所占的比例较小，故枳壳药材HPLC指纹图谱中的小峰在便秘通口服液HPLC图中没有显示。枳壳药材的对应特征区的保留时间在70～90 min范围，色谱图中检出归属于枳壳的5号、6号峰；Rt≈74 min的色谱峰为柚皮苷；Rt≈86 min的色谱峰为新橙皮苷。

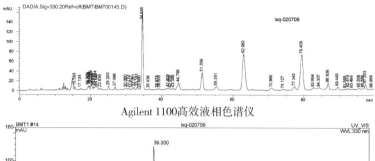

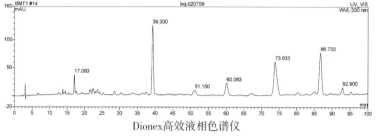

图3-54　不同仪器分离效果比较

色谱图中检出归属于肉苁蓉的1号、2号、3号、4号、7号峰；2号峰Rt≈39 min为松果菊苷；4号峰Rt≈60 min为类叶升麻苷。

4.便秘通口服液成品、半成品的HPLC指纹图谱　采用上述实验方法，对所有便秘通口服液的成品、半成品进行分析。便秘通口服液成品及对应半成品的HPLC指纹图谱如下（图3-56）。从同一批号成品和半成品的指纹图谱可以看出，其整体特征基本一致。说明成品、半成品之间有很好的相关性，便秘通口服液生产工艺稳定。从另一角度看，假如成品与半成品的指纹特征不一致，就可以推断工艺中某些条件发生变化。本研究所建立的指纹图谱质量控制关键技术，能全面反映便秘通口服液的质量，还可依据成品、半成品指纹图谱的变化，追根溯源寻找工艺操作中的问题。

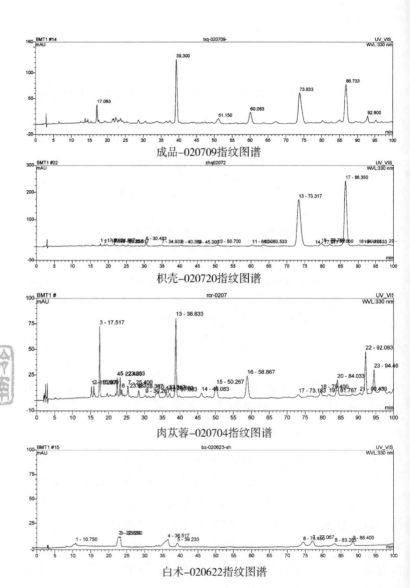

图3-55　成品与对应药材的相关性考察

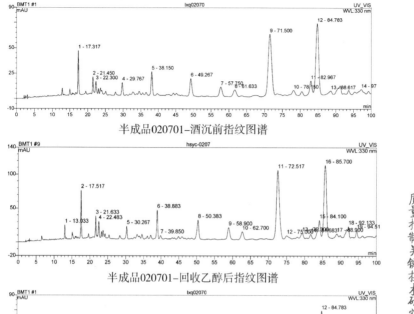

半成品020701-酒沉前指纹图谱

半成品020701-回收乙醇后指纹图谱

成品020701指纹图谱

图3-56　便秘通口服液成品及对应半成品的HPLC指纹图谱

5．讨论　以上建立的便秘通口服液成品、半成品HPLC指纹图谱，主要用于原料药材枳壳、肉苁蓉的监控；同一批号成品和半成品整体特征基本一致，说明便秘通口服液生产工艺稳定。本研究所建立的指纹图谱质量控制关键技术，可依据成品、半成品指纹图谱的变化来寻找工艺操作中的问题。

（二）便秘通口服液指纹图谱2研究（检测白术）

1. 指纹图谱2的构建

（1）色谱条件与系统适用性试验　用十八烷基硅烷键合硅胶为填充剂；0.05 mol/L磷酸二氢钾（KH_2PO_4）缓冲溶液（用磷酸调节pH至2.5）–乙腈为流动相，梯度条件为T（min）：0～80，A%（0.05 mol/L磷酸二氢钾缓冲溶液）：90～55；检测波长：220 nm；柱温：35 ℃；理论塔板数以羟白术内酯峰计应≥100 000。

（2）对照品溶液的制备　精密称取羟白术内酯对照品适量，加30%乙腈使溶解，制成200 μg/mL的对照品溶液。

（3）供试品溶液的制备　精密量取便秘通口服液10 mL，加水10 mL转移至分液漏斗中，用乙酸乙酯提取3次，每次20 mL，合并提取液，减压回收溶剂至干。残渣用30%乙腈定量转移至10 mL量瓶中，加30%乙腈至刻度，摇匀。用微孔滤膜（0.45 μm）滤过，取续滤液，即得。

（4）测定法　分别精密吸取对照品溶液和供试品溶液各20 μL，注入液相色谱仪，测定色谱图，供试品溶液的色谱图应检出与参照指纹图谱相同的BZ1（Rt≈9 min）、BZ2（Rt≈21 min）、BZ3（Rt≈56 min，羟白术内酯）、BZ4（Rt≈68 min）、BZ5（Rt≈69 min）、BZ6（Rt≈75 min）号峰。

（5）相似度评价　本品的指纹图谱与共有模式图谱经"计算机辅助相似度评价系统"比较，相似系数应≥0.85（图3-57）。

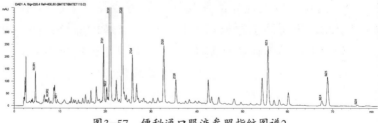

图3-57　便秘通口服液参照指纹图谱2

2. 指纹图谱2的方法学考察

（1）精密度试验　取同一供试品溶液，连续进样5次，检测指纹图谱。采用"计算机辅助相似性评价系统"进行评价，结果显示相似度均＞0.99，仪器精密度好。

（2）重现性试验　取同一批号便秘通口服液5份，精密量取，按供试品溶液制备项下方法操作，检测指纹图谱，采用"计算机辅助相似性评价系统"进行评价，结果显示相似度均＞0.99，该方法重现性较好。

（3）稳定性试验　取同一供试品溶液，分别在0 h，2 h，4 h，6 h，10 h，16 h，24 h进样，检测指纹图谱，采用"计算机辅助相似性评价系统"进行评价，结果表明：相似度均＞0.99，在24 h内无明显变化，稳定性较好。

（4）不同ODS色谱柱比较　取供试品溶液，在同一HPLC仪器上，分别用不同填料的ODS柱（Lichrospher，5 μm，250 mm×4.0 mm和Agilent，5 μm，250 mm×4.0 mm），在其他色谱条件不变的情况下进行分析，结果显示在Lichrospher ODS柱分离效果不如Agilent ODS柱（图3-58）。

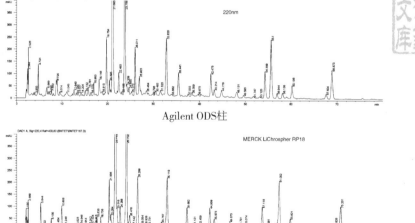

图3-58　不同色谱柱分离效果比较

（5）不同HPLC仪器比较 取同一供试品溶液，在2台不同的HPLC仪器（Agilent 1100和Dionex）上，在其他色谱条件相同的情况下进行分析。结果显示在这2台仪器上，除色谱峰保留时间外，各色谱峰的峰形、出峰顺序、分离度基本一致（图3-59）。

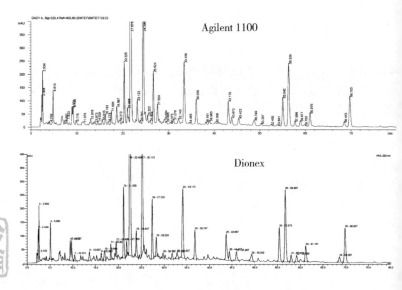

图3-59 不同仪器分离效果比较

3．成品与对应药材相关性考察 取020709便秘通口服液成品的供试品溶液及其对应药材（枳壳-020720、肉苁蓉-020704、白术-020622）供试溶液进行分析，结果如下（图3-60）。从图中可知，肉苁蓉药材的供试液在此条件下，只有2个较小的特征峰；便秘通口服液成品中的特征的色谱峰均来自枳壳和白术。白术药材的对应特征区的保留时间在50～80 min范围，保留时间在Rt≈55 min的色谱峰为羟白术内酯。

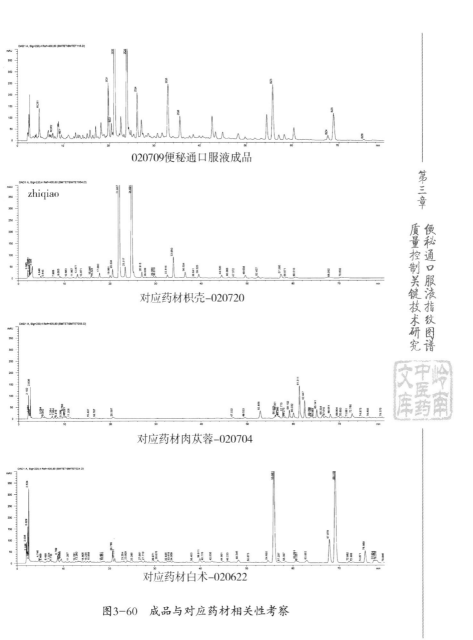

020709便秘通口服液成品

zhiqiao

对应药材枳壳-020720

对应药材肉苁蓉-020704

对应药材白术-020622

图3-60 成品与对应药材相关性考察

4．便秘通口服液成品、半成品的HPLC指纹图谱　便秘通口服液成品及对应半成品HPLC指纹图谱（图3-61）及相似性评价结果（图3-62），可以看出，指纹图谱整体特征基本一致，说明成品、半成品之间有很好的相关性，便秘通口服液生产工艺稳定。

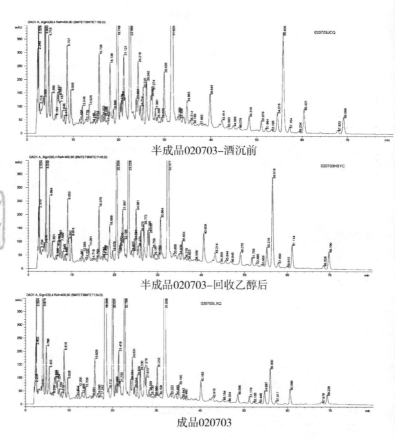

半成品020703-酒沉前

半成品020703-回收乙醇后

成品020703

图3-61　便秘通口服液成品与半成品相关性考察

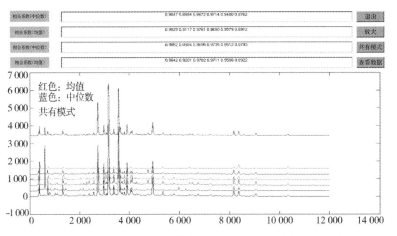

相关系数(中位数)	0.9847 0.8984 0.9672 0.9714 0.9480 0.8762	退出
相关系数(均值)	0.9829 0.9117 0.9761 0.9690 0.9579 0.8912	放大
拟合系数(中位数)	0.9852 0.8984 0.9695 0.9735 0.9512 0.9793	共有模式
拟合系数(均值)	0.9842 0.9201 0.9782 0.9711 0.9598 0.8922	查看数据

红色：均值
蓝色：中位数
共有模式

图3-62　便秘通口服液成品、半成品HPLC指纹图谱相似性评价结果

第四节　总　　结

1. 本研究构建了便秘通口服液原料药材白术、肉苁蓉、枳壳以及半成品、成品的指纹图谱质量控制关键技术。经实验证明，TLC指纹图谱具有直观、简便等优点，适用于药材基地及企业大规模生产中的日常检验；HPLC指纹图谱灵敏度高、重现性好、专属性强，适合原料药材及其半成品、成品的全面质量控制以及对产品稳定性和生产工艺进行监控。

2. 采用原料药材指纹图谱对不同产地的样品进行了检测对比，确定了白术生产投料药材的产地为浙江，肉苁蓉的生产投料药材的产地为内蒙古阿拉善，枳壳生产投料药材的产地为江西，为这3个原料药材GAP基地的建设提供了实验依据。

3. 通过对便秘通口服液原料药材、半成品、成品HPLC指

141

纹图谱相关研究，确立了便秘通口服液指纹图谱中11个共有特征色谱峰的归属。其中，归属于白术4个，归属于肉苁蓉5个，归属于枳壳2个。通过紫外吸收光谱的比较及标准加入法定性，或采用LC-MS技术进行结构确证，确定了白术指纹图谱中的羟白术内酯色谱峰，肉苁蓉指纹图谱中的类叶升麻苷、松果菊苷色谱峰，枳壳指纹图谱中的柚皮苷、橙皮苷、新橙皮苷色谱峰。

4. 研究表明，便秘通口服液原料药材与相应半成品和成品具有相关性。说明便秘通口服液指纹图谱能够科学、合理地揭示产品质量的内涵，适用于产品稳定性及生产过程的质量监控，确保产品质量的稳定、均一。

参考文献

［1］国家药典委员会. 中华人民共和国药典：一部［M］. 北京：化学工业出版社，2000：199.

［2］江苏新医学院. 中药大辞典：上册［M］. 上海：上海科学技术出版社，1985：1376.

［3］李家实. 中药鉴定学［M］. 上海：上海科学技术出版社，1998：201.

［4］周克瑜，许长照，张瑜瑶. 白术地道药材和栽培品的化学成分对比研究［J］. 南京中医药大学学报：自然科学版，2000，16（2）：109-110.

［5］陈仲良. 中药白术的化学成分 Ⅱ. 白术三醇的α-甲基丁酰衍生物［J］. 化学学报，1989，47：1022-1024.

［6］黄宝山. 白术内酯Ⅳ的分离鉴定［J］. 植物学报，1992，34（8）：616-617.

［7］林永成，金涛，袁至美. 中药白术一种新的双倍半萜内酯［J］. 中

山大学学报：自然科学版，1996，35（2）：75.

［8］张强，李章万. 白术挥发油成分的分析［J］. 华西药学杂志，1997，12（2）：119-120.

［9］李伟. 白术质量标准研究 I‐HPLC法测定2种白术内酯的含量［J］. 药物分析杂志，2001，21（3）：170-172.

［10］文红梅. 炮制对白术中白术内酯 I 含量的影响［J］. 中药材，1999，22（3）：125-126.

［11］屠鹏飞. 肉苁蓉类药源调查与资源保护［J］. 中草药，1994，25（4）：205-208.

［12］雷厉. 肉苁蓉属植物的化学成分研究进展［J］. 中草药，2003，34（5）：473-476.

［13］雷厉，宋志宏，屠鹏飞. 反相高效液相色谱法制备松果菊苷标准品［J］. 色谱，2001，19（3）：200-202.

［14］屠鹏飞. 肉苁蓉类药中苯乙醇成分的RP-HPLC分析［J］. 药学学报，1997，32（4）：294-300.

［15］屠鹏飞. 肉苁蓉类润肠通窍便药药效比较［J］. 天然产物研究与开发，1997，11（1）：48-51.

［16］蔡逸平，陈有根，范崔生. 中药枳壳、枳实类原植物调查及商品药材的鉴定［J］. 中国中药杂志，1999，24（5）：259-262.

［17］江苏新医学院. 中药大辞典：下册［M］. 上海：上海科学技术出版社，1985：1507.

［18］蔡逸平，曹岚，范崔生. 枳壳、枳实类药材的化学成分及药理研究概况［J］. 江西中医学院学报，1999，11（1）：18-19.

（本章实验人员：苏薇薇、屠鹏飞、冯帆生、苏碧如、潘隽丽、杨翠平、谢洁娜、吴凤薇、劳业兴、招嘉文、鲍忠）

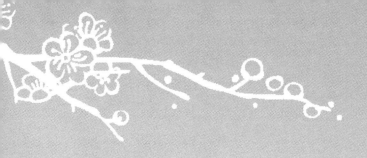

第四章
口炎清颗粒
指纹图谱质量控制
关键技术研究

第一节　研究概述

口炎清颗粒为国家中药保护品种，保护品种号：ZYB20720022230。该产品由山银花、玄参、甘草等中药组成，具有清热养阴、解毒消肿的功效。药效学研究表明[1]，口炎清具有明显的抗炎、抗菌和抑制免疫过敏反应等作用。临床用于治疗复发性口疮、疱疹性口炎、创伤性溃疡、复发坏死性黏膜腺周围炎、口腔白斑等口腔黏膜病，以及口腔黏膜扁平苔藓、慢性咽炎和慢性唇炎等口腔及咽喉疾病[2-4]。

口炎清颗粒现行质量标准收载于《中华人民共和国药典》（2010版）一部[5]，【鉴别】项以甘草对照药材、山银花对照药材为对照，进行薄层色谱鉴别；【含量测定】项仅测定山银花中绿原酸的含量；质量检测指标单一，不能全面反映产品的内在质量。

本研究构建了口炎清颗粒指纹图谱质量控制关键技术，利用指纹图谱形成技术壁垒，进一步加强对该产品知识产权的保护。针对成品所含有效成分的结构特点及理化特征，对供试品的预处理方法、流动相、洗脱梯度、色谱柱、检测波长、仪器等条件进行了筛选和优化，完成了系统的方法学考察。应用"中药色谱指纹图谱评价系统"对成品HPLC图谱进行相似度评价，可判断口炎清颗粒合格与否。指纹图谱技术不仅可监控成品质量，而且可监控生产过程的稳定性。

第二节　口炎清颗粒半成品及成品指纹图谱研究

【实验材料】

1．样品　11批口炎清颗粒成品、对应的半成品和投料药材如下（表4-1、表4-2），均由广州白云山和记黄埔中药有限公司提供。

表4-1　成品、半成品及对应投料药材批号

成品	半成品	山银花	玄参	甘草
C8Y001	C8C001	0707002	0712002	0712005
C8Y002	C8C002	0707003	0712003	0712009
C8Y003	C8C003	0707004	0712004	0701016
C8Y004	C8C004	0707005	0712005	0705021
C8Y005	C8C005	0707006	0712006	0707006
C8Y006	C8C006	0707007	0712007	0707007
C8Y007	C8C007	0707008	0712008	0705022
C8Y008	C8C008	0707009	0712009	0705023
C8Y009	C8C009	0707010	0712010	0703004
B8Y001	B8C001	0706001	0706012	0706007
F8Y001	F8C001	0707015	0712012	0801002

表4-2　口炎清颗粒对应投料药材

药材名称	批号	产地
山银花 （华南忍冬）	0707002，0707003，0707004， 0707005，0707006，0707007， 0707008，0707009，0707010， 0706001，0707015	湖南隆回
玄参	0712002	四川秀山
玄参	0712003	浙江缙云
玄参	0712004	湖北建始
玄参	0712005，0712006，0712012	浙江东阳
玄参	0712007，0712008	四川酉山
玄参	0712009，0712010，0706012	湖南龙山
甘草	0712005，0712009	内蒙科尔沁
甘草	0701016	内蒙固阳
甘草	0705021	宁夏灵武
甘草	0707006	甘肃渭源
甘草	0707007	甘肃定西
甘草	0705022	内蒙乌兰察布
甘草	0705023	内蒙呼伦贝尔
甘草	0703004	甘肃张掖
甘草	0706007	新疆库尔勒
甘草	0801002	甘肃定西

2. 仪器　瑞士Sartorius公司电子分析天平（BP211D）；美国Elma公司超声波清洗器（T660/H）；日本东京理化公司旋转蒸发仪（N-1000）；美国Millipore公司超纯水器（Simpli-

city 185 personal）；美国Agilent 1100高效液相色谱仪（四元梯度泵、在线脱气机、柱温箱、自动进样器、DAD检测器）；美国Dionex公司 P680高效液相色谱仪（ASI-100自动进样器、ATH-585柱温箱、P680四元梯度泵、PDA-100检测器）；ODS固相萃取小柱（Sep-pak ，Waters Vac C_{18}，6 mL/500 mg；Agilent Accu Bond ⅡSPE，ODS-C_{18}，500 mg/6 mL）；色谱柱（依利特Hypersil ODS C_{18}，250 mm × 4.6 mm，5 μm；Dikma Platisil ODS C_{18}，250 mm × 4.6 mm，5 μm；Waters Sunfire C_{18}，250 mm × 4.6 mm，5 μm；Agilent Eclipse XDB-C_{18}，250 mm × 4.6 mm，5 μm）。

3．试剂　对照品如下（表4-3）；液相色谱所用试剂甲醇、乙腈均为色谱纯，其余所用试剂甲醇、无水乙醇、正丁醇等均为分析纯，水为超纯水。

表4-3　实验所用对照品

对照品名称	编号	来源
绿原酸	110753-200413	中国药品生物制品检定所
咖啡酸	110885-200102	中国药品生物制品检定所
木犀草苷	111720-2000602	中国药品生物制品检定所
肉桂酸	110786-200503	中国药品生物制品检定所
哈巴俄苷	111730-200604	中国药品生物制品检定所
甘草苷	111610-200604	中国药品生物制品检定所
甘草酸铵	110810-200205	中国药品生物制品检定所

【实验部分】

（一）HPLC指纹图谱的构建

1. 色谱条件与系统适用性试验　以十八烷基硅烷键合硅胶为填充料；以乙腈为流动相A，0.1%甲酸溶液为流动相B，按表4-4中的规定进行梯度洗脱。流速：0.8 mL/min；检测波长：254 nm；柱温：25 ℃；理论塔板数以绿原酸计≥4 000。

表4-4　梯度洗脱条件

时间（min）	流动相A（%）	流动相B（%）
0 ~ 15	2→10	98→90
15 ~ 120	10→41	90→59
120 ~ 125	41	59

2. 混合对照品溶液的制备　分别取绿原酸、咖啡酸、木犀草苷、哈巴俄苷、肉桂酸、甘草苷、甘草酸铵对照品约2 mg，精密称定，用甲醇定容于10 mL量瓶中，制成含绿原酸、咖啡酸、木犀草苷、哈巴俄苷、肉桂酸、甘草苷、甘草酸铵各0.2 mg/mL的混合对照品溶液。

3. 成品供试品溶液的制备　取口炎清颗粒10袋，研细，取约10 g，精密称定，置具塞锥形瓶中，精密加入甲醇50 mL，密塞，称定质量，超声处理（功率360 W，频率35 kHz）30 min，放冷，再称定质量，用甲醇补足减失的质量，摇匀，滤过，精密量取续滤液10 mL，减压回收溶剂至干，残渣加水约5 mL溶解，定量转移至固相萃取小柱（填料：C₁₈，规格：6 mL/500 mg），加水15 mL分次淋洗，淋洗液弃去，再用甲醇

15 mL分次洗脱，收集洗脱液，减压回收溶剂至干，残渣定量加入甲醇2 mL，使完全溶解，用0.45 μm微孔滤膜滤过，作为成品供试品溶液。

4. 半成品供试品溶液的制备　取流膏约0.6 g，精密称定，置具塞锥形瓶中，精密加入甲醇50 mL，密塞，称定质量，超声处理（功率360 W，频率35 kHz）30 min，放冷，再称定质量，用甲醇补足减失的质量，摇匀，滤过，滤液减压回收溶剂至干，残渣加水约5 mL溶解，定量转移至固相萃取小柱（填料：C_{18}，规格：6 mL/500 mg），加水15 mL分次淋洗，淋洗液弃去，再用甲醇15 mL分次洗脱，收集洗脱液，减压回收溶剂至干，残渣定量加入甲醇2 mL，使完全溶解，用0.45 μm微孔滤膜滤过，作为半成品供试品溶液。

5. 测定法　精密吸取各种溶液各15 μL，进样，按上述色谱条件测定。所得供试品溶液的指纹图谱应检出与处方中山银花、玄参、甘草药材参照指纹图谱相同的色谱峰。其中归属于山银花的色谱峰应有12个，归属于玄参的色谱峰应有4个，归属于甘草的色谱峰应有7个（图4-1、表4-5）。

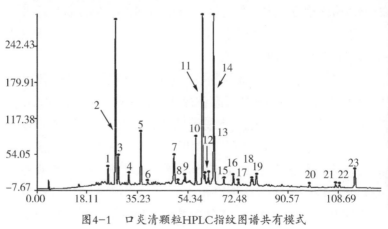

图4-1　口炎清颗粒HPLC指纹图谱共有模式

表4-5　口炎清颗粒指纹图谱色谱峰归属

峰号	保留时间（min）	纯否	归属药材	色谱峰确证
1	26		山银花	
2	28	+	山银花	绿原酸
3	29	+	山银花	
4	33		山银花	咖啡酸
5	37		山银花	
6	40	+	山银花	
7	49		甘草	甘草苷
8	51		玄参	
9	52		山银花	木犀草苷
10	57	+	山银花	
11	59	+	山银花	
12	60		山银花	
13	62	+	玄参	安格洛苷
14	64	+	山银花	
15	67		甘草	
16	71	+	甘草	
17	72		山银花	
18	77	+	玄参	哈巴俄苷
19	79	+	玄参	肉桂酸
20	98	+	甘草	
21	107	+	甘草	
22	109		甘草	
23	114	+	甘草	甘草酸铵

注："+"表示色谱峰纯度＞95%

第四章　口炎清颗粒指纹图谱质量控制关键技术研究

153

（二）方法学研究

1. 供试品溶液的制备方法

（1）提取溶剂的选择　根据口炎清颗粒中成分极性的大小和溶解性（表4-6），另外考虑到辅料及颗粒剂含糖量高，为避免干扰，可采用甲醇或无水乙醇进行提取。经实验比较，两者提取口炎清颗粒得到的指纹图谱基本一致，但甲醇提取得到的色谱峰峰面积相对较大（图4-2、图4-3），故最终确定用甲醇作为提取溶剂。

表4-6　口炎清颗粒中各种成分的溶解性

成分类别	极性	溶解性
有机酸类（山银花、玄参）	大	易溶于水、醇溶液、丙酮
黄酮类（山银花）	中等	能溶于乙醇、乙醚，微溶于热水，难溶于冷水
三萜皂苷类（甘草）	大	易溶于水、甲醇、乙醇，难溶于丙酮、乙醚
环烯醚萜类（玄参、山银花）	大	易溶于水、甲醇，可溶于乙醇、丙酮，难溶于苯、氯仿、石油醚
苯丙素类（玄参）	中等	易溶于水、甲醇、乙醇

（2）提取方式的选择　由于本品工艺采用水提醇沉法，有效成分的溶解性好，故在制备供试品溶液时，直接采用超声提取法。

（3）纯化方法的选择　因样品含糖量高，需对样品提取液进行纯化处理。经实验比较，采用过SPE柱对样品进行纯化处

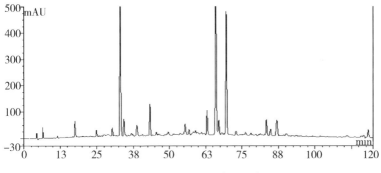

图4-2　甲醇提取的口炎清成品色谱图

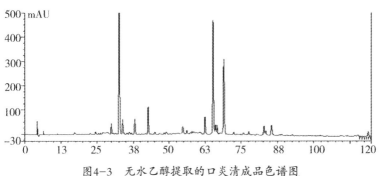

图4-3　无水乙醇提取的口炎清成品色谱图

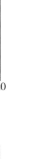

理。

2. 色谱条件的选择

（1）流动相的选择　通过对各种流动相系统的比较，发现乙腈-0.1%甲酸溶液分离效果最好，且酸度较低。

（2）检测波长的选择　根据口炎清颗粒中各成分的紫外吸收范围（表4-7），分别取208 nm，254 nm，278 nm，290 nm，325 nm 5个波长进行检测，同时对口炎清颗粒主要成分进行紫外扫描。结果（彩图6、图4-4）表明：208 nm波长处峰信息量最多，但由于低波长处基线不平稳，溶剂有吸收，不可取；

254 nm能涵盖绝大多数的峰，虽然绿原酸、咖啡酸、甘草苷在254 nm紫外吸收较低，但其在口炎清颗粒中的含量大，仍能被检出，综合考虑，选用254 nm作为检测波长。

表4-7　口炎清颗粒中各成分的紫外吸收范围

成分类别	最大吸收波长范围
有机酸类（山银花、玄参）	325～340 nm，230～250 nm
黄酮类（山银花）	240～280 nm，290～380 nm
三萜皂苷（甘草）	200～210 nm末端吸收，240～260 nm
环烯醚萜类（玄参、山银花）	230～240 nm，270～297 nm
苯丙素类（玄参）	200～210 nm，270～350 nm

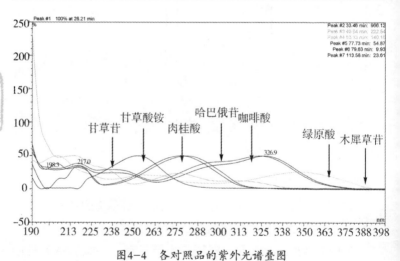

图4-4　各对照品的紫外光谱叠图

（3）柱温的选择　对柱温25 ℃，30 ℃进行了实验比较，结果（图4-5、图4-6）表明：柱温25 ℃时，保留时间62 min的安格洛苷能与后一个峰分离，79 min肉桂酸能与前一个峰分离，而

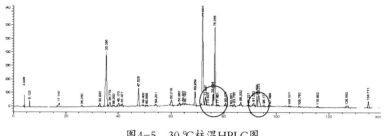

图4-5　30℃柱温HPLC图

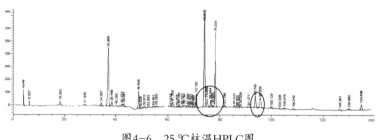

图4-6　25℃柱温HPLC图

柱温30℃时，分离不够理想，故选柱温为25℃。

（4）不同色谱柱的考察　取同一供试品溶液，在同一HPLC仪器上，分别用不同填料的ODS柱〔依利特Hypersil ODS C$_{18}$（250 mm×4.6 mm，5 μm）；Dikma ODS C$_{18}$（250 mm×4.6 mm，5 μm）；Waters C$_{18}$（250 mm×4.6 mm，5 μm）；Agilent C$_{18}$（250 mm×4.6 mm，5 μm）〕进行测试，结果（图4-7）表明：Dikma ODS C$_{18}$分离效果最好，主要体现在安格洛苷与异绿原酸间的分离，以及肉桂酸与前一个峰的分离均比其他柱子的分离程度大。除了出峰时间有所差异外，各主要成分的色谱峰在其他品牌的色谱柱上的峰形、分离度等无明显差异。

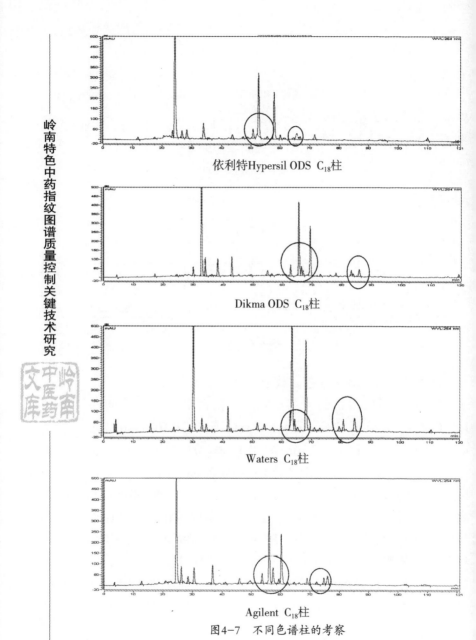

依利特Hypersil ODS C$_{18}$柱

Dikma ODS C$_{18}$柱

Waters C$_{18}$柱

Agilent C$_{18}$柱

图4-7　不同色谱柱的考察

（三）方法学考察

1. 精密度试验　取同一口炎清颗粒供试品溶液，连续进样6次，检测指纹图谱，采用"中药色谱指纹图谱相似度评价系统"进行评价，结果如下（图4-8、表4-8）。相似度均＞0.999，表明精密度好。

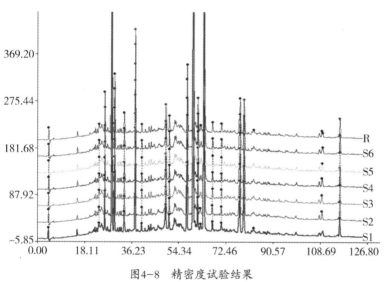

图4-8　精密度试验结果

表4-8　精密度试验相似度评价表

	S1	S2	S3	S4	S5	S6	对照指纹图谱
S1	1.000	1.000	0.999	1.000	0.999	1.000	1.000
S2	1.000	1.000	0.999	1.000	0.999	1.000	1.000
S3	0.999	0.999	1.000	0.999	1.000	0.999	1.000

	S1	S2	S3	S4	S5	S6	对照指纹图谱
S4	1.000	1.000	0.999	1.000	0.999	1.000	1.000
S5	0.999	0.999	1.000	0.999	1.000	0.999	1.000
S6	1.000	1.000	0.999	1.000	0.999	1.000	1.000
对照指纹图谱	1.000	1.000	1.000	1.000	1.000	1.000	1.000

2. 稳定性试验　取同一口炎清颗粒供试品溶液，分别在 0 h，3 h，6 h，9 h，12 h，24 h，48 h进样，检测指纹图谱，采用"中药色谱指纹图谱相似度评价系统"进行评价，结果如下（图4-9、表4-9）。相似度均＞0.999，供试品溶液在48 h内检测稳定。

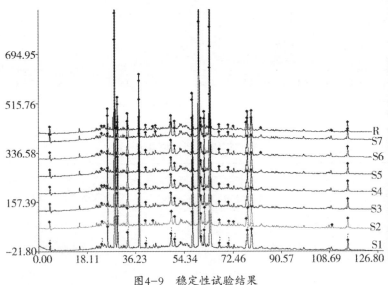

图4-9　稳定性试验结果

表4-9　稳定性试验相似度评价表

时间间隔 （h）	S1 （0）	S2 （3）	S3 （6）	S4 （9）	S5 （12）	S6 （24）	S7 （48）	对照指 纹图谱
S1（0）	1.000	1.000	0.999	0.999	0.999	0.999	1.000	1.000
S2（3）	1.000	1.000	0.999	0.999	0.999	0.999	1.000	1.000
S3（6）	0.999	0.999	1.000	1.000	1.000	1.000	0.999	0.999
S4（9）	0.999	0.999	1.000	1.000	1.000	1.000	0.999	0.999
S5（12）	0.999	0.999	1.000	1.000	1.000	1.000	0.999	0.999
S6（24）	0.999	0.999	1.000	1.000	1.000	1.000	0.999	0.999
S7（48）	1.000	1.000	0.999	0.999	0.999	0.999	1.000	1.000
对照指 纹图谱	1.000	1.000	1.000	1.000	1.000	1.000	0.999	1.000

3．重现性试验　取同一批口炎清颗粒供试品6份，按"成品及半成品供试品溶液的制备"项下方法制备，分别进样，检测指纹图谱，采用"中药色谱指纹图谱相似度评价系统"进行评价，结果如下（图4-10、表4-10）。相似度均＞0.95，表明方法重现性好。

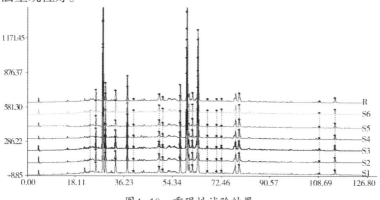

图4-10　重现性试验结果

表4-10 重现性试验相似度评价表

	S1	S2	S3	S4	S5	S6	对照指纹图谱
S1	1.000	0.980	0.986	0.960	0.975	0.986	0.978
S2	0.980	1.000	0.999	0.994	0.999	0.999	1.000
S3	0.986	0.999	1.000	0.990	0.996	1.000	0.998
S4	0.960	0.994	0.990	1.000	0.996	0.990	0.995
S5	0.975	0.999	0.996	0.996	1.000	0.996	1.000
S6	0.986	0.999	1.000	0.990	0.996	1.000	0.998
对照指纹图谱	0.978	1.000	0.998	0.995	1.000	0.998	1.000

4．中间精密度试验　精密称取同一批号的口炎清颗粒（批号B8Y001），分别在不同日期、不同分析人员、不同仪器等变动因素条件下依法测定，检测指纹图谱，采用"中药色谱指纹图谱相似度评价系统"进行评价，结果如下（图4-11至图4-13，表4-11、表4-12）。

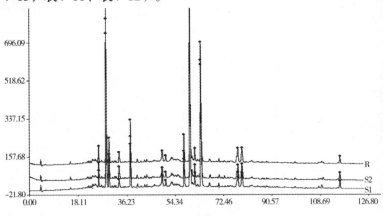

图4-11 不同日期试验结果

表4-11　不同日期试验相似度评价表

	S1（日期1）	S2（日期2）	对照指纹图谱
S1（日期1）	1.000	0.998	1.000
S2（日期2）	0.998	1.000	1.000
对照指纹图谱	1.000	1.000	1.000

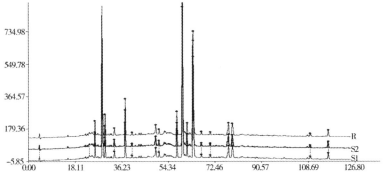

图4-12　不同分析人员试验结果

表4-12　不同分析人员试验相似度评价表

	S1（人员1）	S2（人员2）	对照指纹图谱
S1（人员1）	1.000	0.999	1.000
S2（人员2）	0.999	1.000	1.000
对照指纹图谱	1.000	1.000	1.000

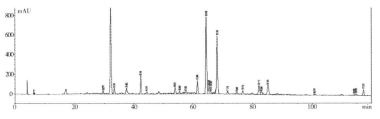

Agilent 1100高效液相色谱仪

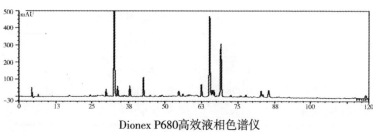

Dionex P680高效液相色谱仪

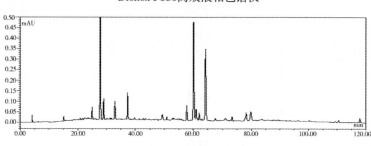

Waters 2695高效液相色谱仪

图4-13 不同仪器试验结果

（四）成品与原料药材相关性研究

　　山银花为忍冬科植物灰毡毛忍冬*Lonicera macranthoides* Hand.-Mazz、红腺忍冬*Lonicera hypoglauca* Miq. 或华南忍冬*Lonicera confusa* DC. 的干燥花蕾或带初开的花，具有清热解毒、凉散风热的作用；用于治疗痈肿疔疮、喉痹、丹毒、热毒血痢、风热感冒、温热发病；山银花的化学成分主要分为酚酸类、黄酮类、皂苷类[6-9]。现代药理研究表明山银花对多种致病菌均有抑制作用，具有较强的抗炎活性。玄参为玄参科植物玄参*Scrophularia ningpoensis* Hemsl干燥根，具有滋阴、降火、生津、解毒的功效；其主要活性成分为环烯醚萜苷、苯丙素苷，其中哈帕酯苷（属环烯醚萜苷类）和安格洛苷（属苯丙素苷类）含量最高。甘草为豆科植物甘草*Glycyrrhiza uralensis*

岭南特色中药指纹图谱质量控制关键技术研究

Fisch、胀果甘草*Glycyrrhiza inflata* Bat.或光果甘草*Glycyrrhiza glabra* L. 的干燥根及根茎，具有抗炎、抗病毒、抗菌、解毒等作用；其化学成分主要为三萜皂苷类和黄酮类[10]。本研究对口炎清颗粒成品与上述原料药材的相关性进行了研究，具体方法如下：

1. 药材供试品溶液的制备　各取山银花药材粗粉1 g，玄参药材粗粉0.8 g，甘草药材粗粉0.5 g，精密称定，分别置于圆底烧瓶中，加入50%乙醇50 mL，回流提取2 h，滤过，滤液减压浓缩至干，残渣加水约5 mL溶解，定量转移至SPE固相萃取小柱（填料：C$_{18}$，规格：6 mL/500 mg），加水15 mL分次淋洗，淋洗液弃去，再用甲醇15 mL分次洗脱，收集洗脱液，减压回收溶剂至干，残渣用少量甲醇溶解，定容至10 mL，用0.45 μm的微孔滤膜滤过，作为供试品溶液，备用。

2. 阴性供试品溶液的制备　分别取缺山银花、缺玄参、缺甘草阴性供试品，按"成品及半成品供试品溶液的制备"的方法制备。

3. 测定　精密吸取上述样品溶液各20 μL，注入液相色谱仪，依法测定。结果表明：口炎清颗粒与山银花对应的峰有12个，与玄参对应的峰有4个，与甘草对应的峰有8个（图4-14至图4-16，表4-13至表4-15）。

表4-13　口炎清颗粒指纹图谱中与山银花药材对应的色谱峰

峰号	保留时间（min）
1	26
2	28
3	29

续表

峰号	保留时间（min）
4	33
5	37
6	40
9	52
10	57
11	59
12	60
14	64
17	72

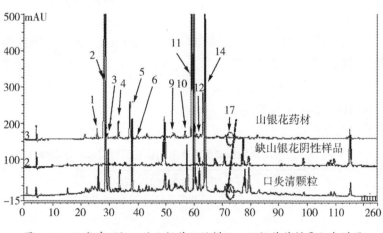

图4-14　口炎清颗粒、缺山银花阴性样品、山银花药材叠加色谱图

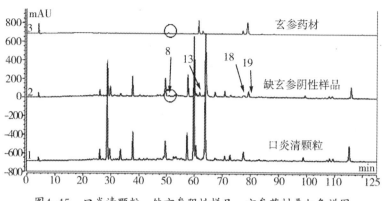

图4-15 口炎清颗粒、缺玄参阴性样品、玄参药材叠加色谱图

表4-14 口炎清颗粒指纹图谱中与玄参药材对应的色谱峰

峰号	保留时间（min）
8	51
13	62
18	77
19	79

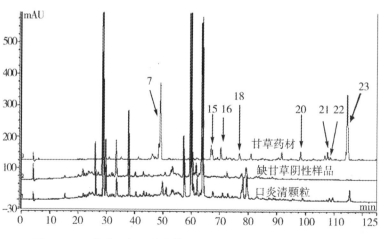

图4-16 口炎清颗粒、缺甘草阴性样品、甘草药材叠加色谱图

表4-15　口炎清颗粒指纹图谱中与甘草药材对应的色谱峰

峰号	保留时间（min）
7	49
15	67
16	71
18	77
20	98
21	107
22	109
23	114

通过对照品对照、DAD紫外检测，确定了口炎清颗粒有8个已知成分。其中2号峰为绿原酸，4号峰为咖啡酸，7号峰为甘草苷，9号峰为木犀草苷，13号峰为安格洛苷，19号峰为肉桂酸，23号峰为甘草酸铵，18号峰为哈巴俄苷。

（五）成品与半成品的相关性研究

1. 成品与半成品的相关性　11批口炎清颗粒成品、半成品HPLC指纹图谱检测结果如下（图4-17）。利用"中药色谱指纹图谱相似度评价系统"进行评价，每批成品与半成品之间具有良好的相关性（表4-16）。因此，应用指纹图谱质量控制关键技术可以监控该产品的生产工艺过程。

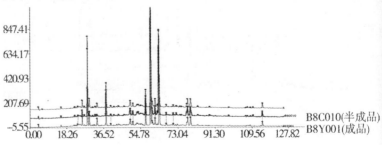

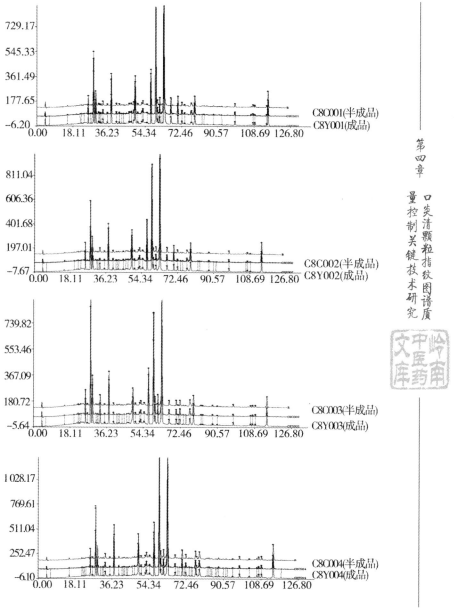

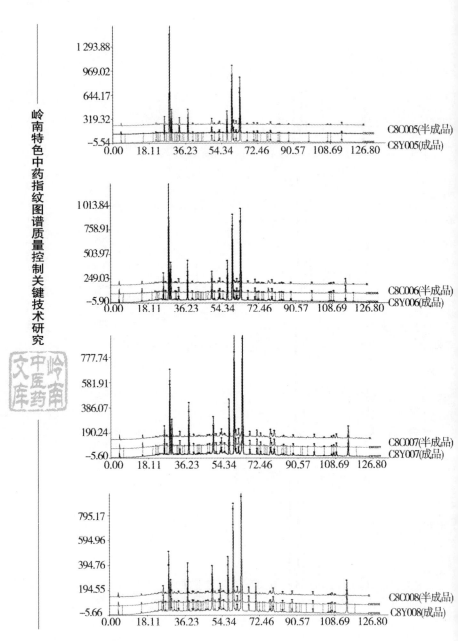

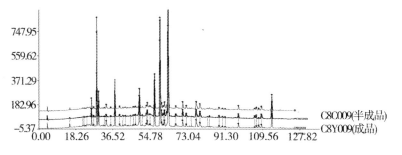

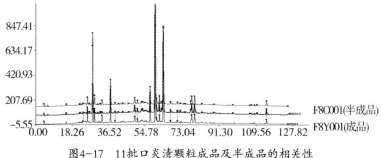

图4-17 11批口炎清颗粒成品及半成品的相关性

表4-16 11批口炎清颗粒成品及半成品相似度评价表

成品	B8Y001	C8Y001	C8Y002	C8Y003	C8Y004	C8Y005
半成品	B8C010	C8C001	C8C002	C8C003	C8C004	C8C005
相似系数	0.937	0.997	0.935	0.990	0.992	0.998

成品	C8Y006	C8Y007	C8Y008	C8Y009	F8Y001
半成品	C8C006	C8C007	C8C008	C8C009	F8C001
相似系数	0.970	0.997	0.998	0.936	0.937

 2．成品、半成品的HPLC指纹图谱相似度评价 应用"中药色谱指纹图谱相似度评价系统"对10批口炎清颗粒成品和半成品进行相似度评价，结果如下（图4-18、图4-19、表4-17、

表4-18）。10批成品间的相似度均＞0.90，10批半成品间相似度也＞0.90，证明口炎清颗粒的生产工艺稳定，产品均一性好。

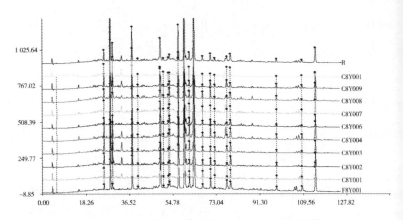

图4-18　10批口炎清颗粒成品HPLC指纹图谱

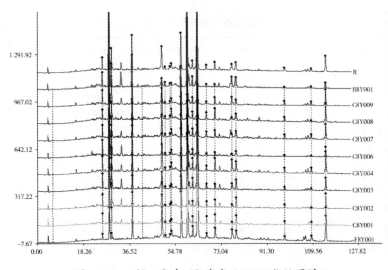

图4-19　10批口炎清颗粒半成品HPLC指纹图谱

表4-17 10批口炎清颗粒成品的相似度评价表

	F8Y001	C8Y001	C8Y002	C8Y003	C8Y004	C8Y006	C8Y007	C8Y008	C8Y009	B8Y001	对照指纹图谱
F8Y001	1.000	0.965	0.889	0.856	0.973	0.985	0.962	0.976	0.893	0.841	0.948
C8Y001	0.965	1.000	0.971	0.943	0.991	0.945	0.990	0.995	0.960	0.893	0.989
C8Y002	0.889	0.971	1.000	0.989	0.960	0.857	0.971	0.956	0.988	0.930	0.983
C8Y003	0.856	0.943	0.989	1.000	0.940	0.815	0.955	0.924	0.995	0.960	0.973
C8Y004	0.973	0.991	0.960	0.940	1.000	0.953	0.996	0.991	0.962	0.917	0.992
C8Y006	0.985	0.945	0.857	0.815	0.953	1.000	0.944	0.963	0.851	0.796	0.923
C8Y007	0.962	0.990	0.971	0.955	0.996	0.944	1.000	0.989	0.973	0.925	0.995
C8Y008	0.976	0.995	0.956	0.924	0.991	0.963	0.989	1.000	0.946	0.875	0.982
C8Y009	0.893	0.960	0.988	0.995	0.962	0.851	0.973	0.946	1.000	0.964	0.986
B8Y001	0.841	0.893	0.930	0.960	0.917	0.796	0.925	0.875	0.964	1.000	0.945
对照指纹图谱	0.948	0.989	0.983	0.973	0.992	0.923	0.995	0.982	0.986	0.945	1.000

岭南中医药文库

表4-18 10批口炎清颗粒半成品相似度评价表

	B8C010	C8C001	C8C002	C8C003	C8C004	C8C006	C8C007	C8C008	C8C009	F8C001	对照指纹图谱
B8C010	1.000	0.975	0.985	0.914	0.989	0.904	0.981	0.983	0.990	0.962	0.986
C8C001	0.975	1.000	0.994	0.965	0.989	0.949	0.992	0.993	0.991	0.936	0.995
C8C002	0.985	0.994	1.000	0.945	0.989	0.928	0.988	0.997	0.991	0.938	0.996
C8C003	0.914	0.965	0.945	1.000	0.946	0.992	0.972	0.944	0.952	0.894	0.963
C8C004	0.989	0.989	0.989	0.946	1.000	0.934	0.993	0.986	0.993	0.966	0.993
C8C006	0.904	0.949	0.928	0.992	0.934	1.000	0.964	0.930	0.938	0.897	0.951
C8C007	0.981	0.992	0.988	0.972	0.993	0.964	1.000	0.987	0.993	0.952	0.997
C8C008	0.983	0.993	0.997	0.944	0.986	0.930	0.987	1.000	0.991	0.930	0.994
C8C009	0.990	0.991	0.991	0.952	0.993	0.938	0.993	0.991	1.000	0.947	0.995
F8C001	0.962	0.936	0.938	0.894	0.966	0.897	0.952	0.930	0.947	1.000	0.948
对照指纹图谱	0.986	0.995	0.996	0.963	0.993	0.951	0.997	0.994	0.995	0.948	1.000

第三节 总 结

1. 本研究构建了口炎清颗粒HPLC指纹图谱质量控制关键技术，完成了系统的方法学考察，证明该技术具有良好的专属性、重现性、稳定性，且操作较简便。指纹图谱弥补了现质量标准的不足，为该产品的质量监控提供了有效手段。用指纹特征和相似度可以判定其质量是否合格。

2. 本研究建立的成品和半成品指纹图谱，采用一个流动相系统、梯度洗脱，在同一波长下检测，共检出23个色谱峰。其中，归属于山银花的色谱峰有12个，归属于玄参的色谱峰有4个，归属于甘草的色谱峰有7个。建立的指纹图谱可以全面监控原料药材、成品和半成品的质量；监控生产工艺的稳定性。

3. 对口炎清颗粒成品、半成品的分析结果表明：同一批号的成品和对应的半成品指纹图谱特征基本一致，成品、半成品具有很好的相关性，说明口炎清颗粒的生产工艺稳定。另一方面，如果成品与半成品之间的图谱特征不一致，就意味着工艺过程中某些条件发生变化，这样便于找出工艺操作中存在的问题。

参考文献

［1］李忠思，张小娜，梁永. 口炎清药效学研究［J］. 中药新药与临床药理，1999，10（4）：216-217.

［2］张学亮，徐孝玲，尹东. 复发性口疮综合治疗的临床分析［J］. 宁夏医学杂志，2002，24（6）：375.

［3］钟新均. 口炎清冲剂治疗复发性口炎86例临床疗效分析［J］. 铁道医学，1992，20（6）：357.

［4］种明媛，郝秀河，姚欣卉. 中西医结合治疗慢性唇炎疗效分析［J］. 浙江中西医结合杂志，1999，9（5）：356-357.

［5］国家药典委员会. 中华人民共和国药典：一部［M］. 北京：化学工业出版社，2010：37.

［6］柴兴云，窦静，贺清辉. 山银花中酚酸类成分研究［J］. 中国天然药物，2004，2（6）：339-340.

［7］柴兴云，李萍，唐力英. 山银花化学成分研究［J］. 中国中药杂志，2004，29（9）：865-866.

［8］柴兴云，李萍，窦静，等. 山银花中皂苷类成分研究［J］. 中国天然药物，2004，2（2）：83-86.

［9］柴兴云，王林，宋越. 山银花中黄酮类成分的研究［J］. 中国药科大学学报，2004，35（4）：299-302.

［10］田庆来，官月平，张波. 甘草有效成分的药理作用研究进展［J］. 天然产物研究与开发，2006，18：343-347.

（本章实验人员：苏薇薇、李楚源、关倩怡、王德勤、彭维、林青、黄琳、梁峰）

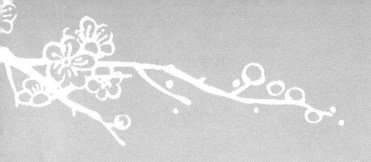

第五章
祛痰止咳颗粒
指纹图谱质量控制
关键技术研究

第一节 研 究 概 述

祛痰止咳颗粒是独家生产的国家中药保护品种,具有健脾燥湿、祛痰止咳的功效;主要用于慢性支气管炎及支气管炎合并肺气肿、肺心病所引起的痰多、咳嗽、喘息等症。祛痰止咳颗粒由《伤寒论》和《金匮要略》中的参夏汤与十枣汤化裁而来,其主要成分为紫花杜鹃、党参、芫花、甘遂。方中,紫花杜鹃为君药,具有温肺止咳、平喘的功效,有利于气道水肿、充血等渗出性病变的改善;芫花、甘遂共为臣药,专消痰饮,泻水攻痰;党参为佐药,缓和药性峻烈,补气健脾,绝生痰之源,补已虚之肺气,使方固本而兼治标。

祛痰止咳颗粒收载于部颁标准第10册,标准编号:WS3-B-2001-95。该标准【鉴别】项以紫花杜鹃、芫花、甘遂对照药材和东莨菪亭对照品为对照,对祛痰止咳颗粒进行薄层色谱鉴别;无【含量测定】项,不能全面反映产品的内在质量。

本研究构建祛痰止咳颗粒成品、半成品指纹图谱质量控制关键技术,解决成品、半成品的批间一致性及稳定性问题,并对生产工艺进行实时监控,从而保障成品的安全性和有效性。

第二节 祛痰止咳颗粒半成品
及成品指纹图谱研究

【实验材料】

1．样品　8批成品及对应的半成品、投料药材如下（表5-1），均由广州市花城制药厂提供。

表5-1　祛痰止咳颗粒投料药材、半成品、成品对应批号

紫花杜鹃	芫花	党参	甘遂	半成品	成品
20090201	20090201	20090201	20090201	20090301	20090308、20090309、20090310
20090201	20090201	20090201	20090201	20090302	20090311、20090312、20090313
20090705	20090705	20090705	20090705	20091001	20091003、20091004、20091005
20090705	20090705	20090705	20090705	20091002	20091006、20091007、20091008
20090705	20090705	20090705	20090705	20091101	20091103、20091104、20091105

紫花杜鹃	芫花	党参	甘遂	半成品	成品
20090705	20090705	20090705	20090705	20091102	20091106、20091107、20091108

2. 仪器　瑞士Sartorius公司电子分析天平（BP211D，ALC-210.4）；美国Elma公司超声波清洗器（T660/H）；日本东京理化公司旋转蒸发仪（N-1000）；美国Millipore公司超纯水器（Simplicity 185 personal）；美国Agilent 1100高效液相色谱仪（四元梯度泵、在线脱气机、柱温箱、自动进样器、DAD检测器）；美国Dionex公司高效液相色谱仪（ASI-100自动进样器、ATH-585柱温箱、P680四元梯度泵、PDA-100检测器）；ODS固相萃取小柱（Sep-pak，Waters Vac C_{18}，6 mL/500 mg；Agilent Accu Bond^{II} SPE，ODS-C_{18}，500 mg/6 mL）；色谱柱（依利特Hypersil BDS C_{18}：5 μm，250 mm×4.6 mm；Agilent HC-C_{18} Analytical：5 μm，250 mm×4.6 mm；Shiseido CAPCELL PAK C_{18}：5 μm，250 mm×4.6 mm）；色谱所用试剂甲醇为色谱纯，其余所用试剂均为分析纯，水为超纯水。

3. 试药　实验用对照品、对照药材如下（表5-2、表5-3）。

表5-2　实验用对照品

对照品名称	编号	来源
金丝桃苷	111521-200303	中国药品生物制品检定所
槲皮苷	111538-200403	中国药品生物制品检定所

续表

对照品名称	编号	来源
槲皮素	100081-200406	中国药品生物制品检定所
木犀草素	111720-20063	中国药品生物制品检定所
芹菜素	20090304	天津尖峰公司
芫花素	90007586	Alfa Aesar公司

表5-3　实验用对照药材

对照药材名称	编号	来源
芫花	121062-200602	中国药品生物制品检定所
甘遂	1042-9902	中国药品生物制品检定所
党参	121057-200805	中国药品生物制品检定所

【实验部分】

（一）祛痰止咳颗粒HPLC指纹图谱的构建

1．色谱条件与系统适用性试验　以十八烷基硅烷键合硅胶为填充料；流动相A：0.15%冰醋酸，流动相B：甲醇；线性梯度为T（min）：0~95，流动相A（%）：15~70；流动相B（%）：85~30；流速：1.0 mL/min；检测波长：260 nm；柱温：25 ℃。

2．对照品溶液的制备　取槲皮苷对照品和芫花素对照品适量，精密称定，加甲醇制成每1 mL各含0.2 mg的溶液，即得。

3．成品供试品溶液的制备　取祛痰止咳颗粒10袋，研细，取约16 g，精密称定，置具塞锥形瓶中，精密加入甲醇100 mL，密塞，称定质量，超声处理（功率360 W，频率35 kHz）30 min，放冷，再称定质量，用甲醇补足减失的质量，摇匀，滤过，精密量取续滤液50 mL，减压回收溶剂至干，残渣加水约5 mL溶解，定量转移至固相萃取小柱（填料：C_{18}，规格：6 mL/500 mg），加水20 mL分次淋洗，淋洗液弃去，再用甲醇20 mL分次洗脱，收集洗脱液，减压回收溶剂至干，残渣定量加入甲醇2 mL，使完全溶解，用0.45 μm微孔滤膜滤过，备用。

4. 半成品供试品溶液的制备　取流膏约1.6 g，精密称定，置具塞锥形瓶中，精密加入甲醇100 mL，密塞，称定质量，超声处理（功率360 W，频率35 kHz）30 min，放冷，再称定质量，用甲醇补足减失的质量，摇匀，滤过，精密量取续滤液50 mL，减压回收溶剂至干，残渣加水约5 mL溶解，定量转移至固相萃取小柱（填料：C_{18}，规格：6 mL/500 mg），加水20 mL分次淋洗，淋洗液弃去，再用甲醇20 mL分次洗脱，收集洗脱液，减压回收溶剂至干，残渣定量加入甲醇2 mL，使完全溶解，用0.45 μm微孔滤膜滤过，备用。

5. 测定法　精密吸取成品供试品溶液20 μL，进样，按上述色谱条件测定。所得供试品溶液的指纹图谱应检出与紫花杜鹃、芫花、甘遂、党参药材参照指纹图谱相同的色谱峰。其中归属于紫花杜鹃的色谱峰3个，归属于芫花的色谱峰9个，归属于甘遂的色谱峰2个，党参和甘遂共有的色谱峰1个（图5-1、表5-4）。

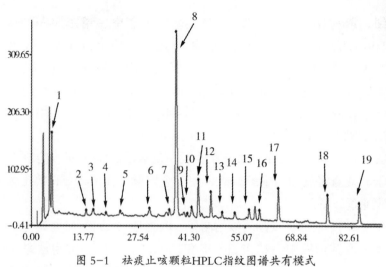

图 5-1 祛痰止咳颗粒HPLC指纹图谱共有模式

表5-4 祛痰止咳颗粒指纹图谱色谱峰归属

峰号	保留时间（min）	纯度	归属药材	色谱峰确证名称
1	5	+	共有峰	
2	14	+	甘遂、党参	
3	16	+		
4	19	+	甘遂	
5	23		甘遂	
6	30	+	芫花	
7	35	+	紫花杜鹃	金丝桃苷
8	37	+	芫花	芹菜素葡萄糖醛酸
9	40	+	芫花	
10	42	+		
11	43	+	紫花杜鹃	槲皮苷
12	46	+	芫花	芫根苷

峰号	保留时间（min）	纯度	归属药材	色谱峰确证名称
13	50			
14	53	+	紫花杜鹃	槲皮素
15	57	+	芫花	木犀草素
16	58	+	芫花	椴苷
17	64	+	芫花	芹菜素
18	77	+	芫花	羟基芫花素
19	84	+	芫花	芫花素

注：通过五点光谱检测，"+"为纯度＞95%的色谱峰

（二）方法学研究

1. 供试品溶液的制备方法

（1）提取溶剂的选择 根据祛痰止咳颗粒中成分极性的大小和溶解性（表5-5），可以采用甲醇或无水乙醇提取，从而避免脂类、色素等弱极性物质的干扰，同时也减少糖类成分的干扰。经实验比较，有效成分的提取率，甲醇大于无水乙醇（图5-2），因此决定采用甲醇作为提取溶剂。

表5-5　祛痰止咳颗粒中各种成分的溶解性

成分类别	极性	溶解性
有机酸类（党参、甘遂）	大	易溶于水、醇溶液、丙酮
黄酮类（紫花杜鹃、芫花）	中等	能溶于乙醇、乙醚，微溶于热水，难溶于冷水
香豆素类（芫花、甘遂）	中等	易溶于乙醚、氯仿、丙酮、乙醇、甲醇
苷类（党参）	大	易溶于水、乙醇、甲醇

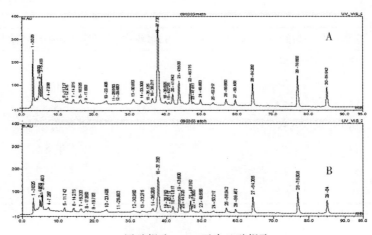

A．甲醇提取　B．无水乙醇提取

图5-2　不同溶剂提取的成品色谱图

（2）提取方式的选择　为最大限度保留成品中的化学成分，对3种不同的提取方式（加热回流提取、索氏回流提取、超声提取）进行了比较，结果如下（图5-3）。最终采用超声法，该法操作简单，所需时间少。

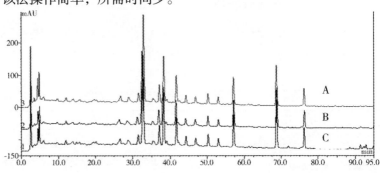

A．超声提取30 min　B．加热回流2 h　C．索氏回流2 h

图5-3　不同提取方式的成品色谱图

（3）纯化方式的选择　由于样品为颗粒剂，浸膏与辅料的比例为1：9，含糖量较多，加之多味药材的水溶性杂质可能会对特征性成分检测有干扰，也会对色谱柱造成损害，因此需对样品提取液进行纯化处理。经实验比较，从指纹图谱上看（图5-4），在相同的浓度下（4 g/mL），采用固相萃取小柱纯化得到的成品的峰高比液液萃取高，说明采用液液萃取得到的成品损失较大，因此采用固相萃取小柱进行纯化处理。此外，对不同品牌固相萃取小柱进行了考察，结果表明：不同品牌的SPE柱对实验结果没有影响，得到的供试品溶液中所有共有峰一致（图5-5）。

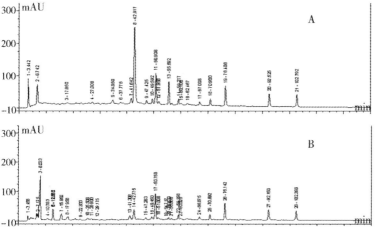

A. 固相萃取小柱萃取　B. 液液萃取

图5-4　祛痰止咳颗粒纯化方法的比较

2. 色谱条件的选择

（1）流动相的选择　通过对各种流动相系统的比较，发现0.15%冰醋酸-甲醇溶液分离效果最好。

（2）检测波长的选择　根据各成分的差异将整个色谱图分为4个区（编号分别为A，B，C，D），根据光谱叠加图（图5-6）和各色谱峰紫外光谱三维图（彩图7），选定检测波长为260 nm。

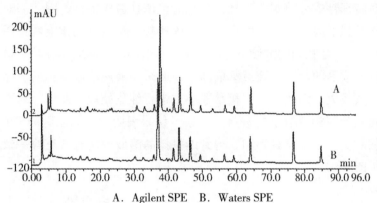

A. Agilent SPE   B. Waters SPE

图5-5   不同品牌固相萃取小柱的比较

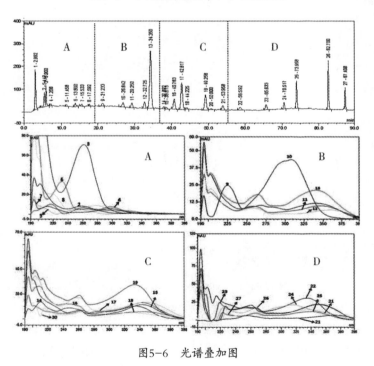

图5-6   光谱叠加图

188

（3）柱温的选择　实验比较了柱温25 ℃，30 ℃对色谱峰分离效果的影响，结果如下（图5-7）。柱温25 ℃时，保留时间在40～43 min处的各峰分离效果较好，而柱温30 ℃时分离度不够理想，故选择柱温为25 ℃。

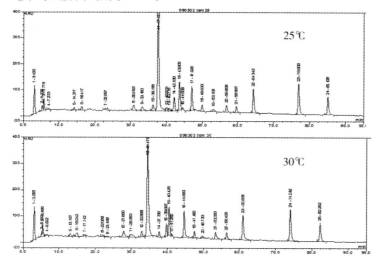

图5-7　不同柱温的比较

（4）不同色谱柱的考察　取同一供试品溶液，在同一HPLC仪器上，分别用不同填料的ODS柱进行测试，结果如下（图5-8）。除了出峰时间有所差异外，各主要成分的色谱峰在其他品牌的色谱柱上的峰形、分离度等无明显差异。

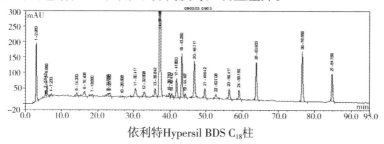

依利特Hypersil BDS C₁₈柱

189

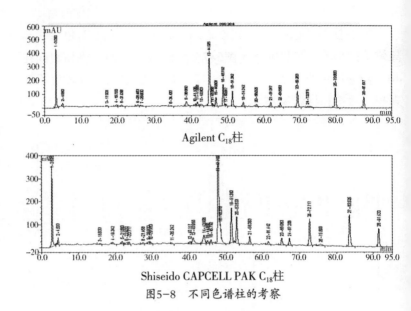

Agilent C$_{18}$柱

Shiseido CAPCELL PAK C$_{18}$柱

图5-8 不同色谱柱的考察

（三）方法学考察

1. 精密度试验 取同一祛痰止咳颗粒供试品溶液，连续进样6次，采用"中药色谱指纹图谱相似度评价系统"进行评价，结果如下（图5-9、表5-6）。相似度均>0.999，表明精密度好。

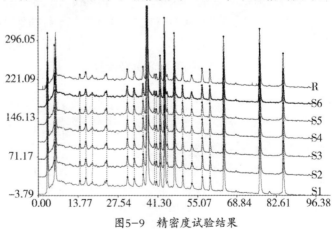

图5-9 精密度试验结果

表5-6　精密度试验相似度评价表

	S1	S2	S3	S4	S5	S6	对照指纹图谱
S1	1.000	0.999	0.999	0.999	0.999	0.999	0.999
S2	0.999	1.000	1.000	1.000	1.000	1.000	1.000
S3	0.999	1.000	1.000	1.000	1.000	1.000	1.000
S4	0.999	1.000	1.000	1.000	1.000	1.000	1.000
S5	0.999	1.000	1.000	1.000	1.000	1.000	1.000
S6	0.999	1.000	1.000	1.000	1.000	1.000	1.000
对照指纹图谱	0.999	1.000	1.000	1.000	1.000	1.000	1.000

　　2. 稳定性试验　取一个批号的祛痰止咳颗粒供试品溶液，分别在0 h，2 h，4 h，6 h，8 h，10 h，24 h进样，采用"中药色谱指纹图谱相似度评价系统"进行评价，结果如下（图5-10、表5-7）。相似度均＞0.998，供试品溶液放置24 h内稳定。

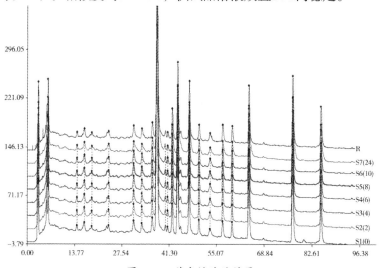

图5-10　稳定性试验结果

表5-7　稳定性试验相似度评价表

	0 h	2 h	4 h	6 h	8 h	10 h	24 h	对照指纹图谱
S1（0）	1.000	0.999	0.999	0.999	0.999	0.999	0.998	0.999
S2（2）	0.999	1.000	1.000	1.000	1.000	1.000	0.999	1.000
S3（4）	0.999	1.000	1.000	1.000	1.000	1.000	0.999	1.000
S4（6）	0.999	1.000	1.000	1.000	1.000	1.000	0.999	1.000
S5（8）	0.999	1.000	1.000	1.000	1.000	1.000	0.999	1.000
S6（10）	0.999	1.000	1.000	1.000	1.000	1.000	0.999	1.000
S7（24）	0.998	0.999	0.999	0.999	0.999	0.999	1.000	0.999

3. 重现性试验　取同一批祛痰止咳颗粒6份，按成品供试品溶液的制备方法制备，分别进样，采用"中药色谱指纹图谱相似度评价系统"进行评价，结果如下（图5-11、表5-8）。相似度均＞0.998，方法重现性好。

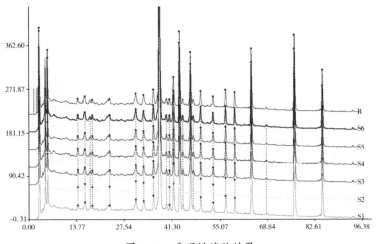

图5-11　重现性试验结果

表5-8　重现性试验相似度评价表

	S1	S2	S3	S4	S5	S6	对照指纹图谱
S1	1.000	1.000	1.000	0.999	1.000	0.999	1.000
S2	1.000	1.000	1.000	0.999	0.999	1.000	1.000
S3	1.000	1.000	1.000	0.999	1.000	0.999	1.000
S4	0.999	0.999	0.999	1	0.998	0.999	0.999
S5	1.000	0.999	1.000	0.998	1.000	0.999	1.000
S6	0.999	1.000	0.999	0.999	0.999	1.000	1.000
对照指纹图谱	1.000	1.000	1.000	0.999	1.000	1.000	1.000

4．中间精密度试验　精密称取同一批号的祛痰止咳颗粒（批号20090308），分别在不同日期、不同分析人员、不同仪器等变动因素条件下依法测定，检测指纹图谱，采用"中药色谱指纹图谱相似度评价系统"进行评价，结果如下（图5-12至

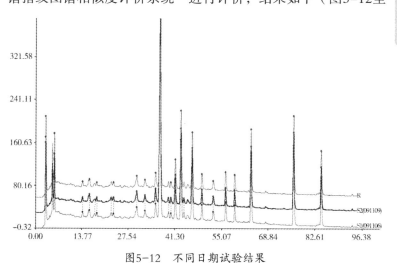

图5-12　不同日期试验结果

图5-14及表5-9、表5-10）。结果表明：在不同分析日期、不同分析人员变动的条件下，相似度均＞0.99；使用3台不同厂家的仪器，除色谱峰的保留时间稍有漂移外，其他无显著差异，表明该方法中间精密度好。祛痰止咳颗粒HPLC指纹图谱质量控制方法可行。

表5-9　不同日期试验相似度评价表

	S1（日期1）	S2（日期2）	对照指纹图谱
S1（日期1）	1.000	0.999	1.000
S2（日期2）	0.999	1.000	1.000
对照指纹图谱	1.000	1.000	1.000

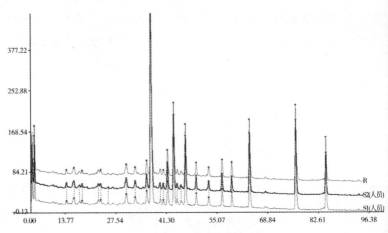

图5-13　不同分析人员试验结果

表 5-10　不同分析人员试验相似度评价表

	S1（人员1）	S2（人员2）	对照指纹图谱
S1（人员1）	1.000	1.000	1.000
S2（人员2）	1.000	1.000	1.000
对照指纹图谱	1.000	1.000	1.000

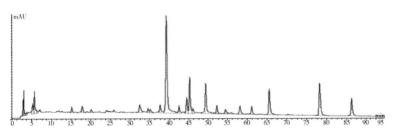

Waters 600高效液相色谱仪

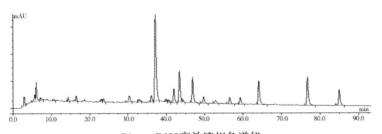

Dionex P680高效液相色谱仪

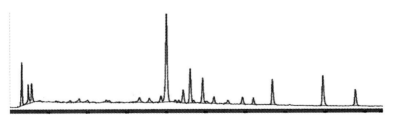

Agilent 1100高效液相色谱仪

图5-14　不同仪器试验结果

（四）成品指纹图谱色谱峰归属及峰纯度检测

1. 祛痰止咳颗粒化学成分HPLC-DAD分析

（1）混合对照品溶液的制备　分别称取金丝桃苷、槲皮素、木犀草素对照品约1 mg，槲皮苷、芹菜素、芫花素对照品约2 mg，精密称定，用甲醇定容于10 mL量瓶中，制成每1 mL含金丝桃苷、槲皮素、木犀草素各0.1 mg，含槲皮苷、芹菜素、芫花素各0.2 mg的混合对照品溶液。

（2）成品供试品溶液的制备　取祛痰止咳颗粒10袋，研细，取约16 g，精密称定，置具塞锥形瓶中，精密加入甲醇100 mL，密塞，称定质量，超声处理（功率360 W，频率35 kHz）30 min，放冷，再称定质量，用甲醇补足减失的质量，摇匀，滤过，精密量取续滤液50 mL，减压回收溶剂至干，残渣加水约5 mL溶解，定量转移至固相萃取小柱（填料：C_{18}，规格：6 mL/500 mg），加水20 mL分次淋洗，淋洗液弃去，再用甲醇20 mL分次洗脱，收集洗脱液，减压回收溶剂至干，残渣定量加入甲醇2 mL，使完全溶解，用0.45 μm微孔滤膜滤过，备用。

（3）测定法　分别精密吸取各对照品溶液、混合对照品溶液及成品供试品溶液适量，注入液相色谱仪，依法测定，结果如下（图5-15、图5-16）。利用DAD检测器，采用色谱峰五点光谱扫描法对指纹图谱中主要峰进行峰纯度检查，结果显示各主要峰纯度较高。在260 nm下，8号峰（出峰时间36 min）为金丝桃苷，12号峰（出峰时间43 min）为槲皮苷，15号峰（出峰时间52 min）为槲皮素，16号峰（出峰时间56 min）为木犀草素，18号峰（出峰时间63 min）为芹菜素，20号峰（出峰时间84 min）为芫花素。

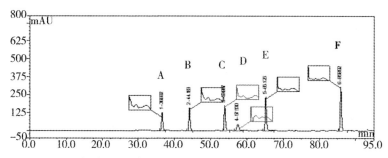

A. 金丝桃苷　B. 槲皮苷　C. 槲皮素　D. 木犀草素　E. 芹菜素　F. 芫花素

图5-15　混合对照品色谱图及光谱图

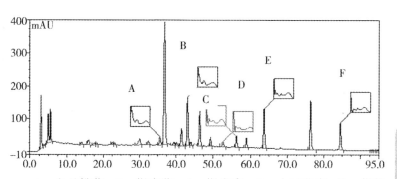

A. 金丝桃苷　B. 槲皮苷　C. 槲皮素　D. 木犀草素　E. 芹菜素　F. 芫花素

图5-16　祛痰止咳颗粒色谱图及光谱图

2. 祛痰止咳颗粒化学成分RRLC/MS/MS分析

（1）RRLC/MS/MS分析条件　色谱柱：Agilent ZORBAX Eclipse XDB-C$_{18}$（4.6 mm × 50 mm，1.8 μm）；流动相：0.25%甲酸（A）-甲醇（B）；梯度洗脱：0～30 min，25% B；30～65 min，25%～75% B；进样量：5 μL，流速：0.5 mL/min。质谱检测器的工作参数：ESI离子源，负离子模式，数据采集范围m/z 100～1 000，气化室温度350 ℃，雾化气（N$_2$）体积流量13 L/min

（图5-17）。

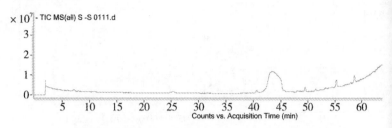

图5-17　负离子模式下祛痰止咳颗粒成品总离子流图（TIC）

（2）主要成分的基峰色谱图　从祛痰止咳颗粒中11个含量较大成分的基峰色谱图（图5-18），对其成分进行推测（表5-11）。

表5-11　推测成分

保留时间（min）	［M-H］⁻	推测成分
15	463	金丝桃苷
17	463	异槲皮苷
25	445	芹菜素类衍生物
30	447	槲皮苷
41	577	芫根苷
43	301	槲皮素
45	285	木犀草素
49	593	椴苷
50	269	芹菜素
55	299	羟基芫花素
59	283	芫花素

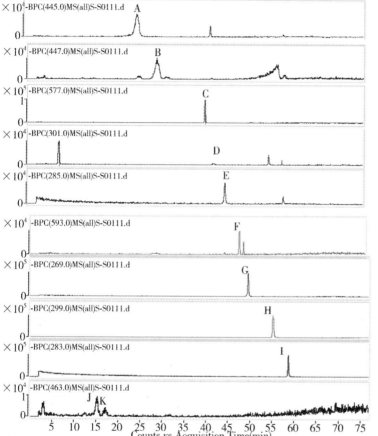

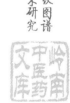

A．芹菜素衍生物　B．槲皮苷　C．芫根苷　D．槲皮素　E．木犀草素　F．椴苷　G．芹菜素　H．羟基芫花素　I．芫花素　J．金丝桃苷　K．异槲皮苷

图5-18　祛痰止咳颗粒中11个成分的基峰色谱图

（3）主要成分子离子扫描　将以上11个物质进行子离子扫描（图5-19），根据质谱裂解碎片结果，进一步推断成分。

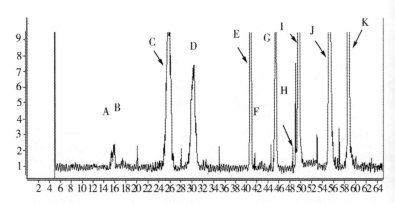

A. 芹菜素衍生物　B. 槲皮苷　C. 芫根苷　D. 槲皮素　E. 木犀草素　F. 椴苷　G. 芹菜素　H. 羟基芫花素　I. 芫花素　J. 金丝桃苷　K. 异槲皮苷

图5-19　负离子模式下祛痰止咳颗粒样品子离子扫描TIC图

1）确证的化学成分有如下7个（有对照品）

化合物1：保留时间为15 min，准分子离子峰m/z 463［M-H］⁻，299.8为失去一个半乳糖的槲皮素苷元碎片的离子峰［（M-H）-162］⁻，结合文献[1]推断其为槲皮素-3-O-半乳糖苷，且与对照品数据一致，确证为金丝桃苷。

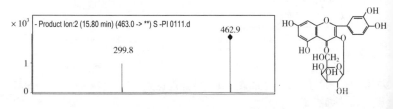

化合物2：保留时间为17 min，准分子离子峰m/z 463［M-H］⁻，299.6为失去一个葡萄糖基的槲皮素苷元碎片的离子峰［（M-H）-162］⁻，结合文献[1]推断其为槲皮素-3-O-葡萄糖苷，且与对照品数据一致，确证为异槲皮苷。

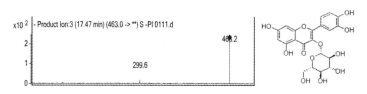

化合物4：保留时间为30 min，准分子离子峰m/z 447 ［M-H］⁻，301.0为失去一个鼠李糖基的槲皮素苷元碎片的离子峰［（M-H）-146］⁻，结合文献[1]推断其为槲皮素-3-O-鼠李糖苷，且与对照品数据一致，确证为槲皮苷。

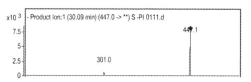

化合物 6：保留时间为43 min，准分子离子峰m/z 301 ［M-H］⁻，结合文献[1]推断其为槲皮素，且与对照品数据一致，确证为槲皮素。

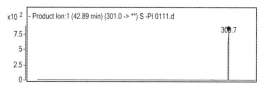

化合物 7：保留时间为45 min，准分子离子峰m/z 285 ［M-H］⁻，结合文献[2]推测其为木犀草素，且与对照品数据一致，确证为木犀草素。

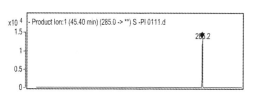

化合物 9：保留时间为50 min，准分子离子峰m/z 269 ［M－H］⁻，m/z 224.9为失去一个CO_2产生的碎片离子峰 ［（M－H）－44］，m/z 269通过RDA反应产生m/z 151和m/z 117 的碎片离子，结合文献[2]推断其为芹菜素，且与对照品数据一致，确证为芹菜素。

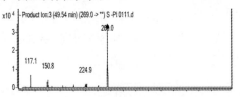
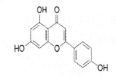

化合物 11：保留时间 59 min，准分子离子峰m/z 283 ［M－H］⁻，268.0为失去一个CH_3产生的碎片离子峰 ［（M－H）－15］，结合文献[3]推断其为芫花素，且与对照品数据一致，确证为芫花素。

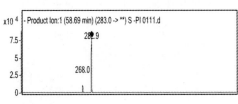

2）指证的化学成分有如下4个（无对照品）

化合物3：保留时间为25 min，准分子离子峰m/z 445 ［M－H］⁻，268.9为失去一个葡萄糖醛酸基的芹菜素苷元碎片的离子峰 ［（M－H）－176］⁻，结合文献[4]推断其为芹菜素–7–O–β–D–葡萄糖醛酸苷。

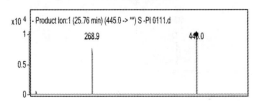

化合物 5：保留时间为41 min，准分子离子峰m/z 577〔M-H〕⁻，283.1为失去一个木糖-葡萄糖基的芫花素苷元碎片的离子峰〔（M-H）-294〕⁻，结合文献[3]推断为芫花素-5-O-β-D-木糖-（1→6）-β-D-葡萄糖苷，即芫根苷。

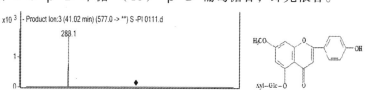

化合物 8：保留时间为49 min，准分子离子峰m/z 593〔M-H〕⁻，285.3为失去一个3-O-β-D-（6″-p-香豆酰）-吡喃葡萄糖基的山柰酚苷元碎片的离子峰〔（M-H）-308〕⁻，结合文献[5]推断为山柰酚-3-O-β-D-（6″-p-香豆酰）-吡喃葡萄糖葡萄糖苷，即椴苷（tiliroside）。

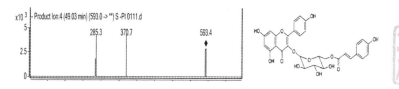

化合物 10：保留时间 55 min，准分子离子峰m/z 299〔M-H〕⁻，284.1为失去一个CH₃产生的碎片离子峰〔（M-H）-15〕⁻，结合文献[2]推断为羟基芫花素。

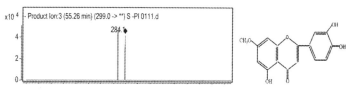

（4）成品和混合对照品溶液MRM扫描、峰确证 根据PI图得出11个主要成分的质谱裂解碎片，对成品和混合对照品做多

反应监测。混合对照品中含有金丝桃苷、异槲皮苷、槲皮苷、槲皮素、木犀草素、芹菜素、芫花素，通过对照品的保留时间以及母离子、碎片离子峰，对前面推测的部分成分做进一步验证（图5-20）。

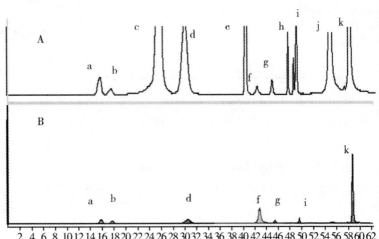

a. 金丝桃苷　b. 异槲皮苷　c. 芹菜素葡萄糖醛酸苷　d. 槲皮苷　e. 芫根苷　f. 槲皮素　g. 木犀草素　i. 橙苷　j. 芹菜素　k. 芫花素

图5-20　祛痰止咳颗粒成品MRM图（A）和混合对照品MRM图（B）

（五）成品与原料药材的相关性研究

1. 供试品溶液的制备

（1）成品供试品溶液的制备　取祛痰止咳颗粒样品16 g，精密称定，置具塞锥形瓶中，精密加入甲醇100 mL，称重，超声30 min，放冷后补重，摇匀，滤过，精密量取续滤液50 mL，减压回收溶剂至干，残渣加水约5 mL溶解，定量转移至固相萃取小柱（填料：C_{18}；规格：6 mL/500 mg），加水

20 mL分次淋洗，淋洗液弃去，再用甲醇20 mL分次洗脱，收集洗脱液，减压回收溶剂至干，残渣定量加入甲醇2 mL，使完全溶解，用0.45 μm微孔滤膜滤过，作为成品供试品溶液（4 g/mL）。

（2）药材供试品溶液的制备　取紫花杜鹃、芫花、党参、甘遂药材粗粉，取样量分别为20 g，1.33 g，4 g，1.33 g。按生产工艺的制法提取后，溶液减压蒸干，精密加入10 mL水溶解，定量吸取5 mL，转移置C$_{18}$小柱，用20 mL水洗涤，20 mL甲醇洗脱，收集甲醇洗脱液，减压蒸干，定量吸取2 mL甲醇溶解，用0.45 μm的微孔滤膜滤过，作为药材供试品溶液，备用。

（3）阴性供试品溶液的制备　分别取缺紫花杜鹃、缺芫花、缺党参、缺甘遂的阴性供试品，按"成品供试品溶液的制备"方法操作，即得。

2. 成品与紫花杜鹃药材相关性考察　祛痰止咳颗粒与紫花杜鹃对应的峰有3个（图5-21至图5-23），色谱峰归属如下（表5-12）。

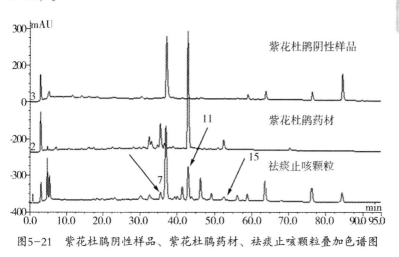

图5-21　紫花杜鹃阴性样品、紫花杜鹃药材、祛痰止咳颗粒叠加色谱图

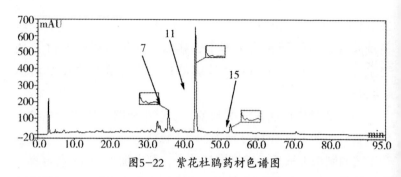

图5-22 紫花杜鹃药材色谱图

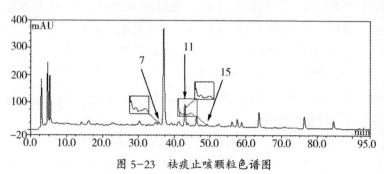

图5-23 祛痰止咳颗粒色谱图

表5-12 祛痰止咳颗粒指纹图谱与紫花杜鹃药材对应的色谱峰

峰号	保留时间（min）	色谱峰归属
7	36	金丝桃苷
11	43	槲皮苷
15	52	槲皮素

3．成品与芫花药材相关性考察 祛痰止咳颗粒与芫花对应的峰有9个（图5-24至图5-26），色谱峰归属如下（表5-13）。

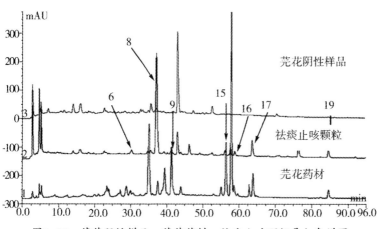

图5-24 芫花阴性样品、芫花药材、祛痰止咳颗粒叠加色谱图

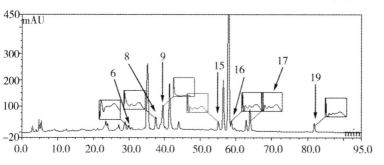

图5-25 芫花药材色谱图

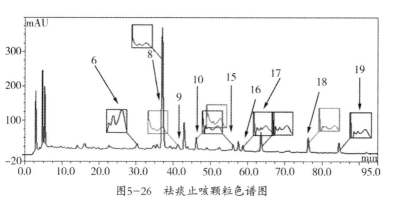

图5-26 祛痰止咳颗粒色谱图

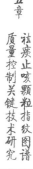

表5-13　祛痰止咳颗粒指纹图谱与芫花药材对应的色谱峰

峰号	保留时间（min）	色谱峰确证
6	30	
8	37	芹菜素-7-O-β-D-葡萄糖醛酸苷
9	40	
10	47	芫根苷
15	56	木犀草素
16	58	椴苷
17	63	芹菜素
18	76	羟基芫花素
19	84	芫花素

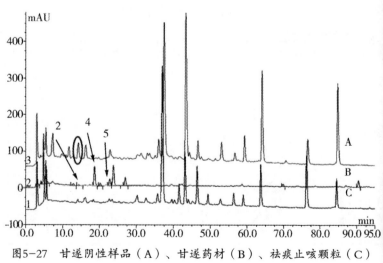

图5-27　甘遂阴性样品（A）、甘遂药材（B）、祛痰止咳颗粒（C）
　　　　叠加色谱图

4. 成品与甘遂药材相关性考察　成品与甘遂药材对应的峰有3个（图5-27至图5-29，表5-14），其中2号峰为甘遂与党参药材的共有峰（图5-30）。

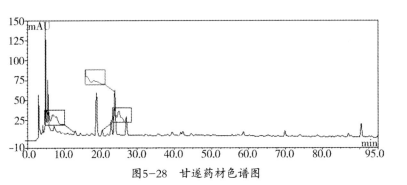

图5-28　甘遂药材色谱图

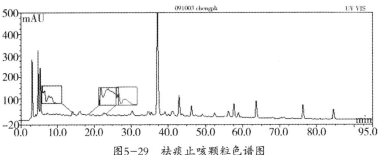

图5-29　祛痰止咳颗粒色谱图

表5-14　祛痰止咳颗粒指纹图谱与甘遂药材对应的色谱峰

峰号	保留时间（min）
2	14
4	19
5	23

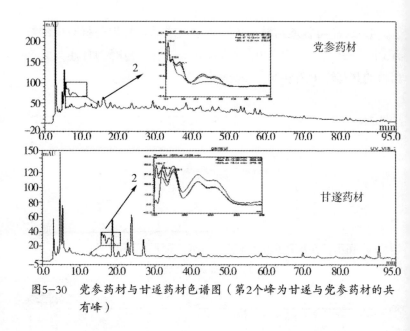

图5-30　党参药材与甘遂药材色谱图（第2个峰为甘遂与党参药材的共有峰）

（六）成品与半成品的相关性考察

12批祛痰止咳颗粒成品、半成品HPLC指纹图谱检测结果如下（图5-31）。利用"中药色谱指纹图谱相似度评价系统"进行评价，每批成品与半成品之间具有良好的相关性。因此，应用指纹图谱质量控制关键技术可以监控该产品的生产工艺过程。

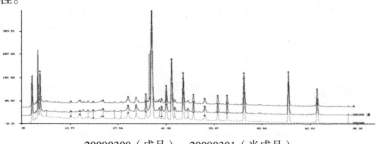

20090308（成品）、20090301（半成品）

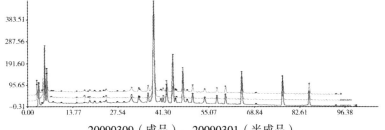

20090309（成品）、20090301（半成品）

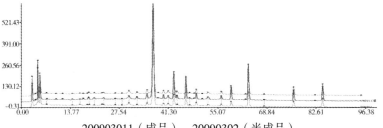

200903011（成品）、20090302（半成品）

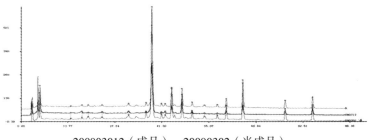

200903012（成品）、20090302（半成品）

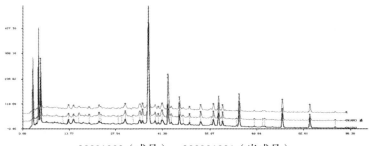

20091003（成品）、200901001（半成品）

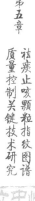

20091004（成品）、200901001（半成品）

20091005（成品）、200901001（半成品）

20091006（成品）、200901002（半成品）

20091007（成品）、200901002（半成品）

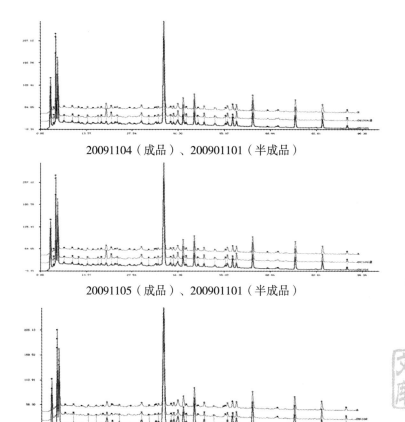

20091104（成品）、200901101（半成品）

20091105（成品）、200901101（半成品）

20091108（成品）、200901102（半成品）

图5-31　12批祛痰止咳颗粒成品与半成品的相关性

（七）成品、半成品HPLC指纹图谱相似度评价

应用"中药色谱指纹图谱相似度评价系统"对12批成品和相应的半成品进行相似度评价，结果如下（图5-32、图5-33、表5-15、表5-16）。12批成品间的相似系数＞0.90，6批半成品间的相似系数也＞0.90，证明祛痰止咳颗粒的生产工艺稳定，产

品均一性好。

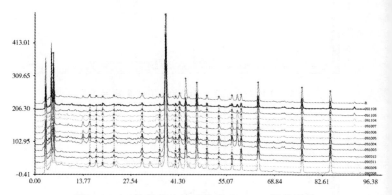

图5-32　12批祛痰止咳颗粒成品HPLC指纹图谱

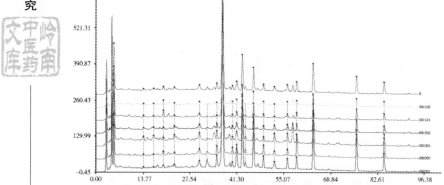

图5-33　6批祛痰止咳颗粒半成品HPLC指纹图谱

表5-15　12批祛痰止咳颗粒成品指纹图谱相似度评价表

	090308	090309	090311	090312	091003	091004	091005	091006	091007	091104	091105	091108	对照指纹图谱
090308	1.000	0.906	0.963	0.896	0.932	0.932	0.931	0.936	0.922	0.912	0.938	0916	0.956
090309	0.906	1.000	0.952	0.998	0.898	0.896	0.894	0.905	0.887	0.900	0.947	0.921	0.944
090311	0.963	0.952	1.000	0.943	0.960	0.960	0.959	0.967	0.951	0.948	0.981	0.954	0.983
090312	0.896	0.998	0.943	1.000	0.895	0.893	0.891	0.902	0.885	0.901	0.943	0.922	0.940
091003	0.932	0.898	0.960	0.895	1.000	0.998	0.998	0.998	0.998	0.990	0.977	0.979	0.991
091004	0.932	0.896	0.960	0.893	0.998	1.000	1.000	0.999	0.998	0.989	0.977	0.980	0.991
091005	0.931	0.894	0.959	0.891	0.998	1.000	1.000	0.999	0.998	0.990	0.977	0.980	0.990
091006	0.936	0.905	0.967	0.902	0.998	0.999	0.999	1.000	0.998	0.989	0.982	0.980	0.993
091007	0.922	0.887	0.951	0.885	0.998	0.998	0.998	0.998	1.000	0.991	0.973	0.981	0.987
091104	0.912	0.900	0.948	0.901	0.990	0.977	0.990	0.989	0.991	1.000	0.981	0.992	0.986
091105	0.938	0.947	0.981	0.943	0.977	0.980	0.977	0.982	0.973	0.981	1.000	0.990	0.992
091108	0.916	0.921	0.954	0.922	0.979	0.980	0.980	0.980	0.981	0.992	0.990	1.000	0.985
对照指纹图谱	0.956	0.944	0.983	0.940	0.991	0.991	0.990	0.993	0.987	0.986	0.992	0.985	1.000

表5-16   6批祛痰止咳颗粒半成品指纹图谱相似度评价表

	090301	090302	091001	091002	091101	091102	对照指纹图谱
090301	1.000	0.971	0.956	0.963	0.938	0.939	0.979
090302	0.971	1.000	0.952	0.967	0.953	0.960	0.984
091001	0.956	0.952	0.996	0.996	0.973	0.974	0.989
091002	0.963	0.967	1.000	1.000	0.983	0.984	0.995
091101	0.938	0.953	0.983	0.983	1.000	0.996	0.983
091102	0.939	0.960	0.984	0.984	0.996	1.000	0.985
对照指纹图谱	0.979	0.984	0.995	0.995	0.983	0.985	1.000

第三节 总 结

1．本研究构建了祛痰止咳颗粒指纹图谱质量控制关键技术，方法学研究表明：该技术稳定可靠、重现性好，弥补了现行质量标准的不足，为该产品的质量监控提供了有效手段。

2．本研究采用二元线性梯度洗脱，在同一波长下检出19个共有色谱峰，能同时检出祛痰止咳颗粒中紫花杜鹃、芫花、甘遂、党参4味药材；并采用RRLC/MS/MS 及HPLC-DAD鉴定出指纹图谱中11个化学成分。建立的指纹图谱可以全面监控原料药材、半成品和成品的质量。

3．祛痰止咳颗粒成品、半成品HPLC指纹图谱相似度评价结果表明：成品与相对应的半成品之间具有很好的相关性；不同批成品间的相似系数＞0.90，不同批半成品间的相似系数也＞0.90，证明祛痰止咳颗粒的生产工艺稳定，产品均一性好。指纹图谱质量控制关键技术，能够解决半成品、成品的批间一致性及稳定性问题，并对生产工艺进行实时监控，从而保障成品的安全性和有效性。

参考文献

［1］黄辉强，冯毅凡，芮雯. 紫花杜鹃中黄酮类成分的UPLC/Q-TOF-MS分析［J］. 中国中药杂志，2009，34（7）：875-878.

［2］王彩芳，李娆娆，黄兰岚，等. 芫花化学成分研究［J］. 中药材，2009，32（4）：508-511.

［3］石枫，郑维发. 芫花根的酚类成分及其免疫调节活性［J］. 徐州师范大学学报，2004，22（4）：34-39.

［4］朱华，肖建波，邹登峰. 硅胶柱色谱/RP-HPLC/LC-ESI-MS分离纯化鉴定拳卷地钱中芹菜素-7-O-β-D-葡萄糖醛酸苷［J］. 中医药学刊，2005，23（1）：20-22.

［5］曾毅梅，肖洁，王金辉. 芫花醋炙品中黄酮类成分的分离与鉴定［J］. 沈阳药科大学学报，2009，26（5）：353-356.

（本章实验人员：苏薇薇、王晓东、郑文燕、沈艺、彭维、吴忠、李镜友）

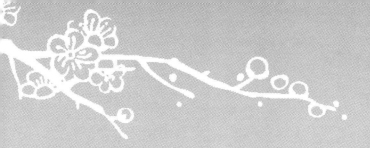

第六章
复方扭肚藤胶囊
指纹图谱质量控制
关键技术研究

第一节　研　究　概　述

复方扭肚藤胶囊是由扭肚藤、火炭母、石榴皮3味药材组成的复方制剂。其成品化学成分复杂，需要建立一个有效的方法对3味原料药材进行全面、系统的检测，并且监控半成品、成品的质量，从而保证复方扭肚藤胶囊生产工艺的稳定及质量均一。另外，药效学实验表明，复方扭肚藤胶囊对于治疗急性胃肠炎、消化不良所引起的腹泻、腹痛疗效显著，但其药效物质基础并不明确，有必要开展研究。

本研究采用高效液相色谱法对复方扭肚藤胶囊成品进行了分析，对不同的提取方法、流动相、洗脱梯度、色谱柱、检测波长、仪器等条件进行了筛选和优化，完成了系统的方法学考察，建立了成品HPLC指纹图谱质量控制关键技术。该法采用线性梯度洗脱，其精密度、重复性、稳定性均好，能同时检出复方中全部3味药材，从色谱峰的特征和相似度结果可以准确反映其质量的优劣。同时，本研究还考察了成品与半成品、成品与原料药材之间的相关性，能全面监控原料药材、半成品和成品的质量，能监控生产工艺的稳定性。

在建立指纹图谱的基础上，根据复方扭肚藤胶囊的配方，按正交试验设计组成药味及药量配比不同的9个处方，进行药效学试验（止泻试验和镇痛试验）；同时对这些处方进行HPLC指纹图谱研究，将所得的指纹图谱特征和药理试验数据进行回归分析，寻找复方扭肚藤胶囊中与药效相关的有效组分群。本研究为探索复方中药药效物质基础提供了思路。

第二节 复方扭肚藤胶囊指纹图谱研究

【实验材料】

1. 样品 投料药材经中山大学廖文波教授鉴定，确定为蓼科植物火炭母（*Polygonum chinense* L.）的枝叶、木犀科植物扭肚藤（*Jasminum amplexiaule* Buch. –Ham.）的枝叶、石榴科植物石榴（*Punica granatum* L.）的干燥果皮；成品、半成品由中山大学广州现代中药质量研究开发中心提供（表6-1）。

表6-1 复方扭肚藤胶囊成品、半成品及对应原料药材

批号	成品	半成品	火炭母	扭肚藤	石榴皮
06040801	+	+	060308	060308	060308
06040802	+	+	060308	060308	060308
06041001	+	+	060310	060310	060310
06041002	+	+	060310	060310	060310
06041101	+	+	060311	060311	060311
06041102	+	+	060311	060311	060311

注："+"表示有该批号的成品或半成品

2. 仪器 美国Dionex公司高效液相色谱仪（ASI-100自动进样器、ATH-585柱温箱、P680四元梯度泵、PDA-100检测器）；日本东京理化公司旋转蒸发仪（N-1000）；美国Elma

公司超声波清洗器（T660/H）；瑞士Sartorius公司电子分析天平（BP211D，ALC-210.4）；美国Millipore公司超纯水器（Simplicity 185 personal）；色谱柱（Merck Lichrospher Rp-18e：5 μm，250 mm×4.0 mm）。

3. 试药　槲皮苷对照品（供含量测定用，111538-200），中国药品生物制品检定所提供；没食子酸对照品（供含量测定用，110831-950），中国药品生物制品检定所提供；东莨菪素（HPLC检测纯度＞98.0%，84792-2021719），Fluka公司提供；异槲皮苷（HPLC检测纯度＞95%，自制）；液相色谱所用试剂均为色谱纯，其余所用试剂均为分析纯，水为超纯水。

【实验部分】

（一）复方扭肚藤胶囊HPLC指纹图谱的构建

1. 色谱条件与系统适用性试验　色谱柱：Merck Lichrospher RP-18e（5 μm，250 mm×4.0 mm）；流动相：磷酸水溶液（pH=3.0）-乙腈；线性梯度为T（min）：0～130，磷酸水溶液（pH=3.0）（%）：98～72，乙腈（%）：2～28；检测波长：280 nm；流速：1.0 mL/min；柱温：30 ℃。

2. 对照品溶液的制备　精密称取各种对照品适量，加乙腈使溶解，分别制成如下浓度的对照品溶液：没食子酸（1 mg/mL）、东莨菪素（1 mg/mL）、异槲皮苷（1 mg/mL）、槲皮苷（1 mg/mL）。

3. 成品、半成品、原料药材供试品溶液的制备　精密称取样品2.0 g，用甲醇20 mL超声提取3次（功率360 W，频率35 kHz），每次20 min，滤过，滤液移至梨形瓶减压回收溶剂至干，用甲醇2 mL溶解样品上固相萃取小柱，用甲醇分次洗脱，洗脱液收集至10 mL容量瓶中，用甲醇定容至10 mL，作为供试品溶液。用0.45 μm的微孔滤膜滤过，备用。

4. 测定法　精密吸取上述样品溶液各20 μL，进样，按上述色谱条件测定，获得指纹图谱共有模式（图6-1）。归属于火炭母的色谱峰共有12个，其中6个专属性好；归属于扭肚藤的色谱峰有9个，专属性均良好；归属于石榴皮的色谱峰共有9个，其中3个专属性好（表6-2）。

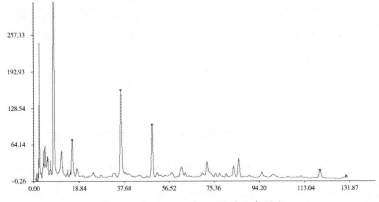

图6-1　成品HPLC指纹图谱共有模式

表6-2　成品HPLC指纹图谱峰的归属

峰号	保留时间（min）	纯否	归属药材			色谱峰确证名称
			火炭母	扭肚藤	石榴皮	
1	5	+		√		
2	6	−	√			
3	7	−	√			
4	9	+	√		√	没食子酸
5	11	+			√	
6	16	+		√		
7	18	−		√		

峰号	保留时间（min）	纯否	归属药材			色谱峰确证名称
			火炭母	扭肚藤	石榴皮	
8	25	+		√		
9	26	+			√	
10	37	+	√		√	
11	43	−	√		√	
12	50	+	√		√	
13	51	−	√		√	
14	55	−			√	
15	57	+		√		东莨菪素
16	61	+		√		
17	70	+	√			
18	72	+	√		√	
19	75	+	√			异槲皮苷
20	83	+	√			
21	86	+	√			槲皮苷
22	95	+		√		
23	100	−		√		
24	119	+		√		

（二）方法学研究

1. 供试品溶液制备方法的选择

（1）提取溶剂的选择　根据药材中主要成分的溶解性（表6-3），采用醇类溶液进行提取。经实验比较，采用甲醇作溶剂比乙醇作溶剂提取更为完全，而且甲醇提取杂质相对较少（图

6-2、图6-3），故采用甲醇为提取溶剂。

表6-3 各成分的溶解性

成分	溶解性
黄酮类（火炭母、石榴皮）	易溶于甲醇、乙醇、乙酸乙酯，难溶于石油醚、苯、氯仿
鞣质（石榴皮）	易溶于水、甲醇、乙醇、丙酮，难溶于乙醚、氯仿
裂环环烯醚萜苷类（扭肚藤）	易溶于甲醇、乙醇、正丁醇，难溶于苯、氯仿、乙醚

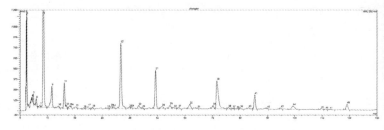

图6-2 甲醇提取的复方扭肚藤成品色谱图

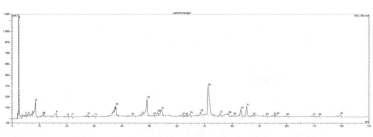

图6-3 乙醇提取的复方扭肚藤成品色谱图

（2）提取方法的选择　为了最大限度地保留成品中的化学成分，对甲醇回流提取和甲醇超声提取进行了比较，结果表明：两者得到的色谱图基本一致（图6-4、图6-5），但超声法操作简单，所需时间少，故决定采用超声法。

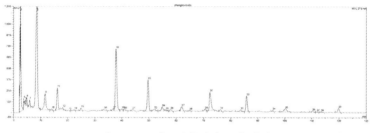

图6-4　甲醇回流提取成品色谱图

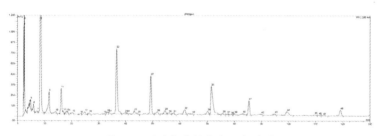

图6-5　甲醇超声提取成品色谱图

（3）提取条件的优化　采用正交试验（三因素三水平）对提取条件进行优化。考察甲醇用量、提取时间、超声次数对提取效果的影响。因素水平安排及正交试验结果如下（表6-4、表6-5）。通过直观分析法可以得出，采用20倍量体积的甲醇，超声3次，每次20 min为最优结果。

表6-4　因素水平表

水平	因素	甲醇量（倍）	提取时间（min）	超声次数
	符号	V	T	p
1		V_1（10）	T_1（10）	p_1（1）
2		V_2（20）	T_2（20）	p_2（2）
3		V_3（30）	T_3（30）	p_3（3）

表6-5　正交试验设计及结果

实验号	溶液体积（倍）	超声时间（min）	超声次数（次）	总峰面积（Ao）
1	10	10	1	1 153.040
2	10	20	2	1 386.593
3	10	30	3	1 594.027
4	20	10	2	1 520.120
5	20	20	3	1 664.227
6	20	30	1	1 342.885
7	30	10	3	1 618.542
8	30	20	1	1 352.743
9	30	30	2	1 459.654
K_1	4 133.661	4 291.703	3 848.668	
K_2	4 527.233	4 403.563	4 366.368	
K_3	4 430.939	4 396.567	4 876.796	
$K_1/3$	1 377.887	1 430.568	1 282.889	
$K_2/3$	1 509.078	1 467.854	1 455.456	
$K_3/3$	1 476.980	1 465.522	1 625.599	
R	131.190 6	37.286 87	342.709 4	
最佳	A2	B2	C3	

（4）纯化方法的选择　研究发现，提取的供试品溶液中有絮状不溶沉淀，这些絮状沉淀进样后会堵塞色谱柱，故需对提取液进行纯化。对乙酸乙酯液液萃取和C_{18}固相萃取进行了比较，结果发现：使用乙酸乙酯进行液液萃取，由于乳化现象严重使得各个主要成分回收率低，而固相萃取法净化效果好，回收率高，重现性好（图6-6），因此决定采用C_{18}固相萃取小柱进行纯化。

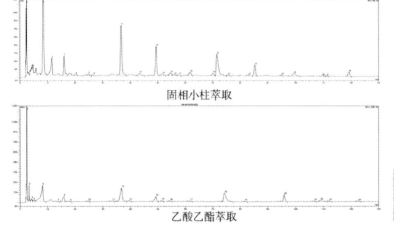

固相小柱萃取

乙酸乙酯萃取

图6-6　2种萃取方法的比较

2. 色谱条件的选择

（1）流动相及梯度的选择　实验中曾使用乙腈-磷酸水溶液（pH=3.0）系统、乙腈-水系统、甲醇-磷酸水溶液（pH=3.0）系统，结果表明：在乙腈-水系统下，许多峰丢失；在乙腈-磷酸水溶液（pH=3.0）系统下，峰分离度良好，基线平稳（图6-7）；在甲醇-磷酸水溶液（pH=3.0）系统下［液相条件为0～130 min：甲醇4%～60%，磷酸水溶液（pH 3.0）：96%～40%］，柱压曾一度上升至250 Pa，为防止高柱压对色谱柱的伤害，不适宜采用该系统。综上考虑，最终采用乙腈–磷酸水溶液（pH=3.0）系统。采用线性梯度，能得到较好分离。

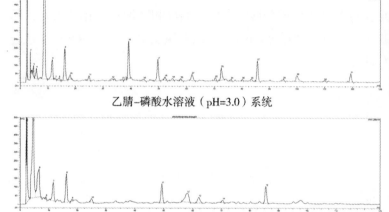

乙腈–磷酸水溶液（pH=3.0）系统

乙腈–水系统

图6-7　不同流动相分离效果比较

（2）色谱柱的选择　黄酮类、裂环环烯醚萜苷类和东莨菪素等成分一般在ODS柱（C_{18}反相柱）上能得到很好的分离，故选用ODS柱即可。

（3）检测波长的选择　对各味药材共有峰进行紫外扫描，结果如下（图6-8）。综合考虑，选择280 nm作为检测波长。在该检测波长下各色谱峰的高度较适中，且各峰分离度好。

（4）峰纯度检查及主要色谱峰的归属　利用DAD检测器，采用色谱峰五点光谱扫描法对指纹图谱中主要峰进行峰纯度检查。结果显示：各主要峰纯度较高；通过吸收曲线的比较定性，4号峰为没食子酸，15号峰为东莨菪素，19号峰为异槲皮苷，21号峰为槲皮苷（图6-9）。

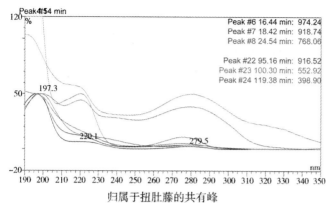

Peak#154 min

Peak #6 16.44 min: 974.24
Peak #7 18.42 min: 918.74
Peak #8 24.54 min: 768.06

Peak #22 95.16 min: 916.52
Peak #23 100.30 min: 552.92
Peak #24 119.38 min: 398.90

归属于扭肚藤的共有峰

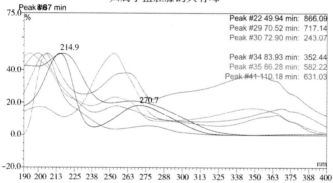

Peak#67 min

Peak #22 49.94 min: 866.09
Peak #29 70.52 min: 717.14
Peak #30 72.90 min: 243.07

Peak #34 83.93 min: 352.44
Peak #35 86.28 min: 582.22
Peak #41 110.18 min: 631.03

归属于火炭母的共有峰

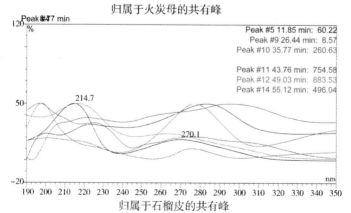

Peak#77 min

Peak #5 11.85 min: 60.22
Peak #9 26.44 min: 8.57
Peak #10 35.77 min: 260.63

Peak #11 43.76 min: 754.58
Peak #12 49.03 min: 883.53
Peak #14 55.12 min: 496.04

归属于石榴皮的共有峰

图6-8　主要色谱峰的紫外吸收光谱

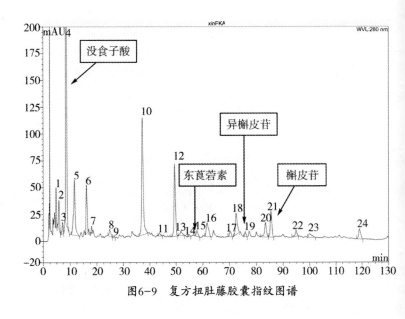

图6-9 复方扭肚藤胶囊指纹图谱

（三）方法学考察

1. 精密度试验 取同一批复方扭肚藤胶囊供试品溶液，连续进样6次，检测指纹图谱，采用"中药色谱指纹图谱相似度评价系统"进行评价，结果如下（图6-10、表6-6）。相似度＞

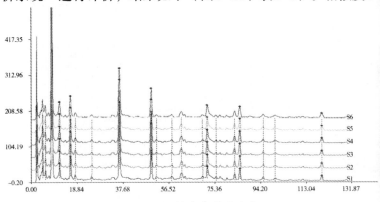

图6-10 精密度试验结果

表6-6 精密度试验相似度评价表

	S1	S2	S3	S4	S5	S6	对照指纹图谱
S1	1.000	0.990	0.990	0.994	0.994	0.994	0.996
S2	0.990	1.000	0.999	0.996	0.996	0.995	0.998
S3	0.990	0.999	1.000	0.996	0.996	0.995	0.998
S4	0.994	0.996	0.996	1.000	0.999	0.999	0.999
S5	0.994	0.996	0.996	0.999	1.000	1.000	0.999
S6	0.994	0.995	0.995	0.999	1.000	1.000	0.999
对照指纹图谱	0.996	0.998	0.998	0.999	0.999	0.999	1.000

0.99，表明精密度好。

2. 稳定性试验　取一个批号复方扭肚藤胶囊供试品溶液，分别在0 h，3 h，6 h，12 h，24 h，48 h进样，检测指纹图谱，采用"中药色谱指纹图谱相似度评价系统"进行评价，结果如下（图6-11、表6-7）。相似度均＞0.98，表明稳定性好。

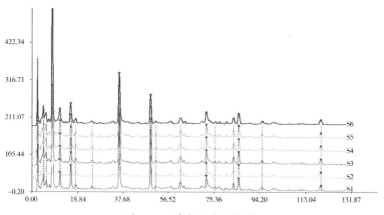

图6-11　稳定性试验结果

表6-7　稳定性试验相似度评价表

	0 h	3 h	6 h	12 h	24 h	48 h	对照指纹图谱
0 h	1.000	0.989	0.990	0.994	0.989	0.995	0.995
3 h	0.989	1.000	0.998	0.996	0.997	0.992	0.998
6 h	0.990	0.998	1.000	0.996	0.997	0.993	0.998
12 h	0.994	0.996	0.996	1.000	0.995	0.997	0.999
24 h	0.989	0.997	0.997	0.995	1.000	0.995	0.998
48 h	0.995	0.992	0.993	0.997	0.995	1.000	0.998
对照指纹图谱	0.995	0.998	0.998	0.999	0.998	0.998	1.000

3．重现性试验　取同一批复方扭肚藤胶囊6份，按供试品溶液制备方法制备，分别进样，检测指纹图谱，采用"中药色谱指纹图谱相似度评价系统"进行评价，结果如下（图6-12、表6-8）。相似度＞0.98，表明重现性好。

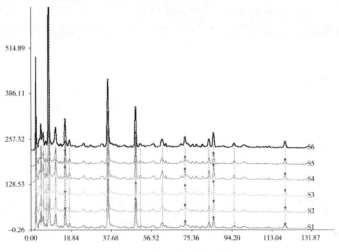

图6-12　重现性试验结果

表6-8　重现性试验相似度评价表

	S1	S2	S3	S4	S5	S6	对照指纹图谱
S1	1.000	0.998	0.989	0.992	0.990	0.992	0.996
S2	0.998	1.000	0.991	0.992	0.988	0.993	0.996
S3	0.989	0.991	1.000	0.998	0.992	0.998	0.998
S4	0.992	0.992	0.998	1.000	0.995	1.000	0.999
S5	0.990	0.988	0.992	0.995	1.000	0.994	0.996
S6	0.992	0.993	0.998	1.000	0.994	1.000	0.999
对照指纹图谱	0.996	0.996	0.998	0.999	0.996	0.999	1.000

（四）复方扭肚藤胶囊指纹图谱研究

1．样品测定　取复方扭肚藤胶囊6批，制备供试品溶液6份，依法进样分析，获得成品HPLC指纹图谱（图6-13）。

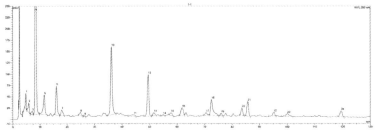

成品批号06040801

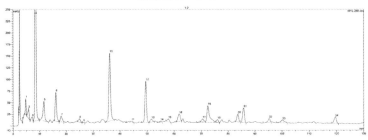

成品批号06040802

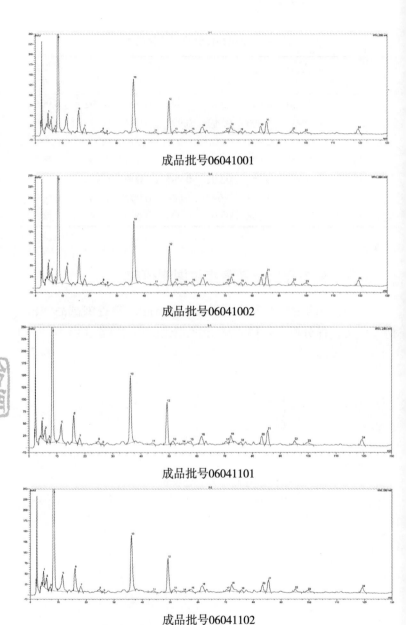

成品批号06041001

成品批号06041002

成品批号06041101

成品批号06041102

图6-13　复方扭肚藤胶囊成品HPLC指纹图谱

2．相似度评价　使用"中药色谱指纹图谱相似度评价系统"对指纹图谱进行比较，结果如下（图6-14、表6-9）。

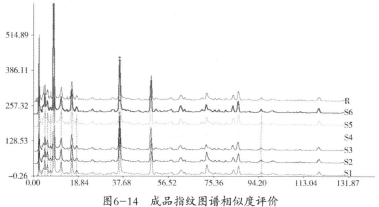

图6-14　成品指纹图谱相似度评价

表6-9　成品指纹图谱相似度评价表

	06040801	06040802	06041001	06041002	06041101	06041102	对照指纹图谱
06040801	1.000	0.946	0.921	0.919	0.944	0.923	0.956
06040802	0.946	1.000	0.974	0.972	0.990	0.968	0.990
06041001	0.921	0.974	1.000	0.999	0.975	0.993	0.991
06041002	0.919	0.972	0.999	1.000	0.973	0.992	0.990
06041101	0.944	0.990	0.975	0.973	1.000	0.982	0.993
06041102	0.923	0.968	0.993	0.992	0.982	1.000	0.991
对照指纹图谱	0.956	0.990	0.991	0.990	0.993	0.991	1.000

3．成品与对应药材的相关性考察　对复方扭肚藤胶囊、原料药材的指纹图谱进行比较，结果如下（图6-15至图6-17）。

237

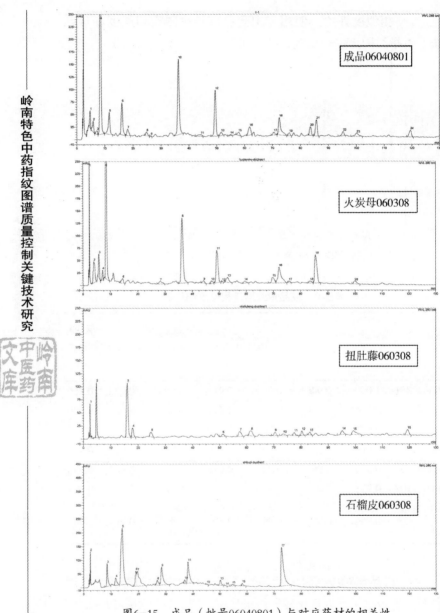

图6-15　成品（批号06040801）与对应药材的相关性

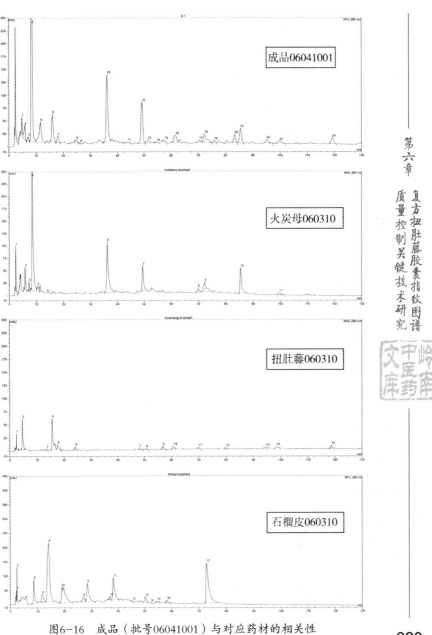

图6-16　成品（批号06041001）与对应药材的相关性

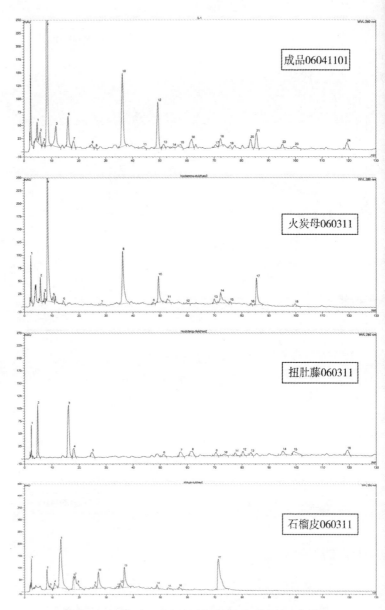

成品06041101

火炭母060311

扭肚藤060311

石榴皮060311

图6-17 成品（批号06041101）与对应药材的相关性

4. 成品与半成品的相关性考察 从同一批号成品和半成品HPLC指纹图谱可以看出，指纹特征一致（图6-18）。说明成品、半成品之间有很好的相关性，复方扭肚藤胶囊生产工艺稳定。

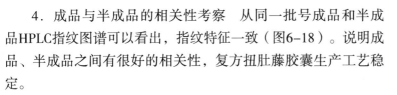

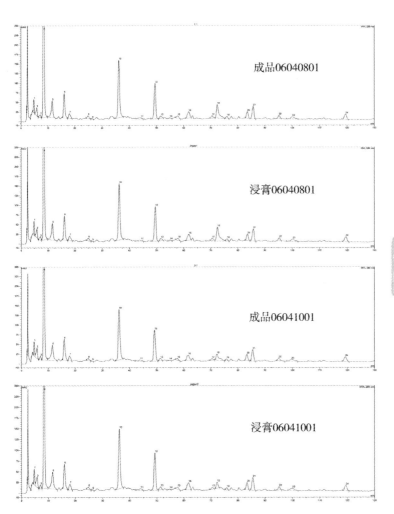

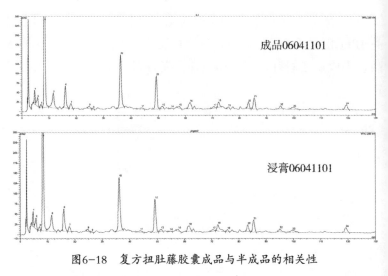

成品06041101

浸膏06041101

图6-18　复方扭肚藤胶囊成品与半成品的相关性

第三节　复方扭肚藤胶囊指纹
图谱与药效相关性研究

　　中药的化学成分是中药防治疾病的物质基础，复方中药的物质基础不是各单味药化学成分的简单相加，而是各种化学成分综合作用的结果[1]。本研究根据复方扭肚藤胶囊的配方，按正交试验组成9个药味及药量配比不同的处方，对这些处方进行HPLC分析和止泻、镇痛药效学试验，将所得的化学数据和药理数据进行相关性分析，寻找复方扭肚藤胶囊与药效相关的有效组分群。

一、药效学试验

复方扭肚藤胶囊具有清热利湿、收敛止痛的功效，用于治疗急性胃肠炎、消化不良引起的腹泻、腹痛。本研究选择止泻试验、镇痛试验2个药理模型，开展药效学研究。

（一）止泻试验

1. 实验动物　昆明种小鼠，SPF级，体重20 g±2 g，雌雄各半，由广东省医学实验动物中心提供（动物合格证号：粤监证字2005A012）。

2. 实验材料

（1）正交设计药液　按正交表中（表6-10、表6-11）所列的处方称取各味药材粉末，水煎煮提取。第一次加入20倍量水，提取1 h，过滤；滤渣加入18倍量水，继续提取1 h，过滤；滤渣再加入18倍量水，继续提取1 h，过滤；合并3次滤液，减压浓缩，浓缩液定容至100 mL，得正交设计1～9号药液。

表6-10　因素水平表

水平	因素		
	火炭母（g）	扭肚藤（g）	石榴皮（g）
1	0	0	0
2	12	12	4
3	24	24	8

表6-11　正交实验设计

序号	火炭母	扭肚藤	石榴皮
1	1（0 g）	1（0 g）	1（0 g）
2	1（0 g）	2（12 g）	2（4 g）
3	1（0 g）	3（24 g）	3（8 g）
4	2（12 g）	1（0 g）	2（4 g）
5	2（12 g）	2（12 g）	3（8 g）
6	2（12 g）	3（24 g）	1（0 g）
7	3（24 g）	1（0 g）	3（8 g）
8	3（24 g）	2（12 g）	1（0 g）
9	3（24 g）	3（24 g）	2（4 g）

（2）盐酸小檗碱阳性对照溶液　取盐酸小檗碱粉末0.1 g，用蒸馏水定容至10 mL，即得。

（3）腹可安阳性对照溶液　取广州中一药业有限公司生产的腹可安3片，去糖衣，用水溶解过滤，定容至25 mL，即得。

（4）复方扭肚藤样品溶液　取复方扭肚藤浸膏5 g，用水溶解过滤，定容至100 mL，即得。

3．方法　将昆明种小鼠随机分为12组，每组14只，雌雄各半。小鼠按组别的不同，以25 mL/kg的剂量灌服不同的药液；1 h后再用番泻叶浸出液按15 mL/kg灌胃；每只小鼠单笼观察，笼内下铺吸水纸进行湿粪计数，以湿粪排出次数的多少表示腹泻程度，及时更换吸水纸；记录各鼠灌胃后4 h内的湿粪总数，计算抑制率。

$$抑制率（\%）=\frac{空白组湿粪均数-试药组湿粪均数}{空白组湿粪均数}\times 100\%$$

4. 结果　止泻试验结果如下（表6-12）。

表6-12　止泻试验结果

组别	动物数（只）	$\overline{X} \pm S$	抑制率（%）
正交设计1组（空白组）	14	15.79 ± 4.023	0
正交设计2组	14	10.93 ± 2.841**	30.77
正交设计3组	14	9.93 ± 3.496 **	37.10
正交设计4组	14	10.71 ± 3.730**	32.13
正交设计5组	14	9.14 ± 3.978 **	42.08
正交设计6组	14	8.71 ± 4.531 **	44.80
正交设计7组	14	9.86 ± 4.111 **	37.56
正交设计8组	14	8.36 ± 2.845 **	47.06
正交设计9组	13	7.46 ± 4.274 **	52.73
复方扭肚藤药物组	14	6.43 ± 1.989 **	59.28
腹可安阳性对照组	14	9.07 ± 3.474 **	42.53
盐酸小檗碱阳性对照组	14	7.00 ± 3.063 **	55.66

注：*与空白组比较，$P<0.05$；**与空白组比较，$P<0.01$

（二）镇痛试验

1. 实验动物　与"（一）止泻试验"相同。

2. 实验材料

（1）正交设计药液　与"（一）止泻试验"相同。

（2）阿司匹林阳性对照溶液　取阿司匹林粉末300 mg，加蒸馏水溶解并定容至25 mL，即得。

（3）腹可安阳性对照溶液　与"（一）止泻试验"相同。

245

（4）复方扭肚藤样品溶液　与"（一）止泻试验"相同。

3．方法　将昆明种小鼠随机分为12组，每组14只，雌雄各半。小鼠按组别的不同，以25 mL/kg的剂量灌服不同的药液；30 min后每只小鼠腹腔注射0.6%醋酸溶液0.2 mL，记录小鼠30 min内扭体次数，计算镇痛率。

$$镇痛率（\%）=\frac{空白组扭体均数-试药组扭体均数}{空白组扭体均数}\times100\%$$

4．结果　镇痛试验结果如下（表6-13）。

表6-13　镇痛试验结果

样品数	动物数（只）	$\overline{X}\pm S$	抑制率（%）
正交设计1组（空白组）	14	29.14 ± 11.766	0
正交设计2组	14	16.00 ± 8.602**	45.10
正交设计3组	14	10.64 ± 7.001**	63.48
正交设计4组	14	18.07 ± 8.499**	37.99
正交设计5组	14	11.07 ± 5.757**	62.01
正交设计6组	14	9.07 ± 5.824 **	68.87
正交设计7组	14	12.86 ± 5.641**	55.88
正交设计8组	14	10.14 ± 6.826**	65.20
正交设计9组	14	8.57 ± 4.014 **	70.59
复方扭肚藤药物组	14	8.36 ± 5.183 **	71.32
腹可安阳性对照组	14	13.86 ± 8.839**	52.45
阿司匹林阳性对照组	14	8.86 ± 5.318 **	69.61

注：*与空白组比较，$P<0.05$；**与空白组比较，$P<0.01$

二、HPLC指纹图谱的构建

取正交设计1~9号药液，进样分析，获得其HPLC指纹图谱（图6-19）。色谱峰以X_n来表示，其中X_4为没食子酸，X_{15}为东莨菪素，X_{19}为异槲皮苷，X_{21}为槲皮苷。X_1~X_{24}号色谱峰的峰面积数据如下（表6-14）。

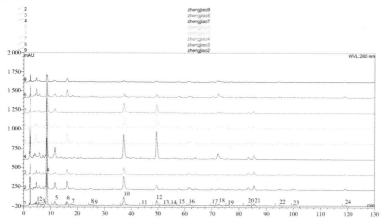

图6-19 复方扭肚藤正交设计药液HPLC指纹图谱

表6-14 正交设计1~9号处方样品HPLC指纹图谱数据（峰面积）

峰号	样品								
	1	2	3	4	5	6	7	8	9
X_1	0	13.918	27.036	0.000	11.121	30.367	0.000	12.779	24.448
X_2	0	4.942	13.379	9.936	19.473	4.372	25.749	9.046	17.234
X_3	0	0.000	0.000	4.830	2.052	5.114	13.305	8.272	6.088
X_4	0	43.756	79.997	143.408	183.852	99.609	200.789	179.876	263.831

岭南特色中药指纹图谱质量控制关键技术研究

峰号	样品								
	1	2	3	4	5	6	7	8	9
X_5	0	19.818	29.189	34.639	52.112	0.000	79.949	0.000	48.917
X_6	0	28.269	44.252	0.000	18.693	66.526	0.000	28.712	49.126
X_7	0	5.564	4.361	0.000	1.427	12.239	0.000	8.654	14.176
X_8	0	4.819	9.959	0.000	5.486	11.000	0.000	5.404	11.094
X_9	0	0.495	4.402	1.435	2.641	0.000	3.787	0.000	1.013
X_{10}	0	16.972	35.836	84.659	110.143	36.489	219.554	56.296	115.900
X_{11}	0	2.401	1.147	2.052	2.315	2.382	5.127	1.990	2.510
X_{12}	0	10.698	25.711	64.147	114.243	8.509	215.852	6.566	41.825
X_{13}	0	2.905	5.229	0.820	2.002	3.231	7.830	2.839	5.723
X_{14}	0	0.638	1.120	1.157	2.953	0.000	4.193	0.000	0.897
X_{15}	0	0.638	1.120	1.157	2.953	0.000	4.193	0.000	0.897
X_{16}	0	10.526	20.222	0.000	12.493	32.678	0.000	18.915	32.258
X_{17}	0	4.398	6.190	1.502	4.348	7.963	4.694	5.221	1.002
X_{18}	0	22.388	46.730	7.736	25.239	4.744	51.646	2.831	11.250
X_{19}	0	1.671	3.245	2.256	4.257	3.533	5.238	3.560	0.508
X_{20}	0	0.000	0.000	7.678	11.258	9.347	17.397	15.613	19.641
X_{21}	0	0.000	0.000	14.549	20.893	15.848	32.551	27.669	37.012
X_{22}	0	5.087	14.562	0.000	3.437	14.956	0.000	2.756	11.547
X_{23}	0	5.594	5.988	0.000	5.799	13.315	0.000	8.658	8.092
X_{24}	0	8.155	16.046	0.000	8.580	18.236	0.000	8.723	15.505

三、指纹图谱与药效相关性研究

对HPLC指纹图谱数据与药效学试验数据进行逐步回归分析，可以研究复方扭肚藤胶囊指纹图谱中的诸多色谱峰（多个自变量）与药效作用（一个因变量）之间的关系，从而寻找到复方扭肚藤胶囊中与药效有关的有效组分群。逐步回归法是一种常用的多元线性回归分析方法，采用"有进有出"的方式，从一个自变量开始，视各个自变量X对因变量Y作用的显著程度，将显著变量逐个引入回归方程，而原已引入的变量因后面引入的新变量而变得不显著时，则将其剔除，每一步都进行F检验，以保证方程中只包含显著变量。这个过程反复进行，直至既不能引入也不能剔除时，逐步回归完成，建立回归方程[2]。

（一）HPLC指纹图谱数据与镇痛试验数据的逐步回归分析

1．回归分析结果如下（表6-15）；回归方程为：$Y=$
0.002 414 X_4+0.008 606 X_6-0.010 5 X_{11}+0.451 X_{15}-0.243 X_{16}+0.024 41 X_{19}+0.031 25 X_{23}-0.000 02。

表6-15　逐步回归分析结果

模型**	R	R^2	Sig.
X_4**，X_6*，X_{11}*，X_{15}**，X_{16}**，X_{19}**，X_{23}**	1.000	1.000	0.002

注：*代表$P<0.05$，**代表$P<0.01$

2．从HPLC指纹图谱数据与镇痛试验数据的逐步回归分析结果可以看出，所得模型的R^2（决定系数）值为1.000，说明该模型回归直线的拟合优度是最好的，模型中包含的自变量与因变量之间的相关性很强。同时，方差分析结果表明，该模型达到了0.01的显著性水平，说明该回归模型是有意义的，回归方程成立。

3. 模型中包含7个自变量，分别为X_4，X_6，X_{11}，X_{15}，X_{16}，X_{19}，X_{23}，这些自变量T检验值的显著性水平表明它们的含量改变与镇痛药效的增减密切相关。这些色谱峰的归属如下：色谱峰X_6，X_{15}，X_{16}，X_{23}归属于扭肚藤；色谱峰X_4，X_{11}，X_{19}归属于火炭母；色谱峰X_4，X_{11}归属于石榴皮。其中X_{15}为已知成分东莨菪素，具有镇痛作用和抗炎作用。由此推断，扭肚藤含有的东莨菪素与复方扭肚藤胶囊的镇痛药效密切相关。

（二）HPLC指纹图谱数据与止泻试验数据的逐步回归分析

1. 回归分析结果如下（表6-16）；回归方程为：$Y=0.020\,85\,X_3+0.003\,37\,X_4+0.004\,571\,X_{13}-0.083\,2\,X_{20}+0.025\,56\,X_{21}+0.042\,18\,X_{23}-0.010\,9\,X_{24}+0.000\,03$。

表6-16　逐步回归分析结果

模型**	R	R^2	Sig.
X_3**，X_4**，X_{13}*，X_{20}*，X_{21}*，X_{23}**，X_{24}**	1.000	1.000	0.002

注：*代表$P<0.05$，**代表$P<0.01$

2. 从HPLC指纹图谱数据与止泻试验数据的逐步回归分析结果可以看出，所得模型的R^2值为1.000，这说明该模型回归直线的拟合优度是最好的，模型中包含的自变量与因变量之间的相关性很强。同时，方差分析结果表明，该模型达到了0.01的显著性水平，说明该回归模型是有意义的，回归方程成立。

3. 模型中包含7个自变量，它们为X_3，X_4，X_{13}，X_{20}，X_{21}，X_{23}，X_{24}，这些自变量T检验值的显著性水平表明，它们的含量改变与止泻药效的增减密切相关。这些色谱峰的归属如下：色谱峰X_{13}，X_{23}，X_{24}归属于扭肚藤；色谱峰X_3，X_4，X_{20}，X_{21}归属于火炭母；色谱峰X_4归属于石榴皮。其中X_4为已知成分没食子酸，没食子酸具有收敛、抗菌、保护肠胃等作用，这与复方扭肚藤胶囊止泻作用方向是一致的。

第四节　总　　结

1. 本研究构建了复方扭肚藤胶囊HPLC指纹图谱，对不同的提取方法、流动相、洗脱梯度、检测波长等条件进行了筛选和优化，完成了系统的方法学考察。该方法采用线性梯度洗脱，其精密度、重复性、稳定性均较好。应用"中药色谱指纹图谱相似度评价系统"对复方扭肚藤胶囊样品与共有模式指纹图谱进行相似度评价，依照相似系数可判断复方扭肚藤胶囊样品合格与否。

2. 本研究采用同一流动相系统，同时检测复方制剂中3种不同药材；并对复方扭肚藤胶囊成品与半成品指纹图谱相关性进行了考察，结果表明：成品、半成品之间有很好的相关性，说明复方扭肚藤胶囊的生产工艺稳定。

3. 本研究在中药复方谱效关系研究方面进行了有益尝试。

在构建复方扭肚藤胶囊HPLC指纹图谱的基础上，根据复方扭肚藤胶囊的配方，按正交试验设计组成药味及药量配比不同的9个处方，进行相关的药效学试验，通过回归分析寻找指纹图谱与药效之间的关联，寻找与药效相关的有效组分群，阐明其药效物质基础。

参考文献

［1］崔秀明，董婷霞，陈中坚. 三七及其混淆品的HPLC指纹图谱鉴定［J］. 中草药，2002，33（10）：941–943.

［2］洪楠. SPSS for Windows 统计分析教程［M］. 北京：电子工业出版社，2000：184–192.

（本章实验人员：苏薇薇、王小锐、贾强、吴忠、王永刚、李沛波、彭维）

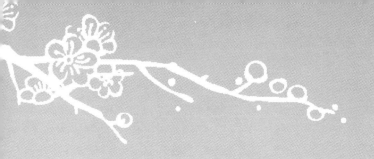

第七章
猴耳环指纹图谱
质量控制关键
技术研究

第一节　研 究 概 述

猴耳环为含羞草科猴耳环属植物猴耳环*Pithecellobium clypearia* Benth.的幼枝、叶，分布于广东、广西、福建、台湾、四川、云南等地；具有清热解毒，凉血消肿，收敛止泻的功效。药理学研究表明[1]：猴耳环具有抗炎、镇痛、抑菌等作用。以其为原料制成的猴耳环消炎片临床上用于治疗上呼吸道感染、急性胃肠炎、急性咽喉炎、急性扁桃体炎，亦可用于治疗细菌性痢疾。

但到目前为止，国内尚无猴耳环药材的质量标准。本研究的目的是建立猴耳环药材指纹图谱质量控制关键技术；建立能反映猴耳环药材共性和不同来源猴耳环特性的新质量控制模式，为合理、规范使用猴耳环药材提供实验依据。

本研究的主要内容是构建猴耳环药材HPLC指纹图谱，并进行相似性分析；在此基础上进行聚类分析和判别分析，建立典则判别函数和Fisher判别函数，为猴耳环药材的质量监控提供一种新方法。

第二节　猴耳环药材指纹图谱研究

【实验材料】

1. 样品　猴耳环药材来源如下（表7-1），样品标本保存在中山大学广州现代中药质量研究开发中心；猴耳环干浸膏：由广州市花城制药厂提供。

表7-1 猴耳环药材来源

编号	样品	采集地	采集部位
01	猴耳环	广东博罗县公庄镇	幼枝叶
02	猴耳环	福建仙游赖店镇	幼枝叶
03	猴耳环	福建仙游赖店镇	幼枝叶
04	猴耳环	广东博罗县公庄镇	幼枝叶
05	猴耳环	广东河源紫金	幼枝叶
06	猴耳环	广东龙门蓝田	幼枝叶
07	猴耳环	广东龙门蓝田	幼枝叶
08	猴耳环	广东河源紫金	幼枝叶
09	猴耳环	广东博罗县公庄镇	幼枝叶
10	猴耳环	广东河源紫金	幼枝叶
11	猴耳环	广东龙门蓝田	幼枝叶
12	猴耳环	广东博罗县公庄镇	幼枝叶
13	猴耳环	福建仙游赖店镇	幼枝叶
14	猴耳环	福建仙游赖店镇	幼枝叶
15	猴耳环	广东博罗县公庄镇	幼枝叶
16	猴耳环	广东河源紫金	幼枝叶
17	猴耳环	广东龙门蓝田	幼枝叶
18	猴耳环	广东龙门蓝田	幼枝叶
19	猴耳环	广东河源紫金	幼枝叶
20	猴耳环	广东博罗县公庄镇	幼枝叶
21	猴耳环	广东河源紫金	幼枝叶
22	猴耳环	广东龙门蓝田	幼枝叶

2．仪器　美国Dionex公司高效液相色谱仪（ASI-100自动进样器、ATH-585柱温箱、P680四元梯度泵、PDA-100检测器）；日本东京理化公司旋转蒸发仪（N-1000）；美国Elma公司超声波清洗器（T660/H）；瑞士Sartorius公司电子分析天平（BP211D，ALC-210.4）；美国Millipore公司超纯水器（Simplicity 185 personal）；色谱柱（Merck Lichrospher 100 Rp-18e：5 μm，250 mm×4.0 mm）。

3．试药　没食子酸对照品，中国药品生物制品检定所提供；本实验除高效液相所用试剂为色谱纯外，其余所用试剂均为分析纯。

【实验部分】

（一）猴耳环HPLC指纹图谱的构建

1．色谱条件与系统适用性试验　色谱柱：Merck Lichrospher 100 Rp-18e（5 μm，250 mm×4.0 mm）；流动相为A泵：0.05 mol/L磷酸二氢钾溶液，B泵：乙腈；梯度为T（min）：0～100，A泵：95%→75%，B泵：5%→25%；DAD检测波长：210 nm；流速：1.2 mL/min；柱温：28 ℃；理论塔板数以没食子酸计≥2 500，分离度≥10。

2．供试品溶液的制备　取猴耳环药材粉末0.3 g，精密称定，加水20 mL，水浴回流20 min，滤过，重复1次，合并2次滤液，置旋转蒸发仪上浓缩至约15 mL，使用80 mL乙酸乙酯萃取4次，每次20 mL，合并乙酸乙酯层，置旋转蒸发仪上蒸去溶剂，残留物用30%乙腈定容至10 mL容量瓶中，用微孔滤膜（0.45 μm）滤过，取续滤液，即得。

3．测定法　精密吸取供试品溶液10 μL，进样，获得指纹图谱（图7-1）。

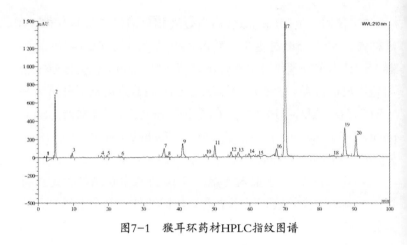

图7-1　猴耳环药材HPLC指纹图谱

（二）方法学研究

1. 供试品溶液的制备方法

（1）猴耳环药材的提取方法　猴耳环含有机酸（没食子酸）、香豆素和黄酮类成分。没食子酸能溶于丙酮、乙酸乙酯、乙醇-沸水（3∶1），微溶于冷水，不溶于苯或三氯甲烷；游离黄酮类成分难溶于水，较易溶于乙醇、乙酸乙酯、乙醚等有机溶剂，黄酮苷类具有一定的水溶性，可溶于热水、甲醇、乙醇、乙酸乙酯等；香豆素不溶于或难溶于水，可溶于石油醚、苯、乙醚、氯仿、乙酸乙酯或乙醇等溶剂，故可选用的溶剂有：水、乙醇、丙酮、乙酸乙酯（极性由大到小）。常用的溶剂提取方法有：煎煮、回流、超声、冷浸等。本研究设计了如下实验，对提取方法进行了比较：取猴耳环药材粉末0.3 g（共7份），分别采用：①水回流提取，乙酸乙酯萃取；②水超声提取，乙酸乙酯萃取；③70%乙醇超声提取；④70%乙醇超声提取，乙酸乙酯萃取；⑤丙酮超声提取；⑥乙酸乙酯超

提取；⑦水冷浸法提取。将溶液蒸干，30%乙腈溶解，定容至
10 mL，滤过，进行HPLC分析，结果如下（图7-2）。结果表
明：用乙醇与丙酮作为溶剂提取，所提取的成分较复杂，基线

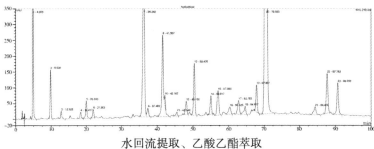

水回流提取、乙酸乙酯萃取

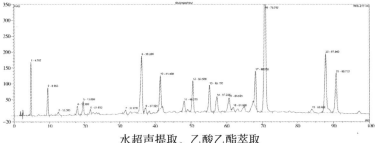

水超声提取、乙酸乙酯萃取

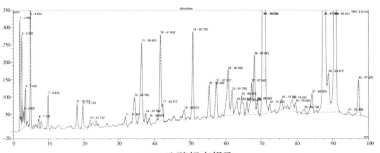

70%乙醇超声提取

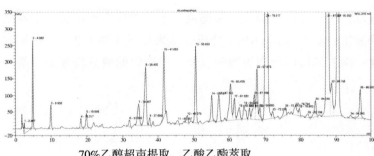

70%乙醇超声提取、乙酸乙酯萃取

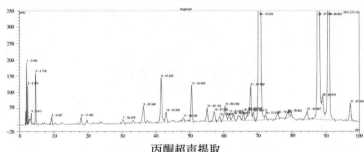

丙酮超声提取

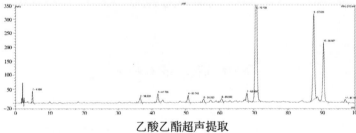

乙酸乙酯超声提取

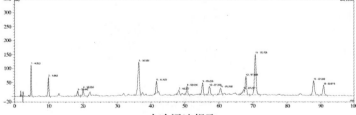

水冷浸法提取

图7-2　各种提取方法HPLC分析结果的比较

不平稳，故不考虑采用；水超声提取、乙酸乙酯超声提取、冷浸法提取虽然基线平稳，但是所提取的量较水回流提取法少得多，与浸膏相关性差（图7-3），故不考虑采用；而水回流提取、乙酸乙酯萃取法的HPLC图谱基线比较平稳，反映的信息量充足，各峰的分离度较好，且其与浸膏色谱最相近（图7-4），故选择该法。

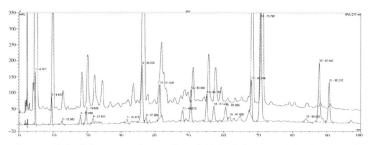

图7-3 水超声提取、乙酸乙酯萃取药材与浸膏HPLC分析结果的比较

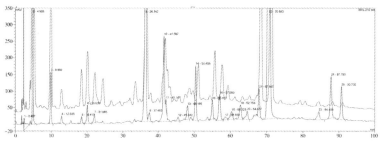

图7-4 水煎煮、乙酸乙酯萃取药材与浸膏HPLC分析结果的比较

（2）水煎煮条件的优化 进一步采用正交设计法进行优化。选择回流溶剂（水）用量、回流时间、回流次数、乙酸乙酯萃取次数4因素，每个因素取3个水平进行正交试验，因素水平安排（表7-2）。称取9份01号药材粗粉0.3 g，精密称定，

按以下的条件（表7–3）分别进行水煮、滤过、浓缩（浓缩至15 mL）、萃取，合并萃取液。减压浓缩至干，用30%乙腈定容至5 mL容量瓶中。用移液枪从容量瓶中移取1 mL，再用30%乙腈稀释5倍，用有机滤头（0.45 μm）滤过，即得供试品溶液。分别注入液相色谱仪进行分析，选取保留时间约为4.9 min，9.8 min，35.9 min，41.1 min，47.7 min，54.7 min，56.7 min，67.6 min，70.2 min，77.6 min，87.3 min，90.5 min共12个峰的峰面积之和作为考察指标，因为这12个峰在各个提取条件下均出现，为共有特征峰，并且占总峰面积的90%以上，能代表药材成分的主要信息。

表7–2   正交试验因素及水平表

水平	溶剂用量（A）	水煮时间（B）	水煮次数（C）	萃取次数（D）
1	20 mL	20 min	3	2
2	40 mL	40 min	2	3
3	60 mL	60 min	1	4

表7–3   正交试验设计及试验结果

试验号	溶剂用量	水煮时间	水煮次数	萃取次数	试验结果
1	20 mL	20 min	3	3	254.999 2
2	20 mL	40 min	2	4	355.920 8
3	20 mL	60 min	1	5	208.241 3
4	40 mL	20 min	2	5	240.969 0
5	40 mL	40 min	1	3	179.129 6
6	40 mL	60 min	3	4	288.740 6
7	60 mL	20 min	1	4	241.873 4

试验号	溶剂用量	水煮时间	水煮次数	萃取次数	试验结果
8	60 mL	40 min	3	5	183.335 5
9	60 mL	60 min	2	3	237.070 5
K_1	819.161 3	737.841 6	727.075 3	671.199 3	
K_2	708.839 2	718.386 2	833.960 3	886.534 8	
K_3	662.279 4	734.052 4	629.244 3	632.545 8	
$\overline{K}_1$	273.053 8	245.947 2	242.358 4	223.733 1	
$\overline{K}_2$	236.279 7	239.462 0	277.986 8	295.511 6	
$\overline{K}_3$	220.759 8	244.684 1	209.748 1	210.848 6	
R	52.294 0	6.485 2	68.238 7	84.663 0	

用直观分析法对实验结果进行分析,可以得出提取量影响因素从大到小的顺序为:D(萃取次数)> C(水煮次数)> A(溶剂用量)> B(水煮时间)。结合各因素不同水平的K值,确定最优的提取条件为:溶剂用量20 mL,水煮时间20 min,水煮次数2次,萃取次数4次。

最终确定的供试品溶液的制备方法如下:取药材粉末0.3 g,精密称定,加水20 mL,水浴回流20 min,滤过,重复1次,合并2次滤液,置旋转蒸发仪上浓缩至约15 mL,使用80 mL乙酸乙酯萃取4次,每次20 mL,合并乙酸乙酯层,置旋转蒸发仪上蒸去溶剂,残留物用30%乙腈定容至10 mL容量瓶中,用微孔滤膜(0.45 μm)滤过,取续滤液,即得。

2. 色谱条件的选择

(1)流动相及洗脱梯度的选择 实验中曾使用甲醇-水系统、乙腈-水系统、甲醇-磷酸盐水溶液系统、乙腈-磷酸盐水溶液系统,经比较,最后确定乙腈-磷酸盐水溶液(0.05 mol/mL)

系统；在等梯度下，存在色谱峰重叠，故经试验采用线性梯度洗脱，分离效果好。

（2）色谱柱的选择　猴耳环中含有没食子酸、香豆素和黄酮类成分，故使用ODS柱。取同一猴耳环样品供试液，在同一HPLC仪器上，分别用不同填料的ODS柱（Merck Lichrospher：5 μm，250 mm×4.0 mm和Agilent Hypersil：5 μm，250 mm×4.0 mm），在其他色谱条件不变的情况下进行分析，结果显示，在这两种色谱柱下分析，除了色谱峰的保留时间有所差异，各色谱峰的峰形、分离度差异不大（图7-5）。

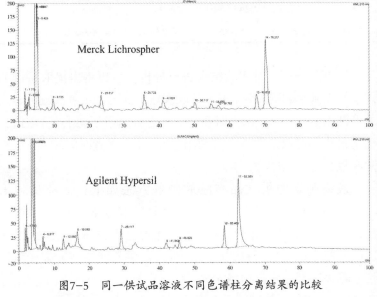

图7-5　同一供试品溶液不同色谱柱分离结果的比较

（3）检测波长的选择　各主要色谱峰（图7-6）采用DAD检测器获得的紫外吸收光谱，均在210 nm附近有最大吸收波长，故选择210 nm作为检测波长。结果表明：210 nm对各成分色谱峰检测灵敏度高，且各峰分离度良好，反映出的信息量充足

（图7-7）。

最终确定的色谱条件如下。色谱柱：Merck Lichrospher 100 Rp-18e（5 μm，250 mm×4.0 mm）；流动相为A：0.05 mol/mL磷酸二氢钾溶液，D：乙腈；梯度洗脱为T（min）：0～100，A泵：95%→75%，B泵：5%→25%；流速：1.2 mL/min；柱温：28 ℃；DAD检测波长：210 nm。

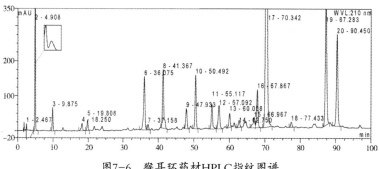

图7-6 猴耳环药材HPLC指纹图谱

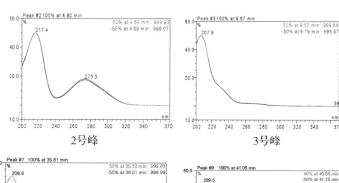

2号峰   3号峰

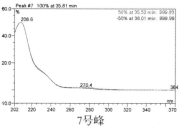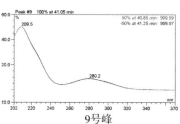

7号峰   9号峰

265

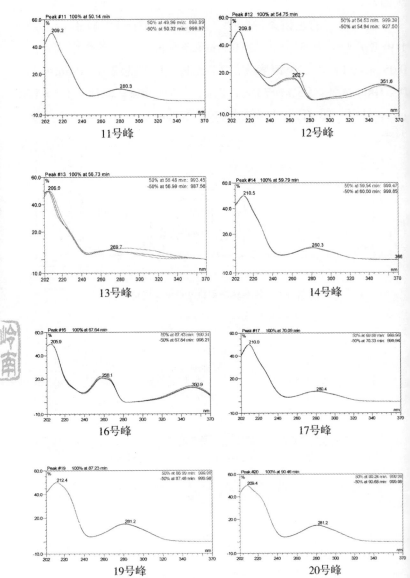

图7-7　主要色谱峰的紫外吸收光谱

（三）方法学考察

1. 精密度试验　取01号猴耳环供试品溶液，连续进样6次（进样量均为10 μL），采用"计算机辅助相似性评价系统"进行评价，结果如下（图7-8）。HPLC指纹图谱的相似度在0.99以上，表明精密度好。

2. 重现性试验　按供试品溶液的制备方法处理01号药材，平行操作6次，制成6份供试品溶液，分别进样分析（进样量均为10 μL），采用"计算机辅助相似性评价系统"进行评价，结果如下（图7-9）。HPLC图谱的相似度在0.98以上，表明重现性好。

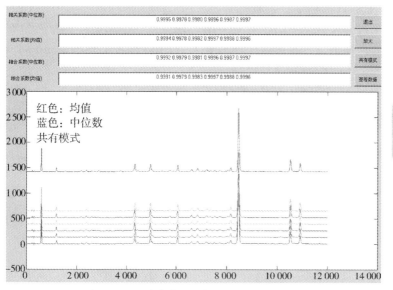

图7-8　精密度试验相似度评价结果

3. 稳定性试验　按供试品溶液的制备方法处理01号药材，制成供试品溶液，分别在0 h，3 h，6 h，12 h，24 h进样分析

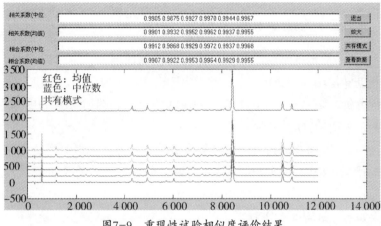

图7-9 重现性试验相似度评价结果

（进样量均为10 μL），采用"计算机辅助相似性评价系统"进行评价，结果如下（图7-10）。HPLC图谱的相似度在0.99以上，表明稳定性好。

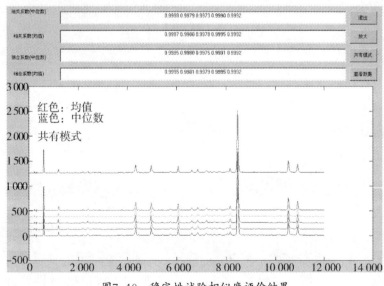

图7-10 稳定性试验相似度评价结果

（四）猴耳环药材HPLC指纹图谱及相似性分析

1. 样品测定　取22批猴耳环药材供试品溶液，分别进样分析（进样量均为10 μL），对色谱中峰面积＞5的峰进行积分，结果如下（图7-11）。同时通过"计算机辅助相似性评价系统"输出上述22个猴耳环药材HPLC指纹图谱的共有模式，结果如下（图7-12）。

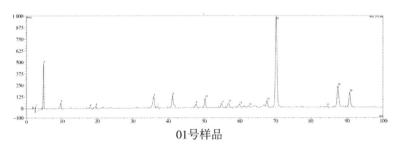

01号样品

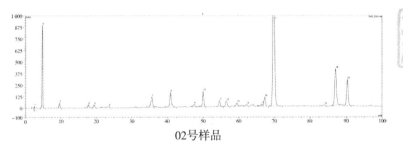

02号样品

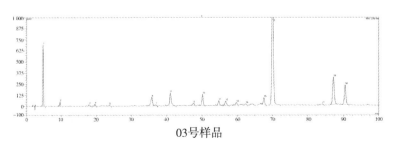

03号样品

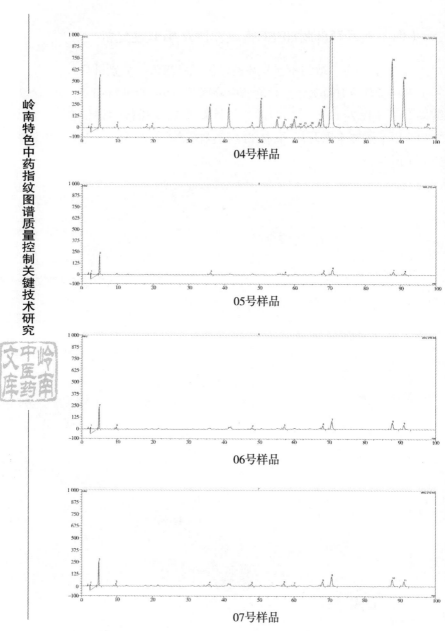

04号样品

05号样品

06号样品

07号样品

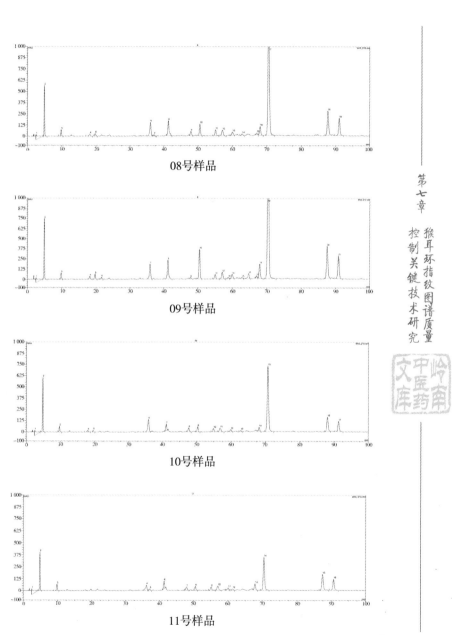

08号样品

09号样品

10号样品

11号样品

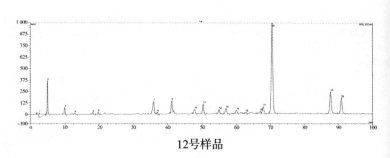

12号样品

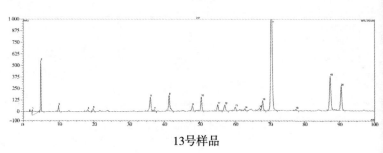

13号样品

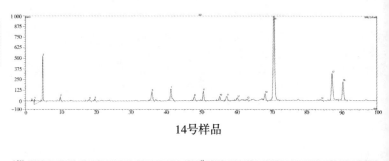

14号样品

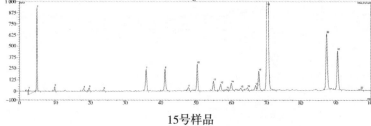

15号样品

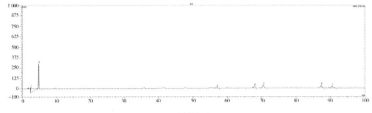

16号样品

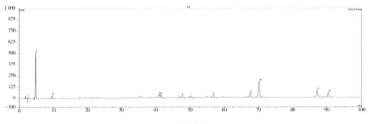

17号样品

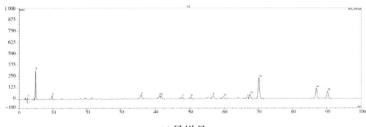

18号样品

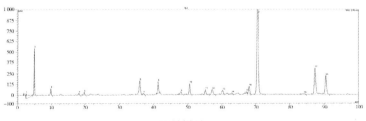

19号样品

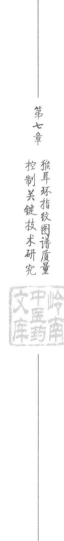

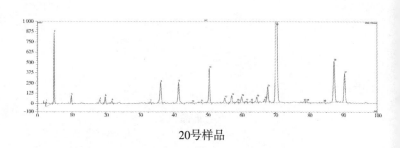

20号样品

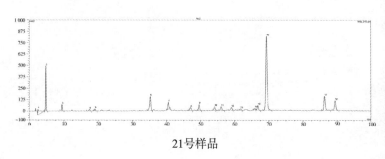

21号样品

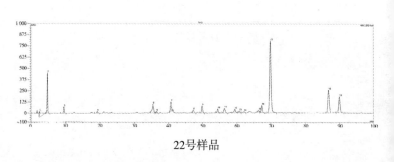

22号样品

图7-11 猴耳环药材HPLC指纹图谱

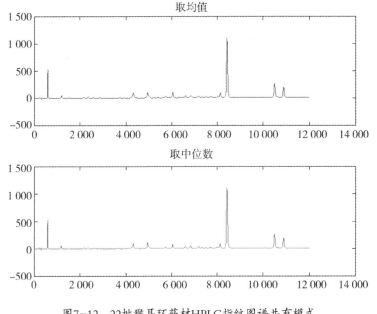

图7-12　22批猴耳环药材HPLC指纹图谱共有模式

2．峰纯度检查　利用DAD检测器，采用比较光谱法对指纹图谱中主要峰进行峰纯度检查。结果（图7-13）显示，各主要色谱峰纯度较高。

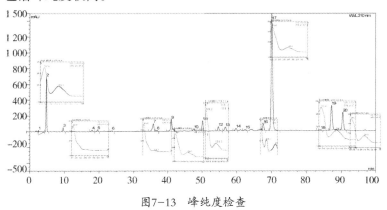

图7-13　峰纯度检查

3．指纹图谱相似度比较　对22批猴耳环药材HPLC指纹图谱用 "计算机辅助相似性评价系统" 进行处理，结果如下（表7-4）。

表7-4　22批猴耳环药材HPLC谱图相似度比较

编号	相似度	编号	相似度	编号	相似度	编号	相似度
01	0.993 5	07	0.737 9	13	0.994 5	19	0.996 6
02	0.990 5	08	0.994 9	14	0.997 8	20	0.979 1
03	0.997 9	09	0.985 2	15	0.992 1	21	0.985 3
04	0.981 9	10	0.966 5	16	0.501 6	22	0.982 2
05	0.641 7	11	0.910 9	17	0.733 4		
06	0.719 7	12	0.986 1	18	0.885 4		

　　结果表明：05号和16号样品（广东河源紫金），06号和17号样品（广东龙门蓝田），07号和18号样品（广东龙门蓝田）相似度分别为0.641 7，0.501 6；0.719 7，0.737 9；0.733 4，0.885 4。与其他药材的相似度有较大差别，不能作为投料药材使用。

第三节　猴耳环药材指纹图谱的计算机辨识研究

一、猴耳环药材HPLC指纹图谱的聚类分析

用计算机处理特征谱反映的信息，方法快速、准确、可靠，特别适合对大批样品进行鉴别分类。样品数目越多，越能显示其快速准确的特点。本研究对22个猴耳环样品进行了HPLC分析，除少数样品外，各样品HPLC图大多有20个左右的色谱峰，各样品的峰号、相对保留时间和相对百分含量如下（表7-5），各样品色谱峰的峰面积归一化数据反映了样品所含化学成分的差异，故以峰面积相对百分含量作为分类特征输入计算机，用SPSS10.0统计软件进行系统聚类分析，聚类分析过程与结果如下（表7-6、表7-7）。

表7-5 猴耳环药材HPLC色谱相对峰百分含量

样品	峰1	峰2	峰3	峰4	峰5	峰6	峰7	峰8	峰9	峰10	峰11	峰12	峰13	峰14	峰15	峰16	峰17
01	3.82	1.73	0.00	0.00	0.00	5.96	6.77	3.65	1.92	2.65	1.51	0.00	0.00	2.59	45.62	11.50	7.29
02	10.9	1.00	0.88	0.70	0.00	3.48	4.66	3.66	1.85	1.87	1.00	0.00	0.52	3.07	47.23	11.44	7.75
03	10.1	1.07	0.00	0.00	0.00	3.60	5.46	3.52	1.89	1.93	1.07	0.00	0.00	2.42	49.98	11.27	7.69
04	4.26	0.47	0.00	0.00	0.00	4.18	4.06	4.64	1.64	1.42	1.71	0.00	1.28	3.73	48.62	14.19	9.79
05	34.45	0.00	0.00	0.00	0.00	9.97	0.00	0.00	0.00	0.00	0.00	0.00	0.00	9.12	23.37	13.43	9.66
06	25.41	0.00	0.00	0.00	0.00	0.00	0.00	0.00	7.44	0.00	0.00	0.00	0.00	8.65	23.02	21.4	14.1
07	23.15	0.00	0.00	0.00	0.00	6.68	0.00	0.00	0.00	7.12	0.00	0.00	0.00	9.00	23.63	18.63	11.79
08	7.67	1.38	0.00	0.74	0.00	5.24	5.41	3.58	2.09	2.36	1.35	0.00	0.00	3.04	50.53	9.79	6.83
09	6.94	1.05	0.78	1.05	0.00	4.15	5.17	7.07	1.23	2.03	1.22	1.62	0.00	3.65	47.84	9.53	6.66
10	13.97	2.15	0.00	0.00	0.00	8.29	3.06	2.59	1.65	2.85	1.55	0.00	0.00	2.39	44.65	9.88	6.97
11	13.21	3.31	0.00	0.00	0.00	5.52	4.77	2.83	2.93	4.36	2.20	0.00	0.00	5.00	28.75	15.90	10.21
12	7.04	1.82	0.00	0.84	0.00	6.33	3.87	3.38	1.70	2.89	1.70	0.00	0.00	2.93	46.52	12.23	8.74

续表

样品	峰1	峰2	峰3	峰4	峰5	峰6	峰7	峰8	峰9	峰10	峰11	峰12	峰13	峰14	峰15	峰16	峰17
13	6.90	1.16	0.00	0.00	0.00	4.73	4.91	3.86	2.12	2.34	1.21	0.00	1.23	3.22	48.49	11.69	8.14
14	8.18	1.17	0.00	0.00	0.00	4.25	5.06	3.50	1.98	2.23	1.20	0.00	0.00	2.70	47.58	13.52	8.63
15	7.03	0.56	0.53	0.47	0.00	4.20	4.10	4.43	1.77	1.43	1.56	0.00	1.09	3.65	49.71	11.54	7.94
16	48.03	0.00	0.00	0.00	0.00	0.00	0.00	0.00	0.00	0.00	0.00	0.00	0.00	6.60	30.81	14.91	9.35
17	33.11	0.00	0.00	0.00	0.00	0.00	0.00	0.00	0.00	5.23	0.00	0.00	0.00	6.60	30.8	14.91	9.35
18	17.13	3.34	0.00	0.00	0.00	7.14	0.00	0.00	0.00	5.34	3.33	0.00	0.00	5.47	31.09	16.08	11.08
19	8.17	1.62	0.00	0.91	0.00	6.10	3.78	3.82	2.07	2.45	1.79	0.00	0.00	2.82	47.08	11.49	7.91
20	6.66	1.09	0.80	1.09	0.44	4.72	4.83	6.40	1.18	1.79	1.51	1.37	0.50	2.92	48.20	9.81	6.70
21	10.60	2.20	0.00	0.00	0.00	8.62	3.15	3.09	1.75	2.80	1.86	0.00	0.00	2.56	47.15	9.97	6.26
22	9.15	2.06	0.00	0.00	0.00	5.30	3.97	3.42	1.73	3.06	2.14	0.00	0.00	3.56	41.37	14.90	9.36

第七章 猴耳环指纹图谱质量控制关键技术研究

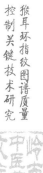

表7-6 猴耳环HPLC特征峰聚类过程

Stage	Cluster Combined		Coefficients	Stage Cluster First Appears		Next Stage
	Cluster 1	Cluster 2		Cluster 1	Cluster 2	
1	9	20	2.369	0	0	10
2	12	19	3.477	0	0	5
3	13	15	4.969	0	0	6
4	2	3	10.897	0	0	9
5	12	14	11.652	2	0	7
6	8	13	12.663	0	3	7
7	8	12	18.235	6	5	9
8	10	21	18.626	0	0	15
9	2	8	21.703	4	7	10
10	2	9	29.032	9	1	12
11	1	4	40.329	0	0	12
12	1	2	41.134	11	10	15
13	11	18	62.382	0	0	19
14	6	7	63.244	0	0	18
15	1	10	72.341	12	8	16
16	1	22	80.183	15	0	21
17	5	17	192.391	0	0	18
18	5	6	239.625	17	14	19
19	5	11	355.222	18	13	20
20	5	16	853.435	19	0	21
21	1	5	1 174.900	16	20	0

表7-7　猴耳环样品HPLC特征峰聚类分类结果

Case	3 Clusters	2 Clusters
1	1	1
2	1	1
3	1	1
4	1	1
5	2	2
6	2	2
7	2	2
8	1	1
9	1	1
10	1	1
11	2	2
12	1	1
13	1	1
14	1	1
15	1	1
16	3	2
17	2	2
18	2	2
19	1	1
20	1	1
21	1	1
22	1	1

聚类分析结果显示：22个猴耳环样品被分为两大类。其中：01号、02号、03号、04号、08号、09号、10号、12号、13号、14号、15号、19号、20号、21号、22号样品分为一类；05号、06号、07号、11号、16号、17号、18号样品被分为另一类。这与本章第二节HPLC指纹图谱相似度评价结果是一致的。前者为合格的药材，后者为不合格的药材（成分含量低）。分类结果与实际情况完全相符，说明用猴耳环HPLC指纹图谱进行系统聚类分析是评价猴耳环质量的一个行之有效的方法。

二、判别分析

判别分析是根据一批已知所属分类的样品来建立一个判别函数，使得该函数在判别样品所属类别时，对样品的错判率达到最小。判别函数的建立，将使猴耳环药材的分类判断变得更加快速、准确和直观，有利于实际应用。

1. 原分类的设定　为研究HPLC指纹特征图谱对区分不同类猴耳环样品所起的作用，根据"计算机辅助相似性评价系统"相似度评价结果，以及对HPLC指纹图谱的系统聚类分析结果，将22个样品的特征峰相对百分含量作为训练集来建立判别函数。分类变量为"原分类"，设定为：1="第一类"，2="第二类"，3="第三类"，用所建立的判别函数或程序来分析检验集样品的属性，并与真实属性相比较，以此验证判别函数的符合率。

2. 判别分析过程　将所有22个样品特征峰的峰面积相对百分含量输入计算机中，用SPSS统计软件进行分析，以建立判别函数。分析过程采用逐步判别法，即按自变量（指纹图谱特征峰的相对百分含量）贡献大小，逐个引入和剔除变量，直到没有新的显著作用的自变量可以引入，也没有显著的自变量可以从方程内剔除为止。用此方法可以起到突出重点，简化方程的作用，使鉴别更加简便快速。在进行了3次筛选后，没有新的显著自变量可以引入，也没有无显著作用的自变量可以剔除，最终剩下的为对分类无显著意义的变量。结果显示X_{15}，X_{10}和X_6这3个特征峰对分类具有显著贡献（表7-8），可用其建立判别函数。

表7-8　纳入分析的变量

Step		Tolerance	F to Remove	Wilks' Lambda
1	X_{15}	1.000	150.674	
2	X_{15}	0.984	123.917	0.507
	X_{10}	0.984	6.543	0.059
3	X_{15}	0.875	128.581	0.361
	X_{10}	0.799	9.469	0.047
	X_6	0.759	4.535	0.034

3. 建立典则判别函数　典则判别函数表、各分类组中心点位置、样品散点图如下（表7-9、表7-10、图7-14）。

表7-9　典则判别函数表

	Function	
	1	2
X_6	0.171	0.288
X_{10}	0.134	0.724
X_{15}	0.375	0.020
（Constant）	−16.369	−4.329

表7-10　各分类组的中心点

原分类	Function	
	1	2
1	2.603	−0.205
2	−4.770	1.180
3	−10.425	−4.008

根据典则判别函数表，得出典则判别函数如下：$D_1=$ $-16.369+0.171\,X_6+0.134\,X_{10}+0.375\,X_{15}$；$D_2=-4.329+0.288\,X_6+$ $0.724\,X_{10}+0.020\,X_{15}$。将待分类样品的对应特征峰相对百分含量代入上述方程即可计算出其所属类别，判别标准为：$D_1>0$且 $D_2<0$，判为第一类；$D_1<0$且$D_2>0$，判为第二类；$D_1<0$且D_2 <0，判为第三类。

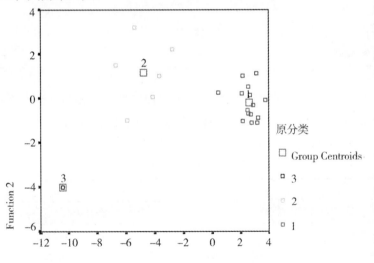

图7-14　样品的二维散点图

4．建立Fisher判别函数　　在判别分析中，除可建立典则判别函数外，还可建立Fisher判别函数，同样可用于判断样品的属性。本研究得出Fisher判别函数如下：

原分类（第一类）=-189.751+4.247 X_6+5.665 X_{10}+7.220 X_{15}

原分类（第二类）=-83.713+3.385 X_6+5.679 X_{10}+4.483 X_{15}

原分类（第三类）=-18.985+0.922 X_6+1.167 X_{10}+2.257 X_{15}

判别函数用于对受检样品进行分类，在实际应用中只需将受检样品的相应指标分别代入上述3个判别函数中计算，可求出3个判别函数值，哪一个函数值最大，该受检样就属于哪一类。

5．判别符合率　　将22个样品的上述3个特征峰的相对百分含量数据代入判别函数进行分类运算，将得到的判别分类与真实分类对照可得到判别符合率，判别符合率越高，说明判别效果越好。本研究的判别符合率为100%。

6．结论　　猴耳环分类判别函数的建立，为未知样品的鉴别提供了一个准确、快捷的工具。在实际应用中只需将未知样品指纹图谱中的3个特征峰的相对百分含量数据输入计算机进行运算，马上就能得出分类结果。本研究丰富了猴耳环药材质量控制的技术内涵。

第四节　总　　结

1．本研究采用高效液相色谱法对不同来源的22个猴耳环样品进行了分析，对提取方法和色谱条件进行了筛选和优化，完成了系统的方法学考察，最终构建了猴耳环药材HPLC指纹图谱质量控制关键技术。实验结果表明：本方法采用线性梯度洗脱，其精密度、重复性、稳定性均较好，能真实反映猴耳环药材质量的优劣，适合用于猴耳环药材的质量控制。

2．在构建猴耳环HPLC指纹图谱的基础上，进行了聚类分析。结果表明：用猴耳环HPLC指纹图谱进行系统聚类分析是评价猴耳环质量的一个行之有效的方法。然后，建立了典则判别函数和Fisher判别函数，丰富了猴耳环药材质量控制的技术内涵。

3．本研究构建的猴耳环药材指纹图谱，填补了其质量标准的空白，不但能评价原料药材的质量，而且为进一步探讨猴耳环药材与猴耳环消炎片的半成品、成品的指纹图谱相关性打下了基础。

参考文献

［1］福建省科学技术委员会. 福建植物志［M］. 福州：福建科学技术出版社，1982：280.

（本章实验人员：苏薇薇、王晓东、吴忠、王小锐、叶莹）

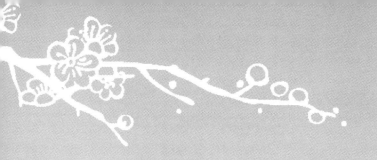

第八章
沙田柚指纹图谱质量
控制关键技术研究

第一节　研究概述

沙田柚为芸香科植物*Citrus grandis*（L.）Osbeck var. *shatinyu* Hort.的果实，具有清热润肺，止咳化痰的功效。但到目前为止，国内尚无沙田柚药材的质量标准。

本研究对沙田柚样品进行了HPLC分析，对提取方法、流动相及洗脱梯度、色谱柱、仪器、检测波长等色谱条件进行了优化，完成了系统的方法学考察，构建了沙田柚HPLC指纹图谱，并对沙田柚HPLC图谱的相似度进行了评价；用系统聚类分析法对量化的指纹特征（色谱峰峰面积）进行了计算机聚类分析；建立了典则判别函数和Fisher判别函数，为合理、规范使用沙田柚药材提供实验依据。

在此基础上，对沙田柚进行了药效学试验，获得指纹图谱的量化特征和药效学数据；用灰关联度分析方法，寻找沙田柚谱效之间的对应关系，计算指纹图谱特征峰与药效间的关联度，以关联度的大小来衡量指纹特征对药效贡献的大小；最终确定哪些特征峰可以反映其药效。本研究为中药药效物质基础研究提供了新技术。

第二节 沙田柚指纹图谱研究

【实验材料】

1. 样品 本实验所用药材样品如下（表8-1）。经鉴定，样品01~10为芸香科植物沙田柚*Citrus grandis*（L.）Osbeck var. *shatinyu* Hort. 的果实（彩图8），样品11~13为芸香科植物化州柚*Citrus grandis*（L.）Osbeck var. *tomentosa* Hort.的果实（彩图9），样品14~18为芸香科植物沙田柚*Citrus grandis*（L.）Osbeck var. *shatinyu* Hort. 的成熟外果皮（彩图10）。

表8-1 实验用样品来源

样品号	样品名称	样品采集地
01	沙田柚幼果	广东梅县
02	沙田柚幼果	广东梅县
03	沙田柚幼果	广东梅县
04	沙田柚幼果	广西超平
05	沙田柚幼果	广西超平
06	沙田柚幼果	广西苍梧
07	沙田柚幼果	广西苍梧
08	沙田柚幼果	广西容县
09	沙田柚幼果	广西容县
10	沙田柚幼果	广西芸县
11	化州柚幼果	广东化州
12	化州柚幼果	广东化州

样品号	样品名称	样品采集地
13	化州柚幼果	广东化州
14	沙田柚成熟外果皮	广西苍梧
15	沙田柚成熟外果皮	广西容县
16	沙田柚成熟外果皮	广西超平
17	沙田柚成熟外果皮	广西芸县
18	沙田柚成熟外果皮	广东梅县

2. 仪器　美国Dionex公司高效液相色谱仪（ASI-100自动进样器、ATH-585柱温箱、P680四元梯度泵、PDA-100检测器）；美国Agilent 1100高效液相色谱仪（四元梯度泵、在线脱气机、柱温箱、自动进样器、DAD检测器）；色谱柱（Merck Lichrospher Rp-18e：5 μm，250 mm×4.0 mm；Agilent Hypersil：ODS，5 μm，250 mm×4.0 mm；Elite Lichrosorb Rp-18e：5 μm，250 mm×4.6 mm；Dikma Diamasil C_{18}：5 μm，250 mm×4.6 mm）；日本东京理化公司旋转蒸发仪（N-1000）；美国Elma公司超声波清洗器（T660/H）；广州市深华生物技术有限公司数显三用恒温水箱（HH-W420）；瑞士Sartorius公司电子分析天平（BP211D，ALC-210.4）；美国Millipore公司超纯水器（Simplicity 185 personal）。

3. 试药　柚皮素对照品、柚皮苷对照品（中国药品生物制品检定所提供）；新橙皮苷对照品、野漆树苷对照品、香柑内酯对照品（Sigma公司提供）；橙皮内酯水合物、异橙皮内酯、佛手柑亭（中山大学广州现代中药质量研究开发中心提供）；液相色谱分析用试剂为色谱纯，其余试剂均为分析纯，水为超纯水。

【实验部分】

（一）沙田柚HPLC指纹图谱研究

1. 药材供试液的制备　精密称取不同来源的药材样品粉末（过40目筛）各2.0 g，加水煎煮3次，每次1 h，滤过，滤液浓缩至相对密度为1.10～1.12，加乙醇使醇浓度达到80%，静置24 h，滤取上清液，用0.45 μm微孔滤膜过滤，备用。

2. 色谱条件的确立

（1）流动相的选择　在实验中，曾使用过甲醇-醋酸、乙腈-磷酸盐缓冲溶液、乙腈-醋酸等系统；经比较，发现甲醇-醋酸系统信息量相对较多，故最后确定甲醇-醋酸系统作为流动相。实验中曾经采用非线性梯度以压缩分析时间，但非线性梯度基线漂移严重（图8-1），而且样品在不同色谱柱、不同仪器上的重现性相对较差，因此选用了线性梯度。

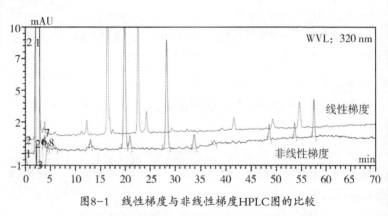

图8-1　线性梯度与非线性梯度HPLC图的比较

（2）色谱柱的选择　因沙田柚中黄酮类成分较多，故使用C_{18}反相柱。取同一样品供试液，在同一HPLC仪器上，分别用几种不同的C_{18}柱，在其他色谱条件不变的情况下进样分析。结果显示：色谱峰保留时间、色谱峰的峰形、分离度等均以Merck C_{18}柱为最好（图8-2）。

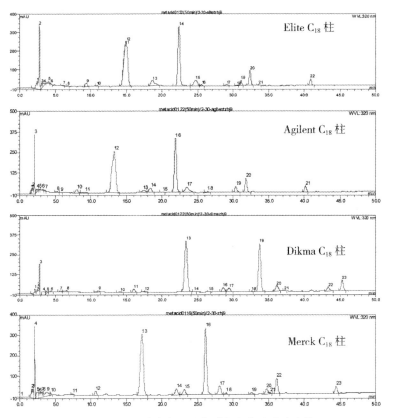

图8-2　同一供试液不同色谱柱分离效果的比较

（3）检测波长的选择　采用DAD检测器所获得的各主要色谱峰紫外吸收光谱在283 nm和320 nm波长附近有最明显吸收，可确定320 nm和283 nm为检测波长。283 nm虽然信号比较多，但峰高不均匀；320 nm各峰吸收比较均匀，基线比较平稳，因此确定320 nm为首选检测波长。

（4）色谱条件的确定　根据以上实验结果，最终确定色谱条件如下。色谱柱：Merck Lichrospher Rp–18e（5 μm，250 mm×4.0 mm）；流动相：甲醇–36%醋酸水混合液（80∶1，调pH至3.0）；线性梯度为T（min）：0～50，甲醇：30%→60%，36%醋酸水混合液：70%→40%；检测波长：320 nm；流速：1 mL/min；进样量：20 μL；柱温：30 ℃；理论塔板数以柚皮苷计≥5 000。

（5）峰纯度检查　利用DAD检测器，采用色谱峰三点光谱扫描法对指纹图谱中主要峰进行峰纯度检查，结果显示各主要峰纯度较高（图8-3）。

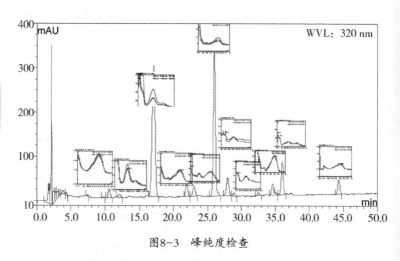

图8-3　峰纯度检查

3．方法学考察

（1）精密度试验　取02号沙田柚幼果供试液，进样6次，每次进样量为20 μL。采用中南大学提供的"中药色谱指纹图谱计算机辅助相似性评价系统"进行处理（五点校正，中位数

法），结果如下（图8-4、表8-2）。相似度均＞0.99，表明精
密度好。

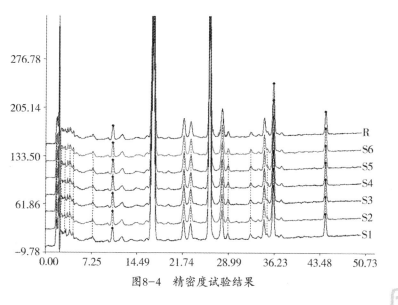

图8-4　精密度试验结果

表8-2　精密度试验相似度评价结果

	S1	S2	S3	S4	S5	S6
S1	1.000	0.998	0.999	0.998	0.998	0.999
S2	0.998	1.000	1.000	0.999	0.999	1.000
S3	0.999	1.000	1.000	0.999	0.999	1.000
S4	0.998	0.999	0.999	1.000	1.000	0.999
S5	0.998	0.999	0.999	1.000	1.000	0.999
S6	0.999	1.000	1.000	0.999	0.999	1.000

（2）重现性试验　取02号沙田柚幼果样品6份，按"1. 药
材供试液的制备"所述方法制备药材供试液6份，分别进样，进

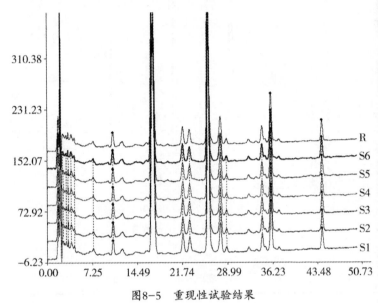

样量均为20 μL。采用中南大学提供的"中药色谱指纹图谱计算机辅助相似性评价系统"进行处理（五点校正，中位数法），结果如下（图8-5、表8-3）。相似度均＞0.99，表明该方法重现性好，符合要求。

图8-5　重现性试验结果

表8-3　重现性试验相似度评价结果

	S1	S2	S3	S4	S5	S6
S1	1.000	0.999	0.999	0.999	1.000	1.000
S2	0.999	1.000	1.000	1.000	0.999	0.999
S3	0.999	1.000	1.000	1.000	0.999	0.999
S4	0.999	1.000	1.000	1.000	1.000	1.000
S5	1.000	0.999	0.999	1.000	1.000	1.000
S6	1.000	0.999	0.999	1.000	1.000	1.000

（3）稳定性试验　取02号沙田柚幼果供试液，分别在0 h，3 h，6 h，12 h，24 h，48 h进样，每次进样量为20 μL。采用中南大学提供的"中药色谱指纹图谱计算机辅助相似性评价系统"进行处理（五点校正，中位数法），结果如下（图8-6、表8-4）。相似度均＞0.99，表明稳定性好。

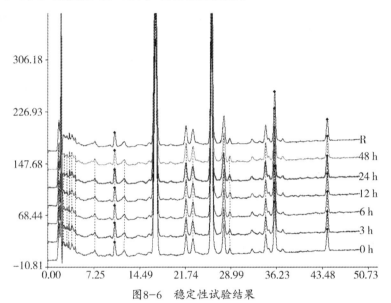

图8-6　稳定性试验结果

表8-4　稳定性试验相似度评价结果

	0 h	3 h	6 h	12 h	24 h	48 h
0 h	1.000	0.999	1.000	0.998	0.999	0.998
3 h	0.999	1.000	0.999	0.998	0.999	0.998
6 h	1.000	0.999	1.000	0.998	1.000	0.998
12 h	0.998	0.998	0.998	1.000	0.999	1.000
24 h	0.999	0.999	1.000	0.999	1.000	0.999
48 h	0.998	0.998	0.998	1.000	0.999	1.000

（4）采用不同色谱柱进样时相似度的比较　取02号沙田柚幼果供试液，在同一HPLC仪器上，分别用不同填料的C_{18}柱，在其他色谱条件不变的情况下进样分析（每次进样量为20 μL）。采用中南大学提供的"中药色谱指纹图谱计算机辅助相似性评价系统"进行处理（五点校正，中位数法），结果如下（图8-7、表8-5）。各色谱柱分离情况相似，相似度均＞0.9。但从色谱峰保留时间、各色谱峰的峰形、分离度等方面比较，以Merck C_{18}柱为最好。

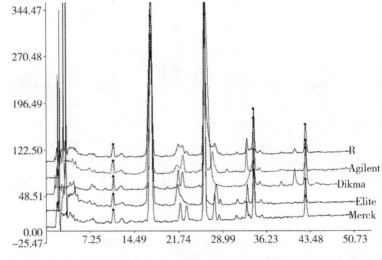

图8-7　不同色谱柱相似度评价结果

表8-5　不同色谱柱相似度评价结果

	Merck	Elite	Dikma	Agilent
Merck	1.000	0.956	0.965	0.955
Elite	0.956	1.000	0.936	0.946

续表

	Merck	Elite	Dikma	Agilent
Dikma	0.965	0.936	1.000	0.948
Agilent	0.955	0.946	0.948	1.000

（5）采用不同HPLC仪器时相似度的比较　取02号沙田柚幼果供试液，分别采用Dionex高效液相色谱仪（包括ASI-100自动进样器、ATH-585柱温箱、P680四元梯度泵、PDA-100检测器）和HP1100高效液相色谱仪（包括四元泵、在线脱气机、柱温箱、自动进样器、DAD检测器）进样分析（进样量为20 μL），色谱柱均为Merck Lichrospher Rp-18e（5 μm，250 mm×4.0 mm），其他色谱条件相同。结果显示：在这两台仪器上进行的分析，除个别色谱峰峰形略有差异外，色谱峰的保留时间、分离度等无明显差异（图8-8）。采用中南大学提供的"中药色谱指纹图谱计算机辅助相似性评价系统"进行处理（五点校正，中位数法），相似度均＞0.97（表8-6）。

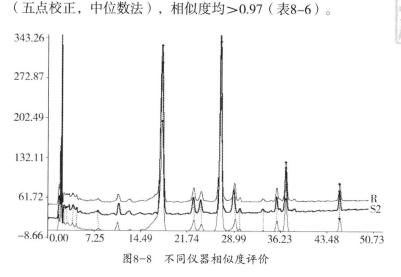

图8-8　不同仪器相似度评价

表8-6　不同仪器相似度评价结果

	S1：Agilent	S2：Dionex	对照指纹图谱
S1：Agilent	1.000	0.976	0.993
S2：Dionex	0.976	1.000	0.995
对照指纹图谱	0.993	0.995	1.000

（二）HPLC指纹图谱的构建

1. 10批沙田柚幼果（01～10号样品）的指纹图谱及其相似度评价

（1）HPLC分析　对01～10号沙田柚幼果供试液按"2. 色谱条件的确立"所述色谱条件进样分析，进样量为20 μL，结果如下（图8-9）。

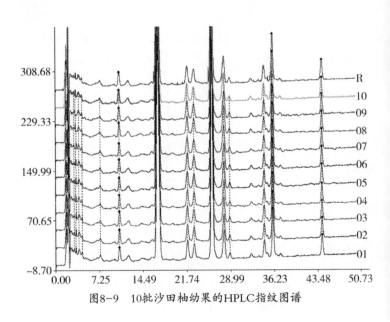

图8-9　10批沙田柚幼果的HPLC指纹图谱

（2）相似度评价　采用"中药色谱指纹图谱计算机辅助相似性评价系统"对指纹图谱进行处理（五点校正，中位数法），结果如下（表8-7）。

表8-7　10批沙田柚幼果相似度评价结果

	01	02	03	04	05	06	07	08	09	10
01	1.000	0.999	0.999	0.999	1.000	1.000	0.999	1.000	0.995	1.000
02	0.999	1.000	0.999	1.000	0.998	0.999	0.999	0.999	0.994	0.999
03	0.999	0.999	1.000	0.999	0.999	0.999	1.000	1.000	0.995	0.999
04	0.999	1.000	0.999	1.000	0.998	0.999	0.999	0.999	0.994	0.999
05	1.000	0.998	0.999	0.998	1.000	1.000	0.999	0.999	0.995	1.000
06	1.000	0.999	0.999	0.999	1.000	1.000	0.999	0.999	0.995	1.000
07	0.999	0.999	1.000	0.999	0.999	0.999	1.000	1.000	0.995	0.999
08	1.000	0.999	1.000	0.999	0.999	0.999	1.000	1.000	0.996	1.000
09	0.995	0.994	0.995	0.994	0.995	0.995	0.995	0.996	1.000	0.995
10	1.000	0.999	0.999	0.999	1.000	1.000	0.999	1.000	0.995	1.000

（3）沙田柚幼果指纹图谱的共有模式和主要色谱峰的归属　沙田柚幼果指纹图谱的共有模式如下（图8-10）。通过吸收曲线的比较及加入法定性，可以确定主要色谱峰的归属：t_R=10.38 min 的峰为柚皮素；t_R=17.11 min 的峰为柚皮苷；t_R=21.74 min 的峰为新橙皮苷；t_R=23.05 min 的峰为野漆树苷；t_R=25.91 min 的峰为橙皮内酯水合物；t_R=27.95 min 的峰为异橙皮内酯；t_R=35.95 min 的峰为香柑内酯；t_R=44.25 min 的峰为佛手柑亭。

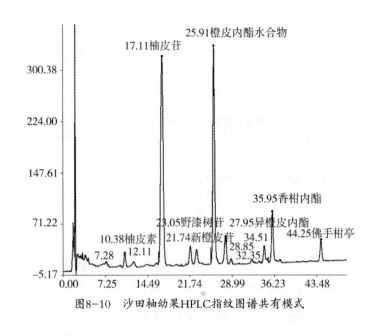

图8-10 沙田柚幼果HPLC指纹图谱共有模式

2. 沙田柚幼果与沙田柚成熟外果皮HPLC图谱的比较

（1）HPLC分析 对02号沙田柚幼果供试液、14～18号沙田柚成熟外果皮供试液按"2. 色谱条件的确立"所述色谱条件进样分析，进样量为20 μL，结果如下（图8-11）。

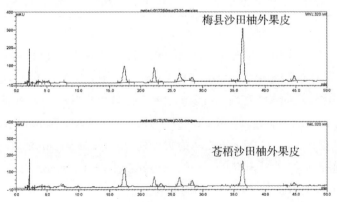

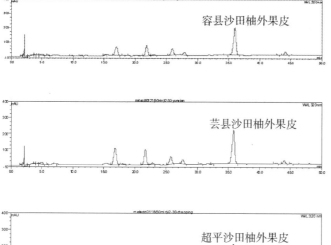

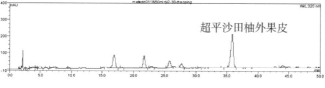

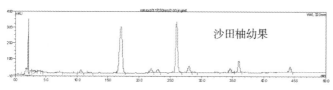

图8-11　不同产地沙田柚外果皮与幼果HPLC指纹图谱

（2）相似度评价　采用"中药色谱指纹图谱计算机辅助相似性评价系统"对不同产地沙田柚外果皮与幼果HPLC图进行处理（五点校正，中位数法），结果如下（图8-12、表8-8）。

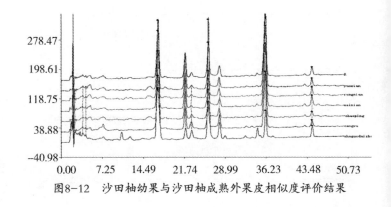

图8-12　沙田柚幼果与沙田柚成熟外果皮相似度评价结果

表8-8　沙田柚幼果与沙田柚成熟外果皮相似度评价结果

	沙田柚 幼果	苍梧 外果皮	超平 外果皮	梅县 外果皮	容县 外果皮	芸县 外果皮
沙田柚幼果	1.000	0.686	0.518	0.458	0.512	0.568
苍梧外果皮	0.686	1.000	0.931	0.940	0.919	0.949
超平外果皮	0.518	0.931	1.000	0.980	0.995	0.992
梅县外果皮	0.458	0.940	0.980	1.000	0.973	0.970
容县外果皮	0.512	0.919	0.995	0.973	1.000	0.988
芸县外果皮	0.568	0.949	0.992	0.970	0.988	1.000

（3）沙田柚幼果和沙田柚成熟外果皮成分的异同　沙田柚幼果与成熟外果皮在化学成分上具有一定的相似性，也具有各自的特性。两者都具有确定的已知成分（柚皮苷、新橙皮苷、野漆树苷、橙皮内酯水合物、异橙皮内酯、香柑内酯），但含量却有很大的差别。幼果中柚皮苷、橙皮内酯水合物的含量远

远高于外果皮；幼果中野漆树苷含量比外果皮中略高，但不是很明显；但外果皮中香柑内酯的含量远远高于幼果。另外，有些成分在沙田柚幼果中存在，但沙田柚外果皮中却缺失（图8-13、图8-14）。

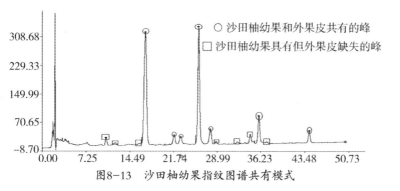

○ 沙田柚幼果和外果皮共有的峰
□ 沙田柚幼果具有但外果皮缺失的峰

图8-13　沙田柚幼果指纹图谱共有模式

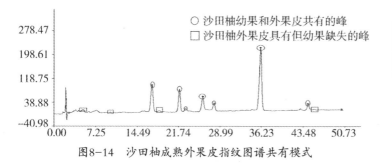

○ 沙田柚幼果和外果皮共有的峰
□ 沙田柚外果皮具有但幼果缺失的峰

图8-14　沙田柚成熟外果皮指纹图谱共有模式

3. 沙田柚幼果与化州柚幼果HPLC图谱的比较

（1）HPLC分析　对02沙田柚幼果供试液、11～13号化州柚幼果供试液按"2. 色谱条件的确立"所述色谱条件进样分析，进样量为20 μL，结果如下（图8-15）。

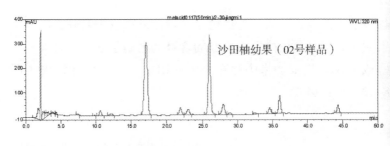

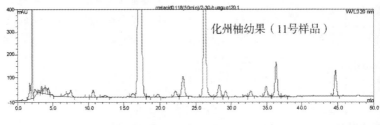

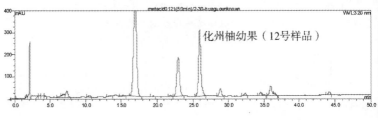

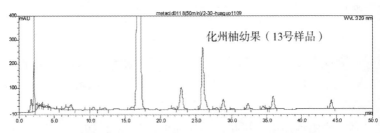

图8-15　沙田柚幼果与化州柚幼果HPLC图

（2）相似度评价　采用"中药色谱指纹图谱计算机辅助相似性评价系统"对沙田柚幼果与化州柚幼果HPLC图进行处理（五点校正，中位数法），结果如下（图8-16、表8-9）。

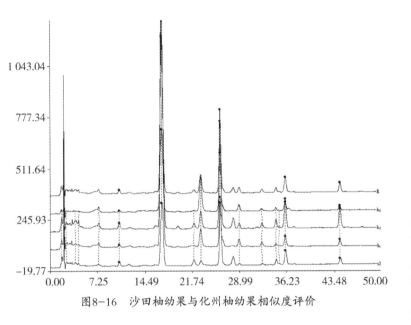

图8-16　沙田柚幼果与化州柚幼果相似度评价

表8-9　沙田柚幼果与化州柚幼果相似度评价结果

	沙田柚 （02号样品）	化州柚 （11号样品）	化州柚 （12号样品）	化州柚 （13号样品）
沙田柚（02号样品）	1.000	0.882	0.956	0.944
化州柚（11号样品）	0.882	1.000	0.979	0.916
化州柚（12号样品）	0.956	0.979	1.000	0.954
化州柚（13号样品）	0.944	0.916	0.954	1.000

（3）沙田柚幼果和化州柚幼果成分的异同　沙田柚幼果与化州柚幼果在化学成分的种类上几乎一致，两者都具有确定的已知成分（柚皮苷、新橙皮苷、野漆树苷、橙皮内酯水合物、异橙皮内酯、香柑内酯），但化学成分含量的差别较大（图

8-17、图8-18）。

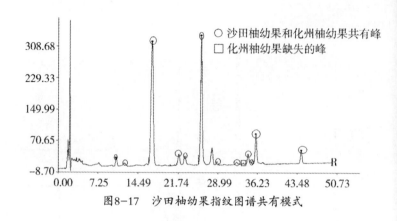

图8-17　沙田柚幼果指纹图谱共有模式

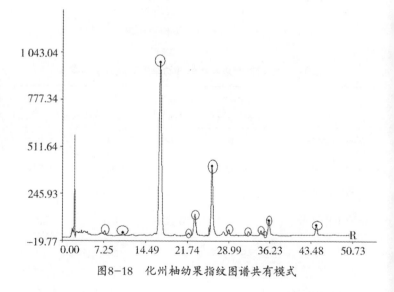

图8-18　化州柚幼果指纹图谱共有模式

第三节　沙田柚指纹特征的模式分类研究

一、聚类分析

本研究中，1～10号样品为沙田柚幼果，11～13号样品为化州柚幼果，14～18号样品为沙田柚成熟外果皮。采用计算机图谱解析技术对上述样品的指纹图谱进行处理，获得了其量化指纹特征（HPLC色谱峰峰面积数据）。将量化指纹特征作为变量输入计算机，用SPSS10.0统计软件进行系统聚类分析。聚类过程（表8-10、表8-11和图8-19）及结果（表8-12、图8-20）如下。

表8-10　样品（18批）HPLC特征聚类过程

Stage	Cluster Combined		Coefficients	Stage Cluster First Appears		Next Stage
	Cluster 1	Cluster 2		Cluster 1	Cluster 2	
1	9	10	8.189	0	0	7
2	4	5	10.468	0	0	4
3	7	8	19.736	0	0	6
4	4	6	20.442	2	0	9

Stage	Cluster Combined		Coefficients	Stage Cluster First Appears		Next Stage
	Cluster 1	Cluster 2		Cluster 1	Cluster 2	
5	2	3	24.720	0	0	6
6	2	7	38.820	5	3	8
7	1	9	42.872	0	1	8
8	1	2	57.112	7	6	9
9	1	4	84.699	8	4	16
10	17	18	257.504	0	0	11
11	16	17	637.476	0	10	14
12	14	15	4 556.950	0	0	14
13	11	13	5 921.094	0	0	15
14	14	16	21 781.869	12	11	16
15	11	12	27 797.555	13	0	17
16	1	14	30 714.287	9	14	17
17	1	11	243 923.266	16	15	0

表8-11 样品（18批）HPLC特征相似矩阵

Case	1	2	3	4	5	6	7	8
1		79.056	47.670	46.029	76.642	100.812	48.782	51.962
2	79.056		24.720	101.445	137.430	160.554	26.644	36.083
3	47.670	24.720		94.703	139.878	169.642	47.726	44.829
4	46.029	101.445	94.703		10.468	24.902	49.125	44.298
5	76.642	137.430	139.878	10.468		15.982	69.640	67.679
6	100.812	160.554	169.642	24.902	15.982		80.183	61.679
7	48.782	26.644	47.726	49.125	69.640	80.183		19.736
8	51.962	36.083	44.829	44.298	67.679	61.679	19.736	
9	51.195	84.086	88.636	55.717	65.814	77.438	50.231	44.337
10	34.548	63.563	56.288	42.662	61.741	75.564	37.573	33.167
11	193 522.9	188 164.3	189 262.3	196 368.1	197 995.0	198 054.0	191 435.4	191 656.3
12	271 757.1	266 506.6	266 858.4	276 151.4	278 295.4	278 837.3	270 659.9	270 822.7
13	133 635.5	129 324.0	130 151.7	136 142.1	137 543.8	137 621.3	132 032.4	132 235.2
14	42 252.71	42 856.74	43 392.20	40 763.36	40 162.77	39 778.63	41 673.56	41 710.56
15	26 127.30	26 633.11	27 184.23	24 713.96	24 155.56	23 762.66	25 524.98	25 570.84
16	27 969.26	28 415.93	29 021.33	26 552.60	25 767.66	25 517.57	27 356.17	27 298.13
17	30 655.75	31 424.93	31 981.62	29 146.78	28 302.11	28 011.56	30 164.51	30 139.48
18	30 129.26	30 752.56	31 343.14	28 601.70	27 774.19	27 494.92	29 571.88	29 527.57

第八章 沙田柚指纹图谱质量控制关键技术研究

续表

Case	9	10	11	12	13	14	15	16	17	18
1	51.195	34.548	193 522.9	271 757.1	133 635.5	42 252.71	26 127.30	27 969.26	30 655.75	30 129.26
2	84.086	63.563	188 164.3	266 506.6	129 324.0	42 856.74	26 633.11	28 415.93	31 424.93	30 752.56
3	88.636	56.288	189 262.3	266 858.4	130 151.7	43 392.20	27 184.23	29 021.33	31 981.62	31 343.14
4	55.717	42.662	196 368.1	276 151.4	136 142.1	40 763.36	24 713.96	26 552.60	29 146.78	28 601.70
5	65.814	61.741	197 995.0	278 295.4	137 543.8	40 162.77	24 155.56	25 767.66	28 302.11	27 774.19
6	77.438	75.564	198 054.0	278 837.3	137 621.3	39 778.63	23 762.66	25 517.57	28 011.56	27 494.92
7	50.231	37.573	191 435.4	270 659.9	132 032.4	41 673.56	25 524.98	25 356.17	30 164.51	29 571.88
8	44.337	33.167	191 656.3	270 822.7	132 235.2	41 710.56	25 570.84	27 298.13	30 139.48	29 527.57
9		8.189	193 085.9	272 417.3	133 430.8	41 297.08	25 181.85	26 935.89	29 580.95	29 108.78
10	8.189		192 668.4	271 672.4	133 066.1	41 746.23	25 598.16	27 418.07	30 079.04	29 584.53
11	193 085.9	192 668.4		21 451.93	5 921.094	325 673.3	300 857.8	309 941.0	330 326.6	324 482.2
12	272 417.3	271 672.4	21 451.93		34 143.18	444 454.0	418 530.2	421 577.8	445 899.1	439 353.3
13	133 430.8	133 066.1	5 921.094	34 143.18		252 720.7	229 295.8	237 406.9	254 786.3	249 868.2
14	41 297.08	41 746.23	325 673.3	444 454.0	252 720.7		4 556.950	29 583.33	27 423.64	28 406.22
15	25 181.85	25 598.16	300 857.8	418 530.2	229 295.8	4 556.950		16 128.36	14 159.84	14 989.83
16	26 935.89	27 418.07	309 941.0	421 577.8	237 406.9	29 583.33	16 128.36		891.309	383.643
17	29 580.95	30 079.04	330 326.6	445 899.1	254 786.3	27 423.64	14 159.84	891.309		257.504
18	29 108.78	29 584.53	324 482.2	439 353.3	249 868.2	28 406.22	14 989.83	383.643	257.504	

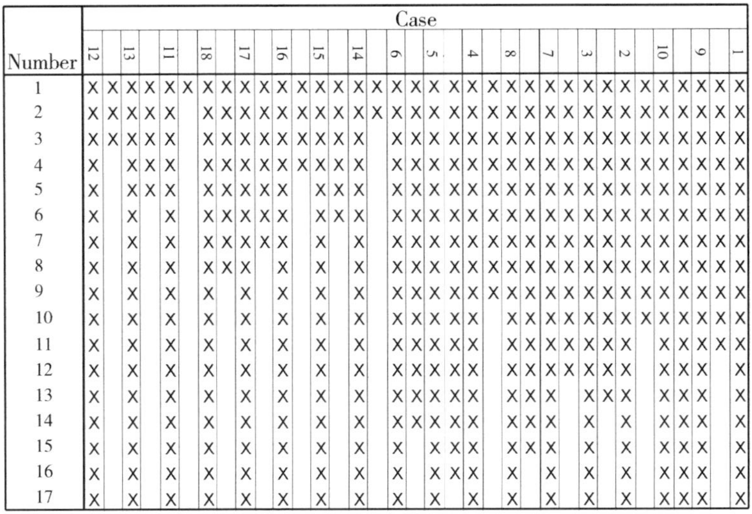

图8-19　样品（18批）HPLC特征聚类垂直冰柱图

Number	Case																	
	12	13	11	18	17	16	15	14	6	5	4	8	7	3	2	10	9	1
1	X	X	X	X	X	X	X	X	X	X	X	X	X	X	X	X	X	X
2	X	X	X	X	X	X	X	X	X	X	X	X	X	X	X	X	X	X
3	X	X	X	X	X	X	X	X	X	X	X	X	X	X	X	X	X	X
4	X	X	X	X	X	X	X	X	X	X	X	X	X	X	X	X	X	X
5	X	X	X	X	X	X	X	X	X	X	X	X	X	X	X	X	X	X
6	X	X	X	X	X	X	X	X	X	X	X	X	X	X	X	X	X	X
7	X	X	X	X	X	X	X	X	X	X	X	X	X	X	X	X	X	X
8	X	X	X	X	X	X	X	X	X	X	X	X	X	X	X	X	X	X
9	X	X	X	X	X	X	X	X	X	X	X	X	X	X	X	X	X	X
10	X	X	X	X	X	X	X	X	X	X	X	X	X	X	X	X	X	X
11	X	X	X	X	X	X	X	X	X	X	X	X	X	X	X	X	X	X
12	X	X	X	X	X	X	X	X	X	X	X	X	X	X	X	X	X	X
13	X	X	X	X	X	X	X	X	X	X	X	X	X	X	X	X	X	X
14	X	X	X	X	X	X	X	X	X	X	X	X	X	X	X	X	X	X
15	X	X	X	X	X	X	X	X	X	X	X	X	X	X	X	X	X	X
16	X	X	X	X	X	X	X	X	X	X	X	X	X	X	X	X	X	X
17	X	X	X	X	X	X	X	X	X	X	X	X	X	X	X	X	X	X

表8-12　样品（18批）HPLC特征聚类分析结果

Case	4 Clusters	3 Clusters	2 Clusters
1	1	1	1
2	1	1	1
3	1	1	1
4	1	1	1
5	1	1	1
6	1	1	1
7	1	1	1
8	1	1	1
9	1	1	1
10	1	1	1
11	2	2	2

续表

Case	4 Clusters	3 Clusters	2 Clusters
12	3	2	2
13	2	2	2
14	4	3	1
15	4	3	1
16	4	3	1
17	4	3	1
18	4	3	1

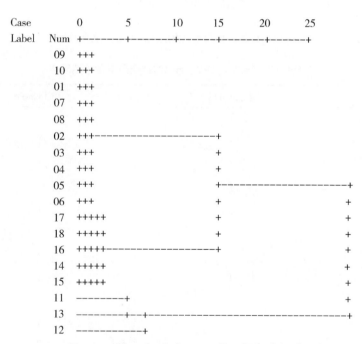

图8-20　样品（18批）HPLC特征聚类谱系图

从聚类分析结果可以看出，系统将18个样品分为3组：1号，2号，3号，4号，5号，6号，7号，8号，9号，10号样品为一组；11号，12号，13号样品为一组；14号，15号，16号，17号，18号样品为一组。这3组分别对应于沙田柚幼果、化州柚幼果和沙田柚成熟外果皮。计算机模式分类结果与实际情况完全相符，说明本法极为可靠。

聚类分析结果还能反映出样品间的亲疏远近关系，从图8-20可见：沙田柚幼果与沙田柚成熟外果皮有较近的亲缘关系，沙田柚幼果与化州柚幼果的关系相对较远。

二、判别分析

在系统聚类分析能较好区分沙田柚幼果、化州柚幼果和沙田柚成熟外果皮的基础上，进一步对数据进行判别分析。判别分析是根据一批已知所属分类的样品来建立一个判别函数，使得该函数在判别样品所属类别时，对样品的错判率达到最小。判别函数的建立，将使对沙田柚所属类别的判断更加快速、准确和直观，有利于实际应用。

1. 原分类的设定 为研究HPLC指纹特征对区分沙田柚幼果、化州柚幼果和沙田柚成熟外果皮所起的作用，采用18个经鉴定明确属性的样品的特征峰峰面积作为训练集来建立判别函数。分类变量为"原分类"，设定为：1="沙田柚幼果"，2="化州柚幼果"，3="沙田柚成熟外果皮"。将特征峰峰面积数值输入计算机用SPSS10.0统计软件进行分析。

2. 判别分析过程 分析过程采用逐步判别法，即按自变量（在本文中为特征峰峰面积）贡献大小，逐个引入和剔除变量，直到没有新的显著作用的自变量可以引入，也没有显著的自变量可以从方程内剔除为止。用此方法可以起到突出重点、简化方程的作用，使鉴别更加简便快速。分析步骤见表8–13至表8–17。

表8–13　基本统计量

原分类		Mean	Std. Deviation	Valid N（listwise）	
				Unweighted	Weighted
1	VAR00001	0.379 820	4.782 07E–02	10	10.000
	VAR00002	14.593 67	1.057 032	10	10.000
	VAR00003	34.840 70	1.839 935	10	10.000
	VAR00004	5.996 880	1.077 582	10	10.000
	VAR00005	0.000 000	0.000 000	10	10.000
	VAR00006	0.000 000	0.000 000	10	10.000
	VAR00007	0.000 000	0.000 000	10	10.000
	VAR00008	1.515 790	0.732 348	10	10.000
	VAR00009	7.042 420	0.243 591	10	10.000
	VAR00010	0.686 560	0.958 426	10	10.000
	VAR00011	155.036 0	3.884 403	10	10.000
	VAR00012	10.923 06	0.429 010	10	10.000
	VAR00013	8.905 070	0.446 423	10	10.000
	VAR00014	117.583 8	2.302 577	10	10.000
	VAR00015	0.000 000	0.000 000	10	10.000
	VAR00016	2.894 050	0.511 329	10	10.000
	VAR00017	1.171 520	0.922 653	10	10.000
	VAR00018	9.449 570	1.296 038	10	10.000
	VAR00019	25.299 41	0.317 456	10	10.000
	VAR00020	0.000 000	0.000 000	10	10.000
	VAR00021	0.807 560	0.563 743	10	10.000
	VAR00022	11.102 63	0.215 323	10	10.000

原分类		Mean	Std. Deviation	Valid N (listwise)	
				Unweighted	Weighted
2	VAR00001	7.329 367	5.780 231	3	3.000
	VAR00002	0.000 000	0.000 000	3	3.000
	VAR00003	53.022 73	4.765 596	3	3.000
	VAR00004	6.469 133	4.026 772	3	3.000
	VAR00005	0.000 000	0.000 000	3	3.000
	VAR00006	3.860 533	6.686 640	3	3.000
	VAR00007	0.000 000	0.000 000	3	3.000
	VAR00008	16.775 83	1.835 594	3	3.000
	VAR00009	7.007 267	2.667 512	3	3.000
	VAR00010	5.948 333	0.911 345	3	3.000
	VAR00011	590.804 7	72.666 219	3	3.000
	VAR00012	4.361 300	5.084 620	3	3.000
	VAR00013	39.090 40	2.709 188	3	3.000
	VAR00014	146.856 3	64.588 615	3	3.000
	VAR00015	0.000 000	0.000 000	3	3.000
	VAR00016	12.112 17	2.801 301	3	3.000
	VAR00017	7.730 867	1.352 875	3	3.000
	VAR00018	8.056 500	4.797 132	3	3.000
	VAR00019	30.910 17	20.253 776	3	3.000
	VAR00020	0.000 000	0.000 000	3	3.000
	VAR00021	1.365 567	1.331 472	3	3.000
	VAR00022	21.802 70	13.942 637	3	3.000

原分类		Mean	Std. Deviation	Valid N（listwise）	
				Unweighted	Weighted
3	VAR00001	0.000 000	0.000 000	5	5.00
	VAR00002	0.000 000	0.000 000	5	5.00
	VAR00003	22.674 62	6.719 944	5	5.00
	VAR00004	6.714 660	3.235 754	5	5.00
	VAR00005	2.824 240	4.043 414	5	5.00
	VAR00006	0.000 000	0.000 000	5	5.00
	VAR00007	4.663 580	1.065 386	5	5.00
	VAR00008	0.816 160	1.133 326	5	5.00
	VAR00009	0.000 000	0.000 000	5	5.00
	VAR00010	0.000 000	0.000 000	5	5.00
	VAR00011	44.946 04	10.919 375	5	5.00
	VAR00012	29.382 86	5.658 847	5	5.00
	VAR00013	4.076 760	2.110 541	5	5.00
	VAR00014	20.618 98	1.636 082	5	5.00
	VAR00015	4.169 280	6.062 576	5	5.00
	VAR00016	0.000 000	0.000 000	5	5.00
	VAR00017	0.000 000	0.000 000	5	5.00
	VAR00018	0.350 620	0.506 127	5	5.00
	VAR00019	56.674 90	51.916 461	5	5.00
	VAR00020	42.187 00	62.207 303	5	5.00
	VAR00021	0.000 000	0.000 000	5	5.00
	VAR00022	7.602 100	2.041 963	5	5.00

原分类		Mean	Std. Deviation	Valid N（listwise）	
				Unweighted	Weighted
Total	VAR00001	1.432 572	3.365 076	18	18.000
	VAR00002	8.107 594	7.501 421	18	18.000
	VAR00003	34.491 57	10.808 910	18	18.000
	VAR00004	6.274 972	2.257 197	18	18.000
	VAR00005	0.784 511	2.353 973	18	18.000
	VAR00006	0.643 422	2.729 809	18	18.000
	VAR00007	1.295 439	2.210 645	18	18.000
	VAR00008	3.864 789	6.031 473	18	18.000
	VAR00009	5.080 333	3.373 349	18	18.000
	VAR00010	1.372 811	2.260 492	18	18.000
	VAR00011	197.083 6	189.369 172	18	18.000
	VAR00012	14.957 16	10.063 077	18	18.000
	VAR00013	12.594 76	12.459 976	18	18.000
	VAR00014	95.527 89	53.811 760	18	18.000
	VAR00015	1.158 133	3.512 925	18	18.000
	VAR00016	3.626 500	4.237 019	18	18.000
	VAR00017	1.939 322	2.835 159	18	18.000
	VAR00018	6.689 906	4.503 985	18	18.000
	VAR00019	34.949 95	29.647 705	18	18.000
	VAR00020	11.718 61	35.896 783	18	18.000
	VAR00021	0.676 239	0.778 020	18	18.000
	VAR00022	11.913 61	6.854 774	18	18.000

第八章 沙田柚指纹图谱质量控制关键技术研究

表8-14　各自变量的方差分析及 λ 统计量

	Wilks' Lambda	F	df1	df2	Sig.
VAR00001	0.347	14.100	2	15	0.000
VAR00002	0.011	705.974	2	15	0.000
VAR00003	0.129	50.570	2	15	0.000
VAR00004	0.979	0.164	2	15	0.850
VAR00005	0.694	3.303	2	15	0.065
VAR00006	0.706	3.125	2	15	0.073
VAR00007	0.055	129.738	2	15	0.000
VAR00008	0.027	270.183	2	15	0.000
VAR00009	0.076	90.763	2	15	0.000
VAR00010	0.114	58.121	2	15	0.000
VAR00011	0.018	401.704	2	15	0.000
VAR00012	0.105	63.655	2	15	0.000
VAR00013	0.013	569.758	2	15	0.000
VAR00014	0.171	36.443	2	15	0.000
VAR00015	0.701	3.202	2	15	0.069
VAR00016	0.059	119.326	2	15	0.000
VAR00017	0.083	83.018	2	15	0.000
VAR00018	0.180	34.105	2	15	0.000
VAR00019	0.776	2.159	2	15	0.150
VAR00020	0.707	3.114	2	15	0.074
VAR00021	0.623	4.548	2	15	0.029
VAR00022	0.508	7.260	2	15	0.006

表8-15　各分类的先验概率

原分类	Prior	Cases Used in Analysis	
		Unweighted	Weighted
1	0.556	10	10.000
2	0.167	3	3.000
3	0.278	5	5.000
Total	1.000	18	18.000

表8-16　纳入分析的变量及纳入过程表

	Step	Tolerance	F to Remove	Wilks' Lambda
1	VAR00002	1.000	705.974	
2	VAR00002	0.987	589.629	0.013
	VAR00013	0.987	475.721	0.011
3	VAR00002	0.985	475.239	0.004
	VAR00013	0.821	19.028	0.000
	VAR00011	0.832	12.394	0.000

表8-17　剔除的对分类无显著贡献的变量及剔除过程表

	Step	Tolerance	Min. Tolerance	F to Enter	Wilks' Lambda
0	VAR00001	1.000	1.000	14.100	0.347
	VAR00002	1.000	1.000	705.974	0.011
	VAR00003	1.000	1.000	50.570	0.129
	VAR00004	1.000	1.000	0.164	0.979
	VAR00005	1.000	1.000	3.303	0.694
	VAR00006	1.000	1.000	3.125	0.706
	VAR00007	1.000	1.000	129.738	0.055
	VAR00008	1.000	1.000	270.183	0.027

第八章　沙田柚指纹图谱质量控制关键技术研究

321

续表

Step		Tolerance	Min. Tolerance	F to Enter	Wilks' Lambda
	VAR00009	1.000	1.000	90.763	0.076
	VAR00010	1.000	1.000	58.121	0.114
	VAR00011	1.000	1.000	401.704	0.018
	VAR00012	1.000	1.000	63.655	0.105
	VAR00013	1.000	1.000	569.758	0.013
	VAR00014	1.000	1.000	36.443	0.171
	VAR00015	1.000	1.000	3.202	0.701
	VAR00016	1.000	1.000	119.326	0.059
	VAR00017	1.000	1.000	83.018	0.083
	VAR00018	1.000	1.000	34.105	0.180
	VAR00019	1.000	1.000	2.159	0.776
	VAR00020	1.000	1.000	3.114	0.707
	VAR00021	1.000	1.000	4.548	0.623
	VAR00022	1.000	1.000	7.260	0.508
1	VAR00001	1.000	1.000	10.569	0.004
	VAR00003	0.914	0.914	52.181	0.001
	VAR00004	1.000	1.000	.016	0.010
	VAR00005	1.000	1.000	1.616	0.009
	VAR00006	1.000	1.000	2.195	0.008
	VAR00007	1.000	1.000	63.485	0.001
	VAR00008	0.992	0.992	202.825	0.000
	VAR00009	0.999	0.999	44.020	0.001
	VAR00010	0.855	0.855	56.598	0.001
	VAR00011	1.000	1.000	350.275	0.000
	VAR00012	0.998	0.998	45.439	0.001

Step		Tolerance	Min. Tolerance	F to Enter	Wilks' Lambda
	VAR00013	0.987	0.987	475.721	0.000
	VAR00014	1.000	1.000	24.992	0.002
	VAR00015	1.000	1.000	1.567	0.009
	VAR00016	0.993	0.993	107.432	0.001
	VAR00017	0.861	0.861	82.333	0.001
	VAR00018	1.000	1.000	12.714	0.004
	VAR00019	1.000	1.000	0.761	0.009
	VAR00020	1.000	1.000	1.524	0.009
	VAR00021	0.952	0.952	4.283	0.007
	VAR00022	1.000	1.000	6.525	0.005
2	VAR00001	0.977	0.964	0.004	0.000
	VAR00003	0.833	0.833	3.143	0.000
	VAR00004	0.962	0.950	0.266	0.000
	VAR00005	0.992	0.979	0.028	0.000
	VAR00006	0.571	0.563	5.872	0.000
	VAR00007	0.805	0.795	1.131	0.000
	VAR00008	0.988	0.980	3.662	0.000
	VAR00009	0.601	0.594	10.081	0.000
	VAR00010	0.828	0.828	3.196	0.000
	VAR00011	0.832	0.821	12.394	0.000
	VAR00012	0.485	0.479	2.570	0.000
	VAR00014	0.590	0.582	8.493	0.000
	VAR00015	0.780	0.770	2.294	0.000
	VAR00016	0.672	0.667	0.163	0.000
	VAR00017	0.847	0.847	3.170	0.000

Step		Tolerance	Min. Tolerance	F to Enter	Wilks' Lambda
	VAR00018	0.645	0.636	6.068	0.000
	VAR00019	0.828	0.817	1.108	0.000
	VAR00020	1.000	0.987	0.039	0.000
	VAR00021	0.654	0.654	4.264	0.000
	VAR00022	0.477	0.470	9.496	0.000
3	VAR00001	0.736	0.627	1.303	0.000
	VAR00003	0.722	0.721	0.410	0.000
	VAR00004	0.900	0.778	0.060	0.000
	VAR00005	0.989	0.818	0.025	0.000
	VAR00006	0.183	0.183	0.225	0.000
	VAR00007	0.749	0.616	1.534	0.000
	VAR00008	0.947	0.798	0.738	0.000
	VAR00009	0.413	0.413	1.788	0.000
	VAR00010	0.811	0.811	1.496	0.000
	VAR00012	0.460	0.460	0.481	0.000
	VAR00014	0.263	0.263	0.802	0.000
	VAR00015	0.637	0.535	3.575	0.000
	VAR00016	0.562	0.562	0.564	0.000
	VAR00017	0.643	0.631	1.504	0.000
	VAR00018	0.348	0.348	0.742	0.000
	VAR00019	0.821	0.680	0.606	0.000
	VAR00020	0.986	0.819	0.114	0.000
	VAR00021	0.648	0.616	1.110	0.000
	VAR00022	0.220	0.220	0.180	0.000

在表8-14中，λ统计量在0～1，它越接近0，表明组间差异越显著；越接近1，组间差异越不显著。变量VAR00002，VAR00007，VAR00008，VAR00009，VAR00011，VAR00013的"Wilks' Lambda"值较小，其差异有显著性意义。

在表8-15中，先验概率是各组样本容量的构成比。

表8-16反映了在对样品进行逐步判别时，按自变量贡献大小，逐个引入的对分类起贡献作用的变量及引入步骤。在进行了3次引入后，没有新的显著自变量可以引入，也没有无显著作用的自变量可以剔除，最终选定VAR00002，VAR00011，VAR00013等3个特征峰数值作为建立判别函数的原始材料。

3．典则判别分析　典则判别函数（Canonical discriminant function）（表8-18），各分类组中心点位置（表8-19），样品散点图（图8-21）如下。

表8-18　典则判别函数系数

	Function	
	1	2
VAR00002	−0.191	1.215
VAR00011	0.032	0.008
VAR00013	0.608	0.171
（Constant）	−12.341	−13.578

表8-19　各分类组的中心点

原分类	Function	
	1	2
1	−4.816	6.911
2	30.118	−2.165
3	−8.440	−12.522

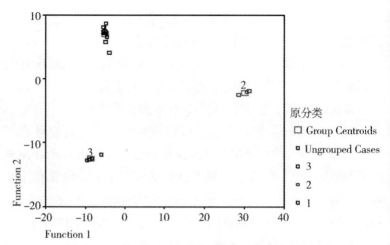

图8-21　样品二维散点图

根据典则判别函数表，得出典则判别函数如下：

$$D_1=-12.341-0.191X_2+0.032X_{11}+0.608X_{13}$$
$$D_2=-13.578+1.215\ X_2+0.008X_{11}+0.171X_{13}$$

判别标准为：

$D_1<0$且$D_2>0$，判为第一类（沙田柚幼果）；

$D_1>0$且$D_2<0$，判为第二类（化州柚幼果）；

$D_1<0$且$D_2<0$，判为第三类（沙田柚成熟外果皮）。

4. Fisher判别分析　Fisher判别函数是另一种用于对样品进行分类的函数，Fisher判别函数系数如下（表8-20）。

表8-20　Fisher 判别函数系数

	原分类		
	1	2	3
VAR00002	23.469	5.759	0.561
VAR00011	0.392	1.424	0.122

续表

	原分类		
	1	2	3
VAR00013	8.235	27.937	2.713
（Constant）	−238.901	−968.427	−9.544

Fisher判别函数如下：

原分类（1）$=-238.901+23.469X_{02}+0.392X_{11}+8.235X_{13}$

原分类（2）$=-968.427+5.759X_{02}+1.424X_{11}+27.937X_{13}$

原分类（3）$=-9.544+0.561X_{02}+0.122X_{11}-2.713X_{13}$

在实际应用中将受检样品的相应指标分别代入3个判别函数中计算，可求出3个判别函数值，受检样品归于函数值最大的一类。

第四节　沙田柚指纹图谱与药效相关性研究

一、沙田柚药效学研究

1. 供试药物的制备　取沙田柚幼果5 kg，切成饮片，加水煎煮3次，每次1 h，滤过，滤液浓缩至相对密度为1.10～1.12，加乙醇使醇浓度达到80%，静置24 h，滤取上清液，滤液回收乙醇至无醇味，浓缩至相对密度为1.10，放置7天，析出沉淀，滤过，干燥，即得。本实验共制备了10批供试药物（分别用表8–1所列01～10号沙田柚幼果样品制备而成）。

2. 止咳试验　采用小鼠氨水引咳法动物模型，并以生理盐水作空白对照，研究供试药物的止咳效果。其原理是：小鼠吸入刺激性化学药物的气雾后，刺激呼吸道感受器，反射地引起咳嗽，凡能抑制咳嗽中枢或者降低感受器敏感性的药物，均有止咳的作用。所用药物若有疗效，就能抑制氨水引起的咳嗽。

（1）实验材料　动物：NIH小鼠220只，雌雄各半，体重18～22 g（南方医科大学实验动物中心提供，动物合格证号：粤检证字第2003A029号）；药物：取供试药物适量，用生理盐水配成浓度为4 mg/mL的溶液（相当于生药量60 mg/mL）；浓氨水［广州化学试剂厂生产（批号：20010908）］。实验时将浓氨水加水1∶1稀释，其终浓度为12.5%。

（2）实验方法　将小鼠随机分成11组（即空白对照组和01～10号供试药物组），每组20只。实验前小鼠禁食不禁水8 h，然后各组小鼠按每20 g体重0.2 mL灌胃给药，每天1次，共7天，其中空白对照组给予等体积生理盐水。末次灌胃给药1 h后，开始接受喷雾。按一定时间喷入浓氨水气雾，喷雾结束，立即取出小鼠，观察有无咳嗽反应。观察1 min内咳嗽次数，若1 min内出现3次以上典型咳嗽动作（腹肌收缩或缩胸，同时张大嘴，有时可有咳声）者，算作"有咳嗽"。否则算作"无咳嗽"。用序贯法（上下法）求出引起半数小鼠咳嗽的喷雾时间（EDT_{50}）。计算R值，若$R > 130\%$，说明药物有止咳作用。若$R > 150\%$，则表明有显著止咳作用。计算公式如下[1]：

$$R = \frac{给药组的EDT_{50}}{空白对照组的EDT_{50}} \times 100\%$$

式中，$EDT_{50} = \log^{-1} c/n$（n为动物数，c为rX值的总和，r为每

剂量组的动物数，X为剂量的对数）。

（3）实验结果　经统计，各实验组半数咳嗽时间及止咳效果如下（表8-21）。结果表明：沙田柚对刺激小鼠引起咳嗽的耐受时间延长，与空白对照组比较有显著差异，说明其有止咳作用。

表8-21　各实验组的止咳效果

组别	每20 g体重的给药剂量（mL）	浓度（mg/mL）	EDT_{50}（s）	R（%）
生理盐水组	0.2	—	35.71	—
01号供试药物	0.2	4.0	52.43	146.82
02号供试药物	0.2	4.0	54.62	152.95
03号供试药物	0.2	4.0	53.82	150.71
04号供试药物	0.2	4.0	51.27	143.58
05号供试药物	0.2	4.0	50.23	140.66
06号供试药物	0.2	4.0	49.84	139.57
07号供试药物	0.2	4.0	53.19	148.95
08号供试药物	0.2	4.0	52.78	147.80
09号供试药物	0.2	4.0	52.52	147.07
10号供试药物	0.2	4.0	52.42	146.79

3. 化痰试验　采用小鼠酚红祛痰法动物模型，并以生理盐水作空白对照，研究供试药物的化痰效果。其原理是：利用酚红作为祛痰效果指示剂，在供试药物的影响下，随着支气管分泌液的增加，由呼吸道黏膜排出的酚红越多，则气管灌洗液中酚红浓度越高。用分光光度计测出酚红的排泄量，可判断供试药物化痰作用的强弱。

（1）实验材料　动物：NIH小鼠220只，雌雄各半，体重18～22 g（南方医科大学实验动物中心提供，动物合格证号：粤检证字第2003A029号）；药物：取供试药物适量，用生理盐水配成浓度为4 mg/mL的溶液（相当于生药量60 mg/mL）。

（2）实验方法

1）酚红标准曲线的绘制　用分析天平准确称取一定量的酚红，以5%碳酸氢钠溶液溶解，使每1 mL含酚红1 000 μg，然后依次稀释配成25.856 0 μg/mL，12.928 0 μg/mL，6.464 0 μg/mL，3.232 0 μg/mL，1.616 10 μg/mL，0.808 0 μg/mL，0.404 0 μg/mL，0.202 0 μg/mL的酚红溶液，用分光光度计测定OD值，以酚红浓度为横坐标，OD值为纵坐标，作标准曲线。回归方程为：$Y=0.068\,04X-0.009\,9$（$r=0.999\,3$）。根据回归方程计算出各鼠酚红的排泄量。

2）将小鼠随机分成11组（即空白对照组和01～10号供试药物组），每组20只。实验前小鼠禁食不禁水8 h，然后各组小鼠按每20g体重0.2 mL灌胃给药，每天1次，共7天，其中空白对照组给予等体积生理盐水。末次给药后30 min，各鼠按每20 g体重0.2 mL的剂量腹腔注射浓度为5%的酚红溶液，注射后30 min将小鼠颈椎脱白处死。仰位固定于手术板上，剪开颈前皮肤，分离气管，剥离气管周围组织，剪下甲状软骨下缘至气管分叉处之气管，用5% $NaHCO_3$溶液0.5 mL冲洗气管，连续3次，洗出液合并，用721分光光度计在546 nm波长处测定OD值，根据回归方程计算出酚红的含量。根据酚红含量和动物体重计算出校正酚红含量，用SPSS10.0统计软件进行方差分析。计算公式：

$$校正酚红含量=\frac{酚红含量（ng）}{小鼠体重（kg）}$$

$$化痰率 = \frac{给药组校正酚红含量}{空白对照组校正酚红含量} \times 100\%$$

（3）实验结果　经统计，各实验组酚红排出量如下（表8-22）。结果表明：沙田柚对小鼠支气管分泌液有显著增加，与空白对照组比较有显著差异，说明其有化痰作用。

表8-22　各实验组的化痰效果

组别	校正酚红含量（ng/kg）	化痰率（%）	P
生理盐水组	43.126 9 ± 18.545 3	—	—
01号供试药物	71.258 6 ± 32.341 7	165.23	<0.05
02号供试药物	72.608 4 ± 21.934 3	168.36	<0.05
03号供试药物	76.865 1 ± 27.315 4	178.23	<0.05
04号供试药物	70.904 9 ± 25.923 6	164.41	<0.05
05号供试药物	69.980 2 ± 19.641 7	162.26	<0.05
06号供试药物	69.304 9 ± 25.684 2	150.70	<0.05
07号供试药物	70.201 9 ± 21.443 9	162.78	<0.05
08号供试药物	76.614 9 ± 32.180 7	177.65	<0.05
09号供试药物	80.181 5 ± 33.942 7	185.92	<0.01
10号供试药物	75.860 2 ± 26.978 3	175.90	<0.05

二、沙田柚指纹特征与药效学指标的灰关联度分析

1. **基本思路**　在中药指纹图谱中，每一个特征峰代表其内某种化学成分。中药的药效是其内化学成分协同作用的结果，因此指纹特征与药效必定存在某种关联。如何寻找指纹特征与药效之间的关联性，正是当前国内学界要思考和解决的问题。关联度分析为解决这一问题提供了思路。所谓关联度，是指两个系统或两个因素间关联性大小的量度。关联度描述了系统发展过程中因素间相对变化的情况。如果两者在发展过程中相对变化基本一致，则认为两者关联度大；反之，两者关联度小。

设有n个中药样品，每个样品有m项指纹特征量化指标，这样构成了m个子序列。以样品药效学指标作为母序列，依据母序列与子序列关联度的大小，可确定诸指纹特征对药效贡献的大小。

关联度分析的基本步骤如下[2]：

（1）原始数据变换　原始数据的变换有均值化变换、初值化变换和标准化变换等几种方法。

（2）计算关联系数　经数据变换的母序列记为$\{X_0(k)\}$，子序列记为$\{X_i(k)\}$，则母序列$\{X_0(k)\}$与子序列$\{X_i(k)\}$的关联系数$L_{0i}(k)$可由下式计算：

$$L_{0i}(k) = \frac{\Delta_{\min} + \Delta_{\max}}{\Delta_{0i}(k) + \rho\,\Delta_{\max}}$$

式中$\Delta_{0i}(k)$表示两比较序列的绝对差，即$\Delta_{0i}(k) = |x_0$

（k）$-x_i$（k）|（$1 \leqslant i \leqslant m$）；$\Delta_{\max}$和$\Delta_{\min}$分别表示所有比较序列绝对差中的最大值与最小值。因为比较序列相交，故一般取$\Delta_{\min}=0$；ρ称为分辨系数，其意义是削弱最大绝对差数值太大引起的失真，提高关联系数之间的差异显著性，$\rho \in$（0，1），一般情况下可取0.1~0.5。关联系数反映两个被比较序列的靠近程度。在$\Delta_{\min}$时，$L_{0i}=1$；而在$\Delta_{\max}$时，则关联系数为最小值。因此，关联系数的范围为$0 < L \leqslant 1$。

（3）求关联度 关联度按两比较序列关联系数的均值计算。公式如下：

$$r_{0i}=\frac{1}{N}\sum_{k=1}^{N}L_{0i}（k）$$

式中r_{0i}为子序列i与母序列0的关联度，N为比较序列的数据个数。

（4）排关联序 将m个子序列对同一母序列的关联度按大小顺序排列起来，便组成关联序，记为｛X｝，它直接反映各个子序列对母序列的"贡献"的大小。据此可寻找指纹特征峰对应的化学成分与药效间的联系。

灰关联度分析通过寻找指纹图谱特征峰与中药药效的关联度，最终可确定哪几个特征峰可以反映其药效。

2. 沙田柚指纹特征与其止咳作用的灰关联度分析

（1）选择子序列和母序列 01~10号沙田柚幼果指纹图谱特征（特征峰峰面积数据）及其止咳效果（R值）见表8-23；前者为子序列，后者为母序列。

（2）原始数据变换 子序列和母序列存在测度不统一的问题，因此需对原始数据进行规格化处理：$Y_{ik}=X_{ik}/X_k$。式中，Y_{ik}为规格化处理后的数据，X_{ik}为原始数据，X_k为第k列数据的均值。表8-23经规格化处理后的数据见表8-24。

表8-23　沙田柚幼果样品指纹图谱特征（特征峰峰面积数据）

及其止咳效果（R值）

样品	特征峰						
	t_R=7.28	t_R=10.38	t_R=12.11	t_R=17.11	t_R=21.74	t_R=23.05	t_R=25.91
01	2.577 6	6.815 2	0	154.789 9	10.712 1	8.638 2	121.693 3
02	2.460 2	7.152 1	2.475 4	160.751 3	11.093 6	8.801 9	117.395 6
03	0.823 8	7.105 0	1.650 4	159.671 1	10.997 1	9.305 8	121.382 1
04	2.034 1	7.020 4	0	151.416 5	10.724 6	8.603 7	117.250 3
05	1.064 4	7.611 2	0	149.581 3	10.917 7	8.485 9	115.914 6
06	1.116 9	6.713 7	0	149.426 0	10.280 3	8.453 6	114.527 3
07	2.212 5	6.882 9	1.803 6	157.022 2	10.929 3	8.510 3	115.975 3
08	1.381 5	7.108 7	0.936 2	156.686 7	11.405 7	9.282 5	116.671 6
09	0.723 1	7.040 1	0	155.233 4	11.732 9	9.720 3	116.923 5
10	0.763 9	6.974 9	0	155.781 6	10.437 3	9.248 5	118.104 6

样品	特征峰						R（%）
	t_R=27.95	t_R=28.85	t_R=32.35	t_R=34.51	t_R=35.95	t_R=44.25	
01	18.857 4	4.266 6	0.752 1	9.691 2	25.299 7	11.331 2	146.82
02	18.372 4	2.567 4	2.248 1	10.768 6	25.424 7	10.913 1	152.95
03	17.582 0	2.886 1	1.497 4	9.990 7	25.209 4	11.160 1	150.71
04	18.116 7	3.033 7	0	9.818 6	24.618 8	11.374 2	143.58
05	16.687 8	2.624 9	1.204 8	10.633 7	25.577 7	10.948 5	140.66
06	16.675 0	2.673 5	1.884 9	7.214 3	24.976 8	10.808 7	139.57
07	17.036 8	2.570 2	2.074 2	9.920 9	25.222 2	11.389 5	148.95
08	17.160 6	2.973 1	2.053 7	6.979 7	25.433 0	11.166 5	147.80
09	17.680 8	2.751 8	0	9.767 7	25.700 5	11.064 4	147.07
10	17.773 9	2.593 2	0	9.710 3	25.531 3	10.870 1	146.79

注：表中，t_R=10.38 min峰为柚皮素、t_R=17.11 min峰为柚皮苷、t_R=21.74 min峰为新橙皮苷、t_R=23.05 min峰为野漆树苷、t_R=25.91 min峰为橙皮内酯水合物、t_R=27.95 min峰为异橙皮内酯、t_R=35.95 min峰为香柑内酯、t_R=44.25 min峰为佛手柑亭

表8-24　沙田柚幼果样品指纹图谱特征及其止咳效果规格化数据

样品	特征峰						
	t_R=7.28	t_R=10.38	t_R=12.11	t_R=17.11	t_R=21.74	t_R=23.05	t_R=25.91
01	1.700 5	0.967 7	0.000 0	0.998 4	0.980 7	0.970 0	1.034 9
02	1.623 0	1.015 6	3.605 3	1.036 9	1.015 6	0.988 4	0.998 4
03	0.543 5	1.008 9	2.403 7	1.029 9	1.006 8	1.045 0	1.032 3
04	1.341 9	0.996 9	0.000 0	0.976 7	0.981 8	0.966 2	0.997 2
05	0.702 2	1.080 8	0.000 0	0.964 8	0.999 5	0.952 9	0.985 8
06	0.736 8	0.953 3	0.000 0	0.963 8	0.941 2	0.949 3	0.974 0
07	1.459 6	0.977 4	2.626 9	1.012 8	1.000 6	0.955 7	0.986 3
08	0.911 4	1.009 4	1.363 5	1.006 4	1.044 2	1.042 4	0.992 2
09	0.477 0	0.999 7	0.000 0	1.001 3	1.074 1	1.091 5	0.994 4
10	0.504 0	0.990 4	0.000 0	1.004 8	0.955 6	1.038 6	1.004 4

样品	特征峰						R（%）
	t_R=27.95	t_R=28.85	t_R=32.35	t_R=34.51	t_R=35.95	t_R=44.25	
01	1.071 8	1.474 2	0.642 0	1.025 6	1.000 0	1.020 6	1.002 2
02	1.044 2	0.887 1	1.919 0	1.139 6	1.005 0	0.982 9	1.044 1
03	0.999 3	0.997 2	1.278 2	1.057 3	0.996 4	1.005 2	1.028 8
04	1.029 7	1.048 2	0.000 0	1.039 0	0.973 1	1.024 5	0.980 1
05	0.948 5	0.907 0	1.028 4	1.125 3	1.011 0	0.986 1	0.960 2
06	0.947 8	0.923 8	1.609 0	0.763 5	0.987 2	0.973 5	0.952 7
07	0.968 3	0.888 1	1.770 6	1.049 9	0.996 9	1.025 8	1.016 8
08	0.975 3	1.027 3	1.753 1	0.738 6	1.005 3	1.005 5	1.008 9
09	1.004 9	0.950 8	0.000 0	1.033 7	1.015 9	0.996 6	1.003 9
10	1.010 2	0.896 0	0.000 0	1.027 6	1.009 2	0.979 1	1.002 0

（3）计算关联系数和关联度　沙田柚幼果的指纹特征与其止咳作用之间的关联系数和关联度如下（表8-25）。结果表明：t_R=10.38 min，17.11 min，21.74 min，23.05 min，25.91 min，27.95 min，35.95 min，44.25 min等峰所代表的化学成分与止咳作用具有高度关联（关联度＞0.95），说明沙田柚的止咳作用是其内"化学成分群"共同作用的结果。依据关联度的大小，确定各成分对"止咳作用"贡献的大小顺序为：柚皮苷＞橙皮内酯水合物＞香柑内酯＞佛手柑亭＞异橙皮内酯＞柚皮素＞新橙皮苷＞野漆树苷。

表8-25　沙田柚幼果指纹特征与其止咳作用之间的关联系数和关联度

特征峰	t_R=7.28	t_R=10.38	t_R=12.11	t_R=17.11	t_R=21.74	t_R=23.05	t_R=25.91
关联系数	0.651 1	0.974 3	0.565 3	0.997 1	0.983 8	0.976 0	0.975 6
	0.692 5	0.978 7	0.333 4	0.994 6	0.978 7	0.959 1	0.966 2
	0.728 7	0.985 0	0.486 6	0.999 2	0.983 5	0.987 8	0.997 4
	0.782 7	0.987 3	0.570 8	0.998 2	0.998 8	0.989 5	0.987 1
	0.874 0	0.915 4	0.575 8	0.996 5	0.970 8	0.994 5	0.980 8
	0.857 9	0.999 6	0.577 7	0.991 6	0.991 3	0.997 5	0.984 0
	0.746 4	0.970 7	0.447 3	0.999 8	0.987 8	0.955 3	0.977 2
	0.930 5	0.999 7	0.786 1	0.998 2	0.973 7	0.975 0	0.987 4
	0.712 1	0.996 9	0.564 9	0.998 1	0.949 0	0.937 1	0.992 8
	0.723 6	0.991 3	0.565 4	0.997 9	0.965 7	0.972 8	0.998 2
关联度	0.769 9	0.979 9	0.547 3	0.997 1	0.978 3	0.974 5	0.984 7

特征峰	t_R=27.95	t_R=28.85	t_R=32.35	t_R=34.51	t_R=35.95	t_R=44.25
关联系数	0.949 4	0.734 2	0.783 5	0.982 4	0.998 4	0.986 2
	1.000 0	0.892 5	0.598 3	0.931 8	0.970 9	0.955 2
	0.977 9	0.976 4	0.839 4	0.978 7	0.975 8	0.982 3
	0.963 4	0.950 4	0.570 8	0.956 8	0.994 7	0.967 1
	0.991 1	0.960 8	0.950 3	0.887 6	0.962 6	0.980 6

特征峰	$t_R=27.95$	$t_R=28.85$	$t_R=32.35$	$t_R=34.51$	$t_R=35.95$	$t_R=44.25$
关 联 系 数	0.996 3	0.978 4	0.665 1	0.873 3	0.974 3	0.984 4
	0.964 2	0.910 2	0.633 6	0.975 3	0.985 0	0.993 2
	0.974 9	0.986 2	0.636 5	0.828 3	0.997 3	0.997 7
	0.999 3	0.960 9	0.564 9	0.977 7	0.991 0	0.994 5
	0.993 8	0.924 8	0.565 4	0.980 8	0.994 6	0.982 8
关联度	0.981 0	0.927 5	0.680 8	0.937 3	0.984 5	0.982 4

3. 沙田柚指纹特征与其化痰作用的灰关联度分析

（1）选择子序列和母序列 01～10号沙田柚幼果指纹图谱特征（特征峰峰面积数据）及其化痰效果（化痰率）如下（表8-26）；前者为子序列，后者为母序列。

表8-26 沙田柚幼果样品指纹图谱特征（特征峰峰面积数据）
及其化痰效果（化痰率）

样 品	特征峰						
	$t_R=7.28$	$t_R=10.38$	$t_R=12.11$	$t_R=17.11$	$t_R=21.74$	$t_R=23.05$	$t_R=25.91$
01	2.577 6	6.815 2	0	154.789 9	10.712 1	8.638 2	121.693 3
02	2.460 2	7.152 1	2.475 4	160.751 3	11.093 6	8.801 9	117.395 6
03	0.823 8	7.105 0	1.650 4	159.671 1	10.997 1	9.305 8	121.382 1
04	2.034 1	7.020 4	0	151.416 5	10.724 6	8.603 7	117.250 3
05	1.064 4	7.611 2	0	149.581 3	10.917 7	8.485 9	115.914 6
06	1.116 9	6.713 7	0	149.426 0	10.280 3	8.453 6	114.527 3
07	2.212 5	6.882 9	1.803 6	157.022 2	10.929 3	8.510 3	115.975 3
08	1.381 5	7.108 7	0.936 2	156.686 7	11.405 7	9.282 5	116.671 6
09	0.723 1	7.040 1	0	155.233 4	11.732 9	9.720 3	116.923 5
10	0.763 9	6.974 9	0	155.781 6	10.437 7	9.248 5	118.104 6

样品	特征峰						化痰率
	t_R=27.95	t_R=28.85	t_R=32.35	t_R=34.51	t_R=35.95	t_R=44.25	（%）
01	18.857 4	4.266 6	0.752 1	9.691 2	25.299 7	11.331 2	165.23
02	18.372 4	2.567 4	2.248 1	10.768 6	25.424 7	10.913 1	168.36
03	17.582 0	2.886 1	1.497 4	9.990 7	25.209 4	11.160 1	178.23
04	18.116 7	3.033 7	0	9.818 6	24.618 8	11.374 2	164.41
05	16.687 8	2.624 9	1.204 8	10.633 7	25.577 7	10.948 5	162.26
06	16.675 0	2.673 5	1.884 9	7.214 3	24.976 8	10.808 7	150.70
07	17.036 8	2.570 2	2.074 2	9.920 9	25.222 2	11.389 5	162.78
08	17.160 6	2.973 1	2.053 7	6.979 7	25.433 0	11.166 5	177.65
09	17.680 8	2.751 8	0	9.767 7	25.700 5	11.064 4	185.92
10	17.773 9	2.593 2	0	9.710 3	25.531 3	10.870 1	175.90

（2）原始数据变换　表8-26经规格化处理后的数据如下（表8-27）。

表8-27　沙田柚幼果样品指纹图谱特征及其化痰效果规格化数据

样品	特征峰						
	t_R=7.28	t_R=10.38	t_R=12.11	t_R=17.11	t_R=21.74	t_R=23.05	t_R=25.91
01	1.700 5	0.967 7	0.000 0	0.998 4	0.980 7	0.970 0	1.034 9
02	1.623 0	1.015 6	3.605 3	1.036 9	1.015 6	0.988 4	0.998 4
03	0.543 5	1.008 9	2.403 7	1.029 9	1.006 8	1.045 0	1.032 3
04	1.341 9	0.996 9	0.000 0	0.976 7	0.981 8	0.966 2	0.997 2
05	0.702 2	1.080 8	0.000 0	0.964 8	0.999 5	0.952 9	0.985 8
06	0.736 8	0.953 3	0.000 0	0.963 8	0.941 2	0.949 3	0.974 0
07	1.459 6	0.977 4	2.626 9	1.012 8	1.000 6	0.955 7	0.986 3
08	0.911 4	1.009 4	1.363 5	1.006 4	1.044 2	1.042 4	0.992 2
09	0.477 0	0.999 7	0.000 0	1.001 3	1.074 1	1.091 5	0.994 4
10	0.504 0	0.990 4	0.000 0	1.004 8	0.955 6	1.038 6	1.004 4

样品	特征峰						化痰率（%）
	t_R=27.95	t_R=28.85	t_R=32.35	t_R=34.51	t_R=35.95	t_R=44.25	
01	1.071 8	1.474 2	0.642 0	1.025 6	1.000 0	1.020 6	0.976 9
02	1.044 2	0.887 1	1.919 0	1.139 6	1.005 0	0.982 9	0.995 4
03	0.999 3	0.997 2	1.278 2	1.057 3	0.996 4	1.005 2	1.053 7
04	1.029 7	1.048 2	0.000 0	1.039 0	0.973 1	1.024 5	0.972 0
05	0.948 5	0.907 0	1.028 4	1.125 3	1.011 0	0.986 1	0.959 3
06	0.947 8	0.923 8	1.609 0	0.763 5	0.987 2	0.973 5	0.891 0
07	0.968 3	0.888 1	1.770 6	1.049 9	0.996 9	1.025 8	0.962 4
08	0.975 3	1.027 3	1.753 1	0.738 6	1.005 3	1.005 8	1.050 3
09	1.004 9	0.950 8	0.000 0	1.033 7	1.015 9	0.996 6	1.099 2
10	1.010 2	0.896 0	0.000 0	1.027 6	1.009 2	0.979 1	1.039 9

（3）计算关联系数和关联度 结果如下（表8-28）。

表8-28 沙田柚幼果指纹特征与其化痰作用之间的关联系数和关联度

特征峰	t_R=7.28	t_R=10.38	t_R=12.11	t_R=17.11	t_R=21.74	t_R=23.05	t_R=25.91
	0.643 8	0.993 8	0.572 3	0.984 5	0.997 9	0.995 5	0.958 2
	0.675 8	0.985 5	0.333 6	0.969 9	0.985 5	0.995 4	0.997 7
	0.719 5	0.967 6	0.491 9	0.982 8	0.966 0	0.994 1	0.984 6
关	0.779 7	0.982 0	0.573 6	0.997 2	0.993 3	0.996 3	0.981 8
联	0.836 0	0.915 5	0.576 8	0.996 6	0.970 9	0.995 9	0.980 8
系	0.895 0	0.955 2	0.594 7	0.947 9	0.963 7	0.958 0	0.940 9
数	0.724 7	0.989 4	0.439 8	0.963 6	0.972 3	0.995 7	0.982 8
	0.904 5	0.970 4	0.807 1	0.968 2	0.996 1	0.994 7	0.958 1
	0.677 7	0.929 9	0.543 2	0.930 9	0.981 9	0.994 9	0.926 4
	0.709 4	0.964 2	0.557 0	0.974 6	0.940 0	0.999 8	0.974 3
关联度	0.756 6	0.965 4	0.549 0	0.971 6	0.976 8	0.992 0	0.968 6

续表

特征峰	t_R=27.95	t_R=28.85	t_R=32.35	t_R=34.51	t_R=35.95	t_R=44.25
	0.932 9	0.724 6	0.796 4	0.964 8	0.985 4	0.968 3
	0.964 7	0.924 1	0.586 0	0.900 5	0.993 5	0.991 3
	0.960 7	0.959 2	0.853 9	0.998 0	0.958 7	0.964 9
关联系数	0.958 4	0.945 6	0.573 6	0.951 9	1.000 0	0.962 1
	0.992 5	0.962 2	0.950 4	0.887 8	0.962 6	0.980 6
	0.959 0	0.976 2	0.592 8	0.911 7	0.932 1	0.941 3
	0.996 3	0.946 9	0.618 0	0.937 9	0.975 0	0.954 4
	0.946 4	0.983 4	0.650 5	0.807 8	0.967 4	0.967 8
	0.933 3	0.898 6	0.543 2	0.952 9	0.940 7	0.927 8
	0.978 5	0.901 4	0.557 0	0.991 4	0.977 8	0.956 2
关联度	0.962 3	0.922 2	0.672 2	0.930 5	0.969 3	0.961 5

上述结果表明：t_R=10.38 min，17.11 min，21.74 min，23.05 min，25.91 min，27.95 min，35.95 min，44.25 min等峰所代表的化学成分与化痰作用具有高度关联（关联度＞0.95），说明沙田柚的化痰作用也是其内"化学成分群"共同作用的结果。依据关联度的大小，确定各成分对"化痰作用"贡献的大小顺序为：野漆树苷＞新橙皮苷＞柚皮苷＞香柑内酯＞橙皮内酯水合物＞柚皮素＞异橙皮内酯＞佛手柑亭。

第五节　总　　结

1. 本研究采用HPLC法对不同来源的沙田柚样品进行了分

析，对色谱条件（包括流动相、洗脱梯度、色谱柱、检测波长等）进行了优化，完成了系统的方法学考察，构建了沙田柚HPLC指纹图谱。应用"中药色谱指纹图谱计算机辅助相似性评价系统"对沙田柚HPLC指纹图谱进行了相似度评价；用系统聚类分析法对量化的指纹特征（色谱峰峰面积）进行了计算机聚类分析；建立了典则判别函数和Fisher判别函数，结果与实际完全相符，说明本法极为可靠。在实际应用时，只需将待测样品按本研究所述的色谱条件进行分析，将量化指纹特征数据输入计算机进行运算，就能快速得出分类结果；为合理、规范使用沙田柚药材提供实验依据。

2. 本研究在获得沙田柚指纹图谱与药效学量化数据的基础上，采用灰关联度分析技术，寻找指纹图谱特征所代表的化学成分对药效贡献的大小。结果表明：沙田柚的止咳化痰作用是其内"化学成分群"共同作用的结果。依据关联度的大小，确定各成分对"止咳作用"贡献的大小顺序为：柚皮苷＞橙皮内酯水合物＞香柑内酯＞佛手柑亭＞异橙皮内酯＞柚皮素＞新橙皮苷＞野漆树苷。而各成分对"化痰作用"贡献的大小顺序为：野漆树苷＞新橙皮苷＞柚皮苷＞香柑内酯＞橙皮内酯水合物＞柚皮素＞异橙皮内酯＞佛手柑亭。本研究把中药"有效组分群"指纹特征与药效相联系，从整体上把握住了中药内"有效组分群"协同作用的特性。本研究表明：中药"有效组分群"对"药效"均有贡献，但每种成分贡献的大小不同。本研究的创新之处在于建立了衡量"有效组分群"指纹特征对药效贡献大小的方法。

参考文献

［1］陈奇. 中药药理实验方法［M］. 北京：人民卫生出版社，1994：

138.

[2] 吴忠. 质量计量学-中药色谱指纹图谱的解析与特征表达 [J]. 中药材, 2003, 26 (8): 598–600.

（本章实验人员：苏薇薇、谭穗懿、吴忠、李沛波、彭维）

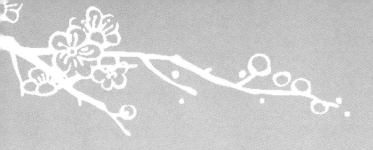

第九章
化橘红指纹图谱质量控制关键技术研究

第一节　研　究　概　述

化橘红系广东地道药材，具有止咳化痰作用[1]。目前市面销售的化橘红药材质量良莠不齐，给道地药材产业的进一步发展造成较大冲击。因此，有必要运用先进技术方法，对化橘红进行系统研究，明确其生物活性物质基础，保证用药的科学性和有效性。

本研究构建了化橘红与药效相关联的指纹图谱质量控制关键技术。在对化橘红药材进行品质鉴定的基础上，采用超临界CO_2流体萃取、乙醇提取及水提醇沉等方法分别提取化橘红药材。通过小鼠氨水引咳模型对上述3类提取物进行止咳活性筛选，并采用色谱指纹图谱技术获取各批药材有效部位的指纹特征信息。在此基础上，采用聚类分析对各批药材有效部位按照共有峰面积大小进行聚类分析，根据聚类结果对化学成分差异较大的药材有效部位进行药效实验。最后分别采用灰关联度分析、相关与回归分析、主成分分析等方法对有效部位指纹图谱与生物活性间的关系进行研究，阐明了指纹图谱特征与药效的相关性。

第二节　化橘红药材的品质鉴定

【实验材料】

本实验所用的化橘红药材样品如下（表9-1），凭证标本保存于中山大学广州现代中药质量研究开发中心。

表9-1　实验用化橘红样品

编号	样品	产地	编号	样品	产地
1	化州柚	怀集	13	化州柚	化州
2	化州柚	桂林	14	柚	化州
3	化州柚	化州	15	柚	廉江
4	化州柚	化州	16	柚	湛江
5	化州柚	化州	17	柚	湛江
6	化州柚	化州	18	柚	玉林
7	化州柚	化州	19	柚	玉林
8	化州柚	化州	20	柚	玉林
9	化州柚	化州	21	柚	廉江
10	化州柚	化州	22	柚	阳江
11	化州柚	化州	23	柚	化州
12	化州柚	化州	24	柚	湖北

【实验部分】

（一）药材生药学鉴定

经中山大学廖文波教授鉴定，本实验所用化橘红样品，其原植物为芸香科植物柚 *Citrus grandis*（L.）Osbeck，或柚的变种化州柚 *Citrus grandis* 'Tomentosa'。

（二）含量测定

1. 供试品溶液的制备　精密称取干燥后样品约1 g，置于索氏提取器中，加石油醚（60~90℃）80 mL，加热回流2.5 h，弃去石油醚，药渣挥去石油醚，加甲醇80 mL，加热回流3 h至提取液无色，放冷，滤过，滤液置100 mL量瓶中，甲醇定容至刻度，再量取1 mL于10 mL量瓶中，加入甲醇稀释至刻度，作为供试品溶液。

2. 对照品溶液的制备　精密称取柚皮苷对照品约20 mg，置100 mL量瓶中，加甲醇至刻度，摇匀；精密量取3 mL，置10 mL量瓶中，加甲醇至刻度，摇匀，即得。

3. 柚皮苷含量测定　按照《中华人民共和国药典》（2010年版），采用HPLC法测定化橘红中柚皮苷的含量，色谱条件：色谱柱为Lichrospher 100 Rp-18e（5 μm，250 mm×4.0 mm，Merck公司）；流动相为甲醇-水-冰醋酸（35：61：4）；柱温为30℃；流速为1.0 mL/min；检测波长为283 nm。

4. 总黄酮含量测定　利用紫外分光光度法测定化橘红中总黄酮的含量。量取供试品溶液1 mL于10 mL量瓶中，加入甲醇稀释至刻度，283 nm下测定。

表9-2　各批样品中柚皮苷及总黄酮含量

编号	样品	柚皮苷（%）	总黄酮（%）	编号	样品	柚皮苷（%）	总黄酮（%）
1	化州柚	14.36	20.25	6	化州柚	8.73	12.62
2	化州柚	10.74	17.22	7	化州柚	7.54	14.49
3	化州柚	10.98	14.58	8	化州柚	4.59	6.71
4	化州柚	9.64	14.75	9	化州柚	8.41	13.67
5	化州柚	9.58	15.41	10	化州柚	4.60	10.28

编号	样品	柚皮苷（%）	总黄酮（%）	编号	样品	柚皮苷（%）	总黄酮（%）
11	化州柚	13.03	19.01	18	柚	3.52	6.86
12	化州柚	7.91	12.34	19	柚	3.14	6.59
13	化州柚	7.02	11.50	20	柚	2.95	5.71
14	柚	3.06	6.13	21	柚	4.52	8.40
15	柚	2.33	5.43	22	柚	4.70	8.29
16	柚	4.19	8.77	23	柚	3.21	8.43
17	柚	6.76	10.75	24	柚	1.65	4.81

实验结果（表9-2）表明：化州柚中柚皮苷平均含量9.01%，总黄酮平均含量14.06%；柚皮中柚皮苷平均含量3.64%，总黄酮平均含量7.29%。化州柚中柚皮苷和总黄酮的含量均高于柚皮的含量，差异具有统计学意义（$P<0.001$）。

第三节　化橘红止咳有效部位的筛选

按化橘红药材所含化学成分极性大小进行分离提取，并对各提取物进行药效考察，筛选有效部位。整个提取流程如下（图9-1）。

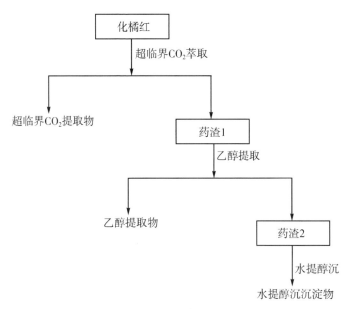

图9-1 化橘红提取流程

【实验部分】

（一）化橘红各类提取物的制备

1. 超临界CO_2提取物的制备　取过40目筛的药材粉末100 g，按以下方法提取：萃取压力26 MPa，萃取温度55 ℃；解析釜压力为6 MPa，温度40 ℃。萃取2 h得超临界CO_2提取物。

2. 乙醇提取物的制备　取超临界CO_2提取后所得药渣，加8倍体积80%乙醇回流提取3次，每次1.5 h，浓缩即得乙醇提取物。

3. 水提醇沉沉淀物的制备　8倍体积水于90 ℃水浴温浸提取2次，每次1.5 h，趁热过滤，滤液减压浓缩至1/15，滤液中加入乙醇，使含醇量达80%，静置过夜。滤出沉淀，依次用95%乙醇、无水乙醇、丙酮及乙醚反复洗涤多次，60 ℃烘干至恒重，即得水提醇沉沉淀物。

（二）化橘红各类提取物的成分分析

1. 超临界CO_2提取物成分分析　采用水蒸气蒸馏法将超临界CO_2提取物分为挥发性及非挥发性成分，进行分析。

（1）样品制备　取药材1 g，加10 mL甲醇于40 ℃超声提取20 min，过滤，得样品1；取超临界CO_2提取物0.44 g，定容于10 mL甲醇中，得样品2；取超临界CO_2提取物4.4 g，加入100 mL的水中，利用水蒸气蒸馏法提取其中的挥发性成分，溶于1 mL乙醚中，得样品4。余液定容于100 mL水中，取10 mL减压蒸干，溶于10 mL甲醇中，得样品3。

（2）香豆素成分分析　上述样品分别以8 μL点样量点于硅胶G板上，以石油醚-乙酸乙酯（3∶7）为展开剂，10%硫酸乙醇溶液显色，60 ℃加热至斑点显色清晰，置紫外光灯（365 nm）下检视。

（3）黄酮类成分分析　上述样品分别以8 μL点样量点于聚酰胺薄膜上，以丙酮-乙酸乙酯-水-冰醋酸（4∶8∶0.8∶0.2）为展开剂，$AlCl_3$试液加热至斑点显色清晰，置紫外光灯（365 nm）下检视。

（4）挥发性成分分析　取样品4，按以下条件进行GC-MS分析。色谱条件：毛细管色谱柱HP5（5 mL，30 mm × 0.22 mm × 0.25 μm）；程序升温：柱温60 ℃，维持1 min，以10 ℃/min升温至110 ℃，维持1 min，以4 ℃/min升温至240 ℃，维持1 min，柱后温度为270 ℃，维持3 min。气化室温度为260 ℃，载气为氮气，GC-MS接口温度为230 ℃。恒流24 mL/min，分流比10∶1。质谱条件：电离方式EI，电子能量70 eV，质谱扫描范围：

50 ～ 500 amu。检索谱库为NIST。

2．乙醇提取物成分分析　测定乙醇提取物中柚皮苷的含量，计算其提取率；测定乙醇提取物中总黄酮的含量。

3．水提醇沉沉淀物成分分析　分别采用硫酸–蒽酮法和考马斯亮蓝法测定沉淀物中总糖及蛋白质的含量。

（三）化橘红止咳有效部位的筛选

1．实验分组　柚皮苷的起效剂量为每千克体重54 mg，按乙醇提取物中柚皮苷含量折算成生药每千克体重780 mg，分别向上设计2个剂量向下设计1个剂量，即为每千克体重260 mg生药、780 mg生药、2 340 mg生药和7 020 mg生药，此为乙醇提取物的给药剂量。其他两类提取物的给药剂量均参照乙醇提取物，按照相同的生药量给药。阳性对照组灌服磷酸可待因水溶液（给药剂量为每千克体重27 mg）；空白组灌服蒸馏水。供试药物用蒸馏水配制成适当的浓度溶液或混悬液，给药体积为每10 g体重0.1 mL。

2．实验方法　采用氨水引咳法考察化橘红各类提取物的止咳量效关系。实验前小鼠禁食不禁水12 h，各组小鼠灌胃给药1 h后，开始接受喷雾（风量：小；雾化率：0.3 mL/min；每次加入12.5%氨水5 mL，每只小鼠完成喷雾后及时更换喷雾器中的氨水）。按一定时间（20 s）喷入浓氨水气雾，喷雾结束，记录3 min内咳嗽次数。

（四）化橘红超临界CO_2提取物非挥发性部分止咳药效实验

对经水蒸气蒸馏法分离所得的超临界CO_2提取物非挥发性部分，采用小鼠氨水引咳法考察其止咳药效。

【实验结果】

（一）化橘红各类提取物成分分析

1. 超临界CO_2提取物成分分析　对化橘红超临界CO_2提取物进行薄层色谱分析，结果显示：该提取物的薄层色谱图中含有异橙皮内酯及橙皮内酯水合物等物质的特征斑点（图9-2），而不含有柚皮苷和野漆树苷等物质的特征斑点（图9-3）。显示在该条件下，超临界CO_2流体能提取化橘红药材中的香豆素类物质，但不能提取柚皮苷等黄酮类物质。

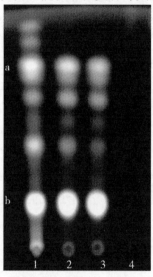 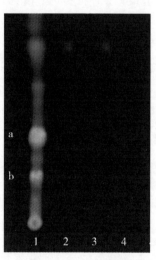

a为异橙皮内酯，b为橙皮内酯水合物；样品1~4分别为药材甲醇提取液、超临界CO_2提取物、超临界CO_2提取物非挥发性成分及超临界CO_2提取物挥发性成分

图9-2　超临界CO_2提取物香豆素类成分薄层色谱分析

a为柚皮苷，b为野漆树苷；样品1~4分别为药材甲醇提取液、超临界CO_2提取物、超临界CO_2提取物非挥发性成分及超临界CO_2提取物挥发性成分

图9-3　超临界CO_2提取物黄酮类成分薄层色谱分析

分析结果（图9-4、表9-3）表明：化橘红超临界CO_2提取物挥发性成分中含量较高的物质是以D-柠檬烯（D-Limonene，34.64%）为代表的烯烃类物质。

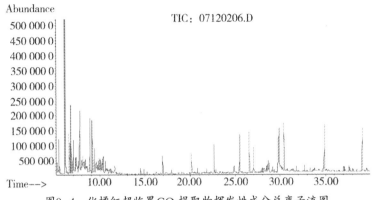

图9-4　化橘红超临界CO_2提取物挥发性成分总离子流图

表9-3　超临界CO_2提取物挥发性成分及相对含量

序号	化学成分	分子式	分子量	相对含量（%）
1	β-Myrcene　β-月桂烯	$C_{10}H_{16}$	136	2.30
2	D-Limonene　D-柠檬烯	$C_{10}H_{16}$	136	34.62
3	1，4-Cyclohexadiene，1-methyl-4-（1-methylethyl）-　1，4-环己二烯，1-甲基-4-（1-异丙烯）-	$C_{10}H_{16}$	136	1.46
4	α-Methyl-α-［4-methyl-3-pentenyl］oxiranemethanol　α-甲基-α-［4-甲基-3-戊烯基］缩水甘油	$C_{10}H_{18}O_2$	170	4.57
5	Cyclohexane，1，4-dimethyl-2-（2-methylpropyl）-，（1α，2β，5α）-l	$C_{12}H_{24}$	168	0.29

序号	化学成分	分子式	分子量	相对含量（%）
6	Linalooloxide trans　反式环氧芳樟醇	$C_{10}H_{18}O_2$	170	0.65
7	4, 7-Methano-1H-indene, octahydro-	$C_{10}H_{16}$	136	0.66
8	Cyclohexane, 1, 4-dimethyl-2-（2-methylpropyl）-,（1α, 2β, 5α）-	$C_{12}H_{24}$	168	0.66
9	Naphthalene, decahydro-2, 6-dimethyl-	$C_{12}H_{22}$	166	3.83
10	Naphthalene, decahydro-2, 3-dimethyl-	$C_{12}H_{22}$	166	3.09
11	2-（1-Hydroxybut-2-enylidene）cyclohexanone	$C_{10}H_{14}O_2$	166	0.55
12	cis, trans-1, 6-Dimethylspiro［4.5］decane	$C_{12}H_{22}$	166	0.63
13	Naphthalene, decahydro-1, 6-dimethyl-4-（1-methylethyl）-	$C_{15}H_{28}$	208	0.60
14	Tetradecane　十四烷	$C_{14}H_{30}$	198	0.41
15	1H-Cyclopropa［a］naphthalene, decahydro-1, 1, 3a-trimethyl-7-methylene-,［1aS-（1aα, 3aα, 7aβ, 7bβ）］-	$C_{15}H_{24}$	204	1.27
16	Caryophyllene 丁香烯	$C_{15}H_{24}$	204	0.10
17	Naphthalene, 1, 2, 3, 5, 6, 8a-hexahydro-4, 7-dimethyl-1-（1-methylethyl）-,（1S-cis）-	$C_{15}H_{24}$	204	0.26
18	Hexadecane　十六烷	$C_{16}H_{34}$	226	1.35
19	α-Cadinol　α-杜松醇	$C_{15}H_{26}O$	222	0.40
20	Heptadecane　十七烷	$C_{17}H_{36}$	240	0.19
21	Octadecane　十八烷	$C_{18}H_{38}$	254	2.60

岭南特色中药指纹图谱质量控制关键技术研究

序号	化学成分	分子式	分子量	相对含量（%）
22	1,2-Benzenedicarboxylic acid, bis（2-methylpropyl）ester 1,2-苯二甲酸，顺（2-甲丙基）酯	$C_{16}H_{22}O_4$	278	2.12
23	2-Pentadecanone, 6, 10, 14-trimethyl- 2-十五烷酮，6, 10, 14-三甲基	$C_{18}H_{36}O$	268	2.90
24	Pentadecanoic acid, 14-methyl-, methyl ester	$C_{17}H_{34}O_2$	270	0.71
25	Benzenepropanoic acid, 3, 5-bis（1,1-dimethylethyl）-4-hydroxy-, methyl ester	$C_{18}H_{28}O_3$	292	0.47
26	n-Hexadecanoic acid　十六烷酸	$C_{16}H_{32}O_2$	256	6.55
27	Eicosane　二十烷	$C_{20}H_{42}$	282	3.47
28	Heneicosane　二十一烷	$C_{21}H_{44}$	296	0.48
29	Octadecanoic acid, methyl ester 硬脂酸甲酯	$C_{19}H_{38}O_2$	298	0.29
30	Docosane　二十二烷	$C_{22}H_{46}$	310	3.31
31	Tricosane　二十三烷	$C_{23}H_{48}$	324	0.36
32	Tetracosane　二十四烷	$C_{24}H_{50}$	338	3.28

综上所述，化橘红超临界CO_2提取物中，含有异橙皮内酯及橙皮内酯水合物等多种香豆素类成分，不含柚皮苷及野漆树苷等黄酮类物质。其挥发性成分中，以D-柠檬烯为代表的烯烃类物质含量较高。

2. 乙醇提取物成分分析　实验结果表明，所采用的提取方法，基本上能将药材中以柚皮苷为代表的黄酮类物质完全提取（表9-4）。黄酮类物质在提取物中的含量约占85%（表9-5）。

表9-4　醇提物中柚皮苷含量

药材总量 （g）	醇提物中柚皮苷的量 （g）	药材中柚皮苷的量 （g）	提取率 （%）
100	6.91	7.02	98.40
100	6.77	7.02	96.36

表9-5　醇提物中总黄酮含量

药材总量（g）	乙醇提取物的量（g）	总黄酮含量（%）
100	13.34	84.70
100	13.25	84.90

3．水提醇沉沉淀物成分分析　实验结果表明，化橘红水提醇沉沉淀物中，总多糖的含量为31.17%，蛋白质含量为3.26%（表9-6）。

表9-6　水提醇沉沉淀物中总糖及蛋白质含量

药材总量 （g）	水提醇沉沉淀物的量 （g）	总多糖含量 （%）	蛋白质含量 （%）
100	11.85	31.44	3.30
100	11.23	30.91	3.12

（二）化橘红提取物的止咳活性

实验结果显示，化橘红超临界CO_2提取物及乙醇提取物均可减少氨水致小鼠咳嗽的次数，与空白组相比较差异有统计学意义（表9-7，图9-5），且量效关系明显（图9-6），表明此两类提取物具有良好的止咳作用。水提醇沉沉淀物对氨水致小鼠咳嗽的次数无明显影响，与空白组相比差异无统计学意义（$P > 0.05$）。

表9-7　化橘红提取物对氨水致小鼠咳嗽的抑制作用（n=10）

组别		咳嗽次数
空白		16.8 ± 3.9
阳性对照		9.9 ± 2.6***
超临界提取物	260	14.4 ± 2.6
（生药按每千克体重	780	12.0 ± 5.7*
计算，mg）	2 340	11.1 ± 3.2**
	7 020	10.8 ± 4.5**
乙醇提取物	260	13.8 ± 4.7
（生药按每千克体重	780	11.1 ± 4.5**
计算，mg）	2 340	10.0 ± 4.2**
	7 020	9.8 ± 3.1***
水提醇沉沉淀物	260	14.0 ± 4.8
（生药按每千克体重	780	14.0 ± 4.6
计算，mg）	2 340	14.1 ± 3.8
	7 020	15.9 ± 5.4

注：*与空白组比较$P < 0.05$，**与空白组比较$P < 0.01$，***与空白组比较$P < 0.001$

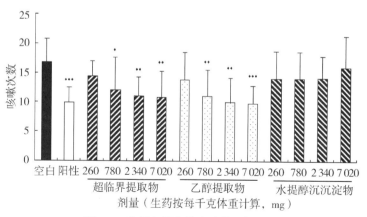

图9-5　化橘红提取物止咳作用柱状图

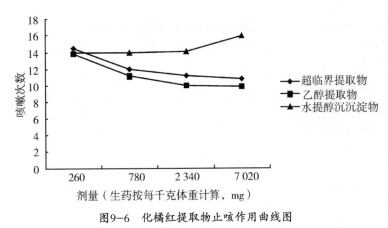

图9-6 化橘红提取物止咳作用曲线图

（三）化橘红超临界CO_2提取物非挥发性部分止咳药效实验

实验结果显示，化橘红超临界CO_2提取物经水蒸气蒸馏除去挥发性物质后，剩余的非挥发性成分止咳药效与空白组相比差异有统计学意义（表9-8、图9-7），且剂量关系较明显（图9-8）。与相同给药剂量的超临界CO_2提取物相比，经水蒸气蒸馏处理后的样品，药效略差，但两者差异无统计学意义（$P > 0.05$）。

表9-8 化橘红超临界CO_2提取物对氨水致小鼠咳嗽的抑制作用（$n=10$）

组别		咳嗽次数
空白		18.9 ± 3.5
阳性对照		12.8 ± 3.0***
超临界提取物	780	13.8 ± 4.9*
（生物按每千克	2 340	12.4 ± 4.9**
体重计算，mg）	7 020	11.1 ± 3.9**

续表

组别		咳嗽次数
超临界提取物非挥发性部分（生物按每千克体重计算，mg）	780	15.0 ± 4.0*
	2 340	13.4 ± 4.5**
	7 020	13.1 ± 2.0***

注：*与空白组比较$P<0.05$，**与空白组比较$P<0.01$，***与空白组比较$P<0.001$

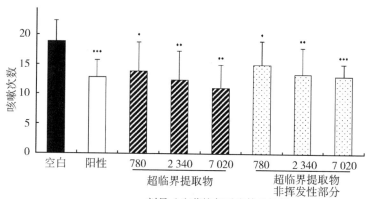

图9-7 化橘红超临界CO_2提取物止咳作用柱状图

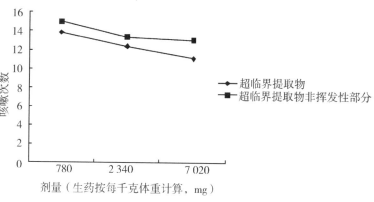

图9-8 化橘红超临界CO_2提取物止咳作用曲线图

（四）讨论

本实验采用不同的提取方法，将药材中所含物质按极性大小分别提取。超临界CO_2流体萃取既可将药材中的挥发油成分提取，又能将传统水蒸气蒸馏法所不能提取的一些高沸点的中等极性物质提取，与用乙酸乙酯提取相比也较为环保，其提取物中所含成分种类多，且不存在溶剂残留问题。黄酮类物质是化橘红中的主要活性物质，采用乙醇提取法可将药材中的黄酮类物质基本提取完全；另外，某些中等极性成分也可被提取出来。化橘红多糖也可能具有一定药效，故本实验采用水提醇沉法提取多糖类物质。

小鼠氨水引咳实验显示，超临界CO_2提取物和乙醇提取物具有良好的止咳活性，且量效关系明显，其对应的活性物质分别是黄酮类和香豆素类成分。水提醇沉法得到的沉淀物，其止咳作用不明显。对超临界CO_2提取物中的非挥发性成分进行止咳药效实验，显示该类物质具有良好的止咳作用。由于超临界CO_2提取物中挥发性成分的含量相对较低（低于10%），且因挥发性强而难以进行定量分离，故未对其止咳药效进行考察。

第四节　不同产地化橘红有效部位的指纹图谱及药效实验

指纹图谱作为中药质量控制的一种手段正日益受到人们的重视。但是，目前中药指纹图谱的研究与建立只是对中药产品成分的稳定性和可控性实现改进，而没有与中药的药效建立直接的内在联系，即无法明确药效究竟源于哪种或哪几种成分。所以，建立中药指纹图谱与药效之间的相关性一直是中药质量研究工作的目标之一。

根据前面实验结果，化橘红三类提取物中，超临界CO_2提取物及乙醇提取物均具有显著的止咳药效。在本研究中选取下列18批药材（表9-9），按前述方法分别提取各批药材的有效部位，分别制备各批药材有效部位的指纹图谱，最后通过对指纹图谱进行聚类分析，从各批药材有效部位中选取成分差异较大的进行药效实验，以便进行化橘红的谱效分析。

表9-9　用于制备提取物的各批样品

编号	样品	产地	编号	样品	产地
1	化州柚	化州	10	化州柚	化州
2	化州柚	化州	11	柚	廉江
3	化州柚	化州	12	柚	玉林
4	化州柚	化州	13	柚	湛江
5	化州柚	化州	14	柚	玉林
6	化州柚	化州	15	柚	玉林
7	化州柚	化州	16	柚	化州
8	化州柚	化州	17	柚	湛江
9	化州柚	化州	18	柚	玉林

【实验部分】

（一）不同产地化橘红乙醇提取物HPLC指纹图谱

色谱柱：Lichrospher 100 Rp-18e（5 μm，250 mm×4.0 mm，

Merck公司）；流动相：甲醇-乙酸溶液（水：乙酸=80：1，pH=3.0）；线性梯度：0～150 min，甲醇20%→100%，乙酸溶液80%→0%；柱温：30 ℃；流速：1.0 mL/min；检测波长：320 nm（0～80 min），254 nm（80～120 min）。

（二）不同产地化橘红超临界CO₂提取物HPLC指纹图谱实验

色谱柱：Lichrospher 100 Rp-18e（5 μm，250 mm×4.0 mm，Merck公司）；流动相：甲醇-乙酸溶液（水：乙酸=80：1，pH=3.0）；非线性梯度：甲醇0～63 min 35%→50%，63～68 min 50%→65%，68～100 min 65%→85%；柱温：30 ℃；流速：1.0 mL/min；检测波长：320 nm（0～60 min），254 nm（60～90 min）。

（三）不同产地化橘红有效部位止咳药效实验

采用SPSS 16.0 for Windows分别对各批醇提物及超临界CO₂提取物的指纹图谱采用基于欧氏距离和均连法的层级聚类分析（hierarchical clustering analysis）方法按照峰面积大小进行聚类分析，分别选择差异性较大的药材提取物考察其止咳药效，并计算镇咳率。

【实验结果】

（一）不同产地化橘红乙醇提取物HPLC指纹图谱

不同产地化橘红乙醇提取物的指纹图谱如下（图9-9），采用"中药色谱指纹图谱相似度评价系统"进行数据处理，获得对照指纹图谱（图9-10）。

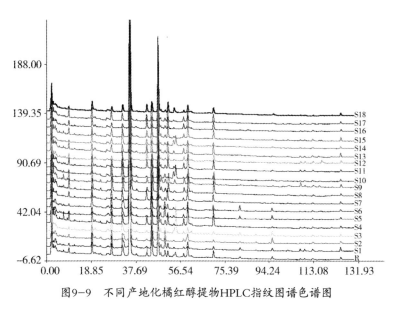

图9-9 不同产地化橘红醇提物HPLC指纹图谱色谱图

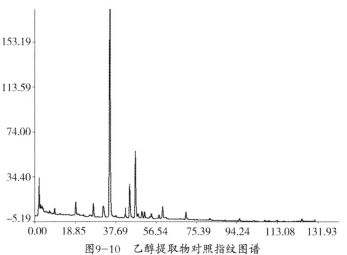

图9-10 乙醇提取物对照指纹图谱

（二）不同产地化橘红超临界CO$_2$提取物HPLC指纹图谱

不同产地化橘红超临界CO$_2$提取物的指纹图谱如下（图9-11）。采用"中药色谱指纹图谱相似度评价系统"软件进行数据处理，获得对照指纹图谱（图9-12）。

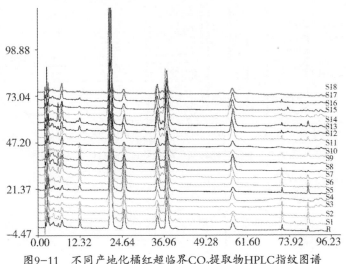

图9-11　不同产地化橘红超临界CO$_2$提取物HPLC指纹图谱

（三）聚类分析

通过SPSS 16.0 for Windows对各批药材乙醇提取物指纹图谱按照共有峰面积大小进行聚类。结果（图9-13）显示，当聚类重新标定距离（Rescaled Distance Cluster Combine）为5时，18批样品的醇提物可大致分为六类：S1，S6，S3和S10为一类；S5和S9为一类；S4和S8为一类；S7，S15，S11，S17和S13为一类；S12，S18，S16和S14为一类；S2自成一类。

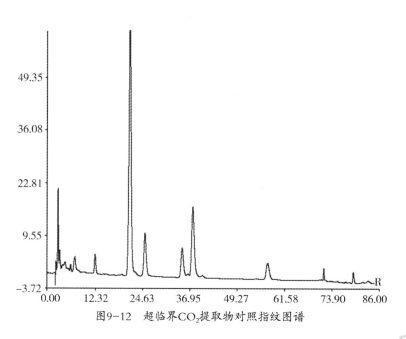

图9-12 超临界CO₂提取物对照指纹图谱

＊＊＊＊＊＊HIERARCHICAL CLUSTER ANALYSIS＊＊＊＊＊＊
Dendrogram using Average Linkage（Between Groups）

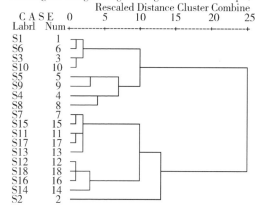

图9-13 不同产地化橘红醇提物指纹图谱聚类谱系图

通过SPSS 16.0 for Windows对各批药材超临界CO_2提取物指纹图谱按照共有峰面积大小进行聚类。结果（图9-14）显示，当聚类重新标定距离为5时，18批样品的超临界CO_2提取物可大致分为六类：S11，S18，S4，S2和S10为一类；S5，S6，S14，S16为一类；S3为一类；S1为一类；S7，S17，S12，S13，S15和S9为一类；S8为一类。

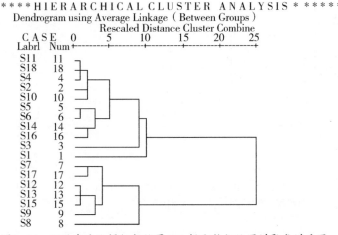

图9-14　不同产地化橘红超临界CO_2提取物指纹图谱聚类谱系图

（四）不同产地化橘红有效部位止咳药效结果

根据聚类分析结果，从各批药材有效部位中选取成分差异性较大的进行止咳药效实验。不同产地化橘红有效部位止咳药效结果如表9-10。如前所述，化州柚中黄酮类物质的含量显著高于柚。药效实验显示，各批药材乙醇提取物均可减少氨水致小鼠咳嗽的次数（图9-15），化州柚的止咳药效高于柚（平均镇咳率为39.69%和35.40%），这很可能是因为化州柚中柚皮苷和总黄酮的含量均高于柚，表明药材间化学成分含量的差异可导致其药效上的高低。

各批药材超临界CO_2提取物均可减少氨水致小鼠咳嗽的次数，化州柚与柚的止咳作用相当（平均镇咳率为34.86%和34.68%）。

表9-10 不同产地化橘红有效部位止咳药效结果（$n=10$）

组别			咳嗽次数	镇咳率（%）
空白			28.9 ± 4.3	
阳性对照			12.0 ± 5.4***	58.48
乙醇提取物 （批次，产地） 每千克体重 2 340 mg生药	2	化州	20.0 ± 8.5*	30.80
	4	化州	15.0 ± 3.6**	48.10
	5	化州	15.7 ± 6.9**	45.67
	7	化州	16.9 ± 6.1**	41.72
	8	化州	19.6 ± 3.8**	32.18
	10	化州	17.1 ± 4.9**	40.83
	12	玉林	20.5 ± 3.3**	29.06
	17	湛江	18.4 ± 5.6**	36.33
超临界CO_2提取物 （批次，产地） 每千克体重 2 340 mg生药	1	化州	17.7 ± 7.9**	38.75
	2	化州	16.7 ± 8.2**	42.21
	3	化州	22.0 ± 7.1*	23.87
	7	化州	17.2 ± 4.5**	40.48
	8	化州	20.6 ± 7.9**	28.71
	11	廉江	18.4 ± 6.6**	36.33
	12	玉林	18.0 ± 7.4**	37.71
	16	化州	20.5 ± 7.7*	29.06

注：*与空白组比较$P<0.05$，**与空白组比较$P<0.01$，***与空白组比较$P<0.001$

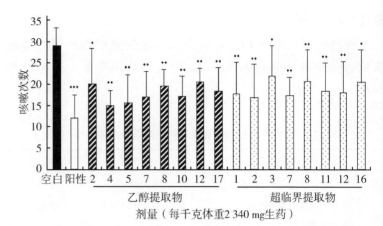

图9-15　不同产地化橘红有效部位止咳作用柱状图

（五）讨论

本研究采用HPLC法获取不同产地化橘红药材各有效部位的指纹图谱，再通过聚类分析法从中选取有效部位指纹特征差异较大的若干批药材进行药效实验，是基于如下理由：药材药效作用的强弱，取决于其本身化学成分含量的高低及种类的多少，而化学成分上的差异可以通过指纹图谱显示出来。因此，指纹图谱特征差异大的药材，其药效作用将也存在较大差异。通过对指纹图谱及药效间关系的综合分析，可以进一步明确中药的药效物质基础。

通过对18批药材有效部位的HPLC指纹图谱分析，利用相似度计算软件得到相应的对照指纹图谱。通过聚类分析法从各批药材中选取成分差异较大有效部位，采用氨水引咳法考察其止咳药效，结果显示不同批次药材有效部位的药效差异明显，表明药材间化学成分含量的差异可导致其药效的差异。

第五节　基于药效与指纹图谱相关联的质量控制关键技术

中药指纹图谱中每一个特征峰代表其内某种化学成分。中药的药效是其内各化学成分协同作用的结果，因此指纹特征与药效间存在某种联系。为方便分析这两者间的关系，我们将指纹图谱中所蕴含的图形信息转变成数据，每个色谱峰的面积代表一个自变量，每批药材的药效结果作为因变量。

不同产地化橘红的乙醇提取物和超临界CO_2提取物的指纹特征及其药效数据如下（表9-11、表9-12）。通过灰色关联度分析、多元线性回归分析和主成分分析等方法进行综合分析，揭示多个自变量与一个因变量之间的关系，明确中药的药效物质基础，使中药的质量控制更具有针对性。

表9-11　不同产地化橘红乙醇提取物指纹特征及其药效作用

药材	保留时间（min）									
	9.30	19.1	27.4	32.1	35.0	42.0	44.3	46.9	48.0	50.1
1	63	449	265	355	3 808	63	2 128	1 280	39	297
2	212	266	322	308	6 446	254	444	3 283	145	135
3	43	208	303	331	7 220	51	732	1 498	130	316
4	208	303	372	432	6 033	125	493	2 262	99	104
5	113	338	241	287	4 485	250	546	1 727	117	80
6	45	244	371	748	5 747	56	622	1 065	42	122
7	104	220	108	161	2 575	330	259	1 764	37	66
8	160	302	244	222	4 630	172	563	2 359	101	84

药材	保留时间（min）							镇咳率 R（%）
	51.3	57.8	59.6	70.40	95.0	107.0	124.3	
1	31	68	292	58	162	22	57	30.80
2	326	187	611	480	31	28	51	48.10
3	43	89	250	64	113	18	51	45.67
4	253	130	432	336	22	20	41	41.72
5	299	66	282	194	14	21	47	32.18
6	26	28	100	97	55	25	51	40.83
7	275	90	237	173	22	51	66	29.06
8	287	115	266	222	24	24	61	36.33

表9-12　不同产地化橘红超临界CO_2提取物指纹特征及其药效作用

药材	保留时间（min）									镇咳率 R（%）
	7.17	12.29	21.34	25.29	35.16	37.86	57.28	71.71	79.39	
1	142	236	1 590	1 075	425	1 484	239	191	276	38.75
2	87	113	1 659	512	229	641	78	20	22	42.21
3	49	49	810	136	119	315	95	34	28	23.87
4	268	105	3 365	347	330	944	290	83	40	40.48
5	234	150	4 855	285	452	893	453	16	11	28.71
6	59	18	1 668	137	162	307	100	13	19	36.33
7	132	22	3 692	163	521	1 081	461	30	41	37.71
8	86	12	2 312	103	286	638	272	17	13	29.06

【分析方法】

（一）灰关联度分析

计算各特征峰峰面积（自变量）与药效（因变量）间的灰关联度。

（二）多元线性回归分析

分别计算各个自变量对因变量的相关系数，再采用逐步回归法、强迫引入法、强迫剔除法、向后引入法及向前剔除法分别建立多元线性回归方程。该分析方法在SPSS 16.0 for Windows中，通过Analyze项目下Regression中的Linear模块实现。

（三）主成分分析

将原来众多具有一定相关性的指标重新组合成一组新的相互无关的主成分，用主成分作为新的自变量进行分析。该方法在SPSS 16.0 for Windows中，通过Analysis项下Data Reduction中Factor Analysis模块和Transform项目下Compute Variable实现。

【分析结果】

（一）灰关联度分析

1. 醇提物指纹特征与其药效作用灰关联度分析　结果如下（表9-13），各个自变量所代表的化学物质与药效间的关联度排序如下：$X_5 > X_9 > X_3 > X_4 > X_{12} > X_8 > X_{13} > X_7 > X_{10} > X_1 > X_{16} > X_{11} > X_{14} > X_6 > X_{15} > X_{17} > X_2$，其中以自变量$X_5$所对应的化学物质与止咳药效关联度最高（0.78），且与排行第二的自变量（X_9，0.65）的关联度相差较大，提示X_5所对应的化学物质含量与药材的止咳药效关系最为密切。

表9-13　醇提物所含化学物质与其药效作用的关联度

自变量	X_1	X_2	X_3	X_4	X_5	X_6	X_7	X_8	X_9
保留时间（min）	9.30	19.10	27.40	32.10	35.00	42.00	44.30	46.90	48.00
关联度	0.43	0.37	0.60	0.50	0.78	0.39	0.46	0.48	0.65

自变量	X_{10}	X_{11}	X_{12}	X_{13}	X_{14}	X_{15}	X_{16}	X_{17}
保留时间（min）	50.10	51.30	57.80	59.60	70.40	95.00	107.0	124.3
关联度	0.43	0.42	0.49	0.48	0.40	0.39	0.43	0.38

2. 超临界CO_2提取物所含化学物质与药效作用灰关联度分析　结果如下（表9-14），各个自变量所代表的化学物质与药效间的关联度排序如下：$X_3 > X_6 > X_1 > X_4 > X_5 > X_7 > X_2 > X_8 > X_9$。各物质与药效间的关联度普遍较低，最高者仅为0.52。

表9-14　超临界CO_2提取物所含化学物质与其药效作用的关联度

自变量	X_1	X_2	X_3	X_4	X_5	X_6	X_7	X_8	X_9
保留时间（min）	7.17	12.29	21.34	25.29	35.16	37.86	57.28	71.71	79.39
关联度	0.52	0.39	0.52	0.50	0.49	0.52	0.42	0.38	0.37

（二）多元线性回归分析

1. 醇提物所含化学物质与药效作用的多元线性回归分析　以醇提物HPLC指纹图谱17个共有峰的峰面积为自变量与镇咳率进行相关分析和逐步回归分析，得到皮尔逊相关系数（表9-15）。

表9-15 醇提物所含化学物质的皮尔逊相关系数

自变量	X_1	X_2	X_3	X_4	X_5	X_6	X_7	X_8	X_9
保留时间（min）	9.30	19.10	27.40	32.10	35.00	42.00	44.30	46.90	48.00
相关系数R	0.28	-0.45	0.73	0.34	0.94	-0.31	-0.29	0.44	0.66

自变量	X_{10}	X_{11}	X_{12}	X_{13}	X_{14}	X_{15}	X_{16}	X_{17}
保留时间（min）	50.10	51.30	57.80	59.60	70.40	95.00	107.0	124.3
相关系数R	0.21	-0.03	0.49	0.46	0.45	-0.30	-0.44	-0.53

以醇提物HPLC指纹图谱17个共有峰的峰面积为自变量，以对氨水致小鼠咳嗽的抑制率为因变量，进行相关分析。通过相关分析可以揭示各色谱峰所代表物质与药效间的关系程度。皮尔逊相关系数表明：X_1，X_3，X_4，X_5，X_8，X_9，X_{10}，X_{12}，X_{13}，X_{14}所代表物质与药效成正相关关系；X_2，X_6，X_7，X_{11}，X_{15}，X_{16}，X_{17}所代表物质与药效成负相关关系。

逐步回归分析得到方程：$R=15.58 + 0.004 A_{X_5}$（R：镇咳率；A：峰面积。$P<0.01$）。通过逐步回归分析所得的方程显示，随着X_5峰面积的增大，药物对氨水致小鼠咳嗽的抑制率也显著提高。

本研究除了采用逐步回归法外，还尝试采用强迫引入法、强迫剔除法、向后引入法及向前剔除法等方法分别建立回归方程。结果显示，强迫引入法、强迫剔除法和向后引入法所建立的方程，自变量间存在着明显的共线性，这会导致参数估计不稳定，故排除由这几种方法分析所得到的回归方程。利用向前剔除法所建立的回归方程，与逐步回归法所得的结果相同，据此可以认为X_5所对应的物质是化橘红乙醇提取物中的止咳活性物质，在质量控制中应作为重点监控对象。

2. 超临界CO$_2$提取物所含化学物质与药效作用的多元线性回归分析　以超临界CO$_2$提取物HPLC指纹图谱9个共有峰的峰面积为自变量与镇咳率进行相关分析和逐步回归分析，得到皮尔逊相关系数（表9-16）。

表9-16　超临界CO$_2$提取物所含化学物质的皮尔逊相关系数

自变量 保留时间 （min）	X_1	X_2	X_3	X_4	X_5	X_6	X_7	X_8	X_9
	7.17	12.29	21.34	25.29	35.16	37.86	57.28	71.71	79.39
相关系数R	0.24	0.27	0.03	0.47	0.25	0.43	-0.05	0.37	0.29

以超临界CO$_2$提取物HPLC指纹图谱9个共有峰的峰面积为自变量，以对氨水致小鼠咳嗽的抑制率为因变量，进行相关分析。皮尔逊相关系数表明：X_1，X_2，X_3，X_4，X_5，X_6，X_8，X_9所代表物质与药效成正相关关系；X_7所代表物质与药效成负相关关系。

各个化学成分与药效间的相关系数都<0.5，呈弱相关关系，提示超临界提取物对药效的贡献，可能是通过其所含化学成分共同作用完成的。

采用强迫引入法、强迫剔除法和向前剔除法均可以建立自变量和因变量间的回归方程，但变量间的共线性问题突出，故得到的方程参考价值不大，不予采纳。利用逐步回归法不能得出相应的回归方程。综上所述，说明在超临界CO$_2$提取物众多成分中，不存在某个物质，其含量对药效起决定性作用。

（三）主成分分析

1. 醇提物所含化学物质与药效作用的主成分分析　通过SPSS 16.0 for Windows计算，可得出主成分17个，其中特征值较

岭南特色中药指纹图谱质量控制关键技术研究

大的如下（表9–17）。

表9–17　醇提物所含化学物质各主成分的特征值及方差贡献率

	特征值	方差贡献率（％）	累计方差贡献率（％）
1	7.34	43.23	43.23
2	4.66	27.41	70.64
3	2.37	13.97	84.62
4	1.36	8.01	92.63
5	0.79	4.68	97.31

按95％的信息量选取主分量，则可选取前5个主成分。通过SPSS 16.0 for Windows计算，各个主成分与自变量的关系如下：

Z_1=0.326 9X_1−0.103 3X_2−0.054 2X_3−0.181 2X_4+0.012 9X_5+0.282 6X_6−0.250 5X_7+0.334 3X_8+0.205 9X_9−0.238 4X_{10}+0.349 4X_{11}+0.302 9X_{12}+0.267 5X_{13}+0.334 3X_{14}−0.291 1X_{15}+0.103 7X_{16}+0.008 1X_{17}

Z_2=0.129 1X_1+0.071 0X_2+0.406 6X_3+0.182 7X_4+0.393 8X_5−0.266 5X_6+0.077 8X_7+0.133 7X_8+0.275 7X_9+0.180 0X_{10}−0.080 6X_{11}+0.156 6X_{12}+0.209 7X_{13}+0.143 3X_{14}+0.094 8X_{15}−0.307 0X_{16}−0.398 4X_{17}

Z_3=0.095 5X_1+0.478 4X_2−0.218 1X_3−0.380 9X_4−0.233 3X_5+0.060 0X_6+0.451 4X_7+0.131 8X_8−0.004 0X_9+0.267 5X_{10}+0.024 4X_{11}+0.199 7X_{12}+0.273 5X_{13}+0.029 0X_{14}+0.318 3X_{15}−0.023 1X_{16}+0.025 0X_{17}

Z_4=−0.209 3X_1−0.492 5X_2−0.145 3X_3−0.295 1X_4+0.302 3X_5−0.009 1X_6−0.123 7X_7+0.077 2X_8+0.297 3X_9+0.420 2X_{10}−0.139 5X_{11}+0.198 5X_{12}+0.064 8X_{13}−0.093 8X_{14}+0.233 4X_{15}+

$0.111\,3X_{16}+0.330\,5X_{17}$

$Z_5=0.127\,4X_1-0.104\,5X_2+0.240\,6X_3+0.411\,5X_4+0.004\,4X_5-$
$0.065\,3X_6+0.126\,3X_7+0.138\,2X_8-0.453\,9X_9+0.040\,3X_{10}-$
$0.222\,1X_{11}+0.222\,1X_{12}+0.248\,2X_{13}+0.265\,6X_{14}+0.164\,4X_{15}+$
$0.412\,5X_{16}+0.265\,6X_{17}$

用选择的主成分作为自变量对因变量进行回归处理：

$R=0.126Z_1+0.378Z_2-0.265Z_3+0.378Z_4+0.305Z_5$

将各个主成分（Z_1，Z_2，Z_3，Z_4，Z_5）与自变量的关系代入上式中，求出原自变量的参数值，通过比较各个原自变量的参数值的大小来考察其对因变量的贡献程度。

$R=0.024\,4X_1-0.330\,9X_2+0.223\,1X_3+0.174\,7X_4+0.327\,8X_5-0.104\,3X_6-$
$0.130\,2X_7+0.129\,0X_8+0.105\,1X_9+0.138\,2X_{10}-0.113\,3X_{11}+0.187\,2X_{12}+$
$0.140\,6X_{13}+0.134\,1X_{14}+0.053\,1X_{15}+0.036\,9X_{16}+0.049\,7X_{17}$

X_1，X_2，$\cdots$，X_{17}的系数可视为权重系数，在某种意义上反映了各个变量的相对重要性，如X_5的系数相对较大，说明代表的化学物质对药效的贡献值较大。而某些自变量的系数为负数，如X_2，说明该自变量代表的化学成分对药效可能起负作用。

2. 超临界CO_2提取物所含化学物质与药效作用的主成分分析 通过SPSS 16.0 for Windows计算，可得出主成分9个，其中特征值较大的如下（表9-18）。

表9-18 超临界CO_2提取物所含化学物质各主成分的
特征值及方差贡献率

	特征值	方差贡献率（%）	累计方差贡献率（%）
1	4.89	54.37	54.37
2	3.13	34.79	89.16
3	0.62	6.97	96.14

按95%的信息量选取主分量，则可选取前3个主成分。通过SPSS 16.0 for Windows计算，各个主成分与自变量的关系如下：

$Z_1=0.287\ 5X_1+0.375\ 6X_2+0.168\ 6X_3+0.359\ 8X_4+0.349\ 9X_5+0.438\ 5X_6+0.233\ 7X_7+0.356\ 2X_8+0.349\ 4X_9$

$Z_2=0.309\ 1X_1-0.179\ 7X_2+0.514\ 2X_3-0.318\ 1X_4+0.306\ 3X_5+0.035\ 0X_6+0.458\ 3X_7-0.306\ 3X_8-0.327\ 2X_9$

$Z_3=0.615\ 8X_1+0.460\ 5X_2+0.167\ 8X_3+0.113\ 5X_4-0.381\ 0X_5-0.241\ 0X_6-0.296\ 5X_7-0.047\ 9X_8-0.270\ 0X_9$

用选择的主成分作为自变量对因变量进行回归处理：

$R=0.182Z_1-0.087Z_2+0.088Z_3$

将各个主成分（Z_1，Z_2，Z_3）与自变量的关系代入上式中，求出原自变量的参数值，通过比较各个原自变量的参数值的大小来考察其对因变量的贡献程度。

$R=0.079\ 6X_1+0.124\ 5X_2+0.000\ 7X_3+0.103\ 1X_4+0.003\ 4X_5+0.055\ 5X_6-0.023\ 4X_7+0.087\ 2X_8+0.068\ 3X_9$

9个自变量的系数有8个是正数，但普遍不大，提示各化学成分单独对药效的贡献普遍偏小。

综上所述，在对化橘红乙醇提取物的谱效关系分析中，3种统计分析方法一致地将X_5作为与止咳药效关系最为密切的自变量，并且是唯一能显著影响止咳药效的自变量（$P<0.01$）。在HPLC指纹图谱中，X_5所代表的物质是柚皮苷，提示药材中柚皮苷含量对药材的止咳药效具有决定性作用。

（四）讨论

谱效关系分析所得结论在化橘红药材质量控制中具有重要意义，它证明了柚皮苷是化橘红中能显著影响止咳药效的活性成分，在药材的质量控制中，柚皮苷的含量是一个重要的检测指标。由于柚皮苷的含量与药效显著相关（$P<0.01$），相关系数高达0.94，其他成分对药效的贡献程度均远低于柚皮苷，所以柚皮苷含量的大小可在很大程度上决定药材止咳药效的高低，提示在现行化橘红质量标准中，以柚皮苷的含量作为化橘红质量控制的指标是可取的。

第六节　总　　结

1．本研究构建了化橘红基于药效与指纹图谱相关联的质量控制关键技术。该技术将色谱指纹特征与药效相结合，采用灰关联度分析、相关与回归分析、主成分分析等方法，阐述指纹图谱中各特征峰对药效的贡献程度，反映其药效物质基础。本研究弥补了目前中药指纹图谱与药效相脱节的不足，为中药谱效关系研究提供了新思路。

2．本研究在不将提取部位中各化学成分逐一分离纯化的情况下，确定有效部位，考察有效部位中各化学成分生物活性的大小。该研究模式，通过分析指纹图谱与药效间的关系，简化了研究方法，而且充分考虑到中药成分间相互作用对药效的影响，减少药物活性成分筛选过程中的盲目性。

3．研究表明，化橘红醇提物中对止咳药效贡献较大的是黄酮类物质，其中柚皮苷与药效的关联性最大，且对药材的药效起决定性作用。因此，《中华人民共和国药典》以柚皮苷含量的高低来衡量化橘红药材质量的优劣是有理论和实验依据的。

参考文献

［1］李沛波，马燕，王永刚，等. 化州柚提取物止咳化痰平喘作用的实验研究［J］. 中国中药杂志，2006，31（16）：1350–1352.

（本章实验人员：苏薇薇、丁林伟、吴忠、彭维、李沛波、王永刚）

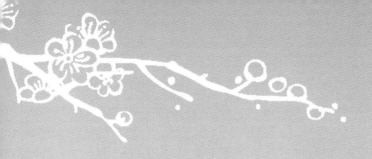

第十章
田基黄指纹图谱质量
控制关键技术研究

第一节 研究概述

田基黄为藤黄科金丝桃属植物地耳草*Hypercum japonicum Thunb.* 的干燥全草，具有清热利湿、解毒消肿、散瘀止痛的功效，用于治疗急、慢性肝炎[1]。田基黄药材标准收载于《中华人民共和国药典》（1977年版）一部[2]，以后各版药典均未收载。

本研究构建了田基黄指纹图谱质量控制关键技术，共收集了30多个不同产地的田基黄药材样品，经过色谱条件的选择和优化，构建了田基黄药材HPLC指纹图谱，获得了其指纹特征；利用指纹特征考察了不同来源的田基黄药材间的质量差异，为合理、规范使用田基黄药材提供了实验依据。

在建立HPLC指纹图谱的基础上，将田基黄中的化学成分按照极性的不同进行分离，并采用3个化学肝损伤模型对经提取、分离和纯化得到的田基黄提取物复合物及单体进行系统的药效研究。此外，通过体内体外药物吸收模型，阐明了田基黄黄酮类成分发挥保肝退黄作用的基础物质。

第二节 田基黄指纹图谱研究

【实验材料】

1. 药材的收集与鉴定　本研究所用药材主要来自广西、广东、湖南、江西、福建、云南、浙江7产区，共36批（表10-1）。

所收集药材长度15～60 cm，大部分药材呈黄绿色，少部分药材呈灰暗色。经中山大学生命科学学院廖文波教授鉴定：1～34号样品为藤黄科金丝桃属植物田基黄*Hypericum japonicum* Thunb. 的全草；35号、36号是田基黄的民间混用品种，其中：35号为大叶田基黄（又名珍珠菜），系报春花科植物星宿菜*Lysimachia fortunei* Maxim. 的全草；36号为遍地金，系藤黄科植物遍地金*Hypericum wightianum* Wall. ex Wight et Arn. 的全草（彩图11至彩图14）。

表10–1　田基黄样品来源与产地

编号	产地	来源	备注
01	广西桂林	8月购于广西桂林药材站	饮片
02	广西桂平	8月购于广西桂平	长约40 cm
03	广西梧州	7月彭维采集	长约60 cm
04	广西百色	6月购于广西百色	饮片（已切断）
05	广西	9月购于广州清平药材市场	长约30 cm
06	广西柳江	9月张鲜芬采集	长约25 cm
07	广西宜州	9月张鲜芬采集	长约32 cm（彩图11）
08	广西来宾	8月张鲜芬采集	长约37 cm
09	广西南宁	1月莫小莹采集	长约15 cm（彩图12）
10	广西玉林	7月莫小莹采集	饮片（已切断）
11	广西都安	6月彭维采集	长约40 cm
12	广西南宁	7月彭维采集	长约36 cm
13	广西	江西众鑫药业有限公司提供	长约25 cm
14	广西	江苏安格药业有限公司提供	长约28 cm
15	广西	河南龟山神草药业有限公司提供	长约27 cm
16	广西钦州	2月劳业兴采集	长约20 cm
17	湖南郴州	3月吴钉红采集	饮片（已切断）

编号	产地	来源	备注
18	云南昆明	购于云南昆明	饮片（已切断）
19	云南蒙自	购于云南蒙自	长约15 cm
20	云南蒙自	7月高燕采集	长约18 cm
21	湖南常德	7月吴钉红采集	饮片（已切断）
22	湖南双峰	7月吴钉红采集	长约30 cm
23	江西万安	7月巫世育采集	长约40 cm
24	湖南邵阳	7月吴钉红采集	饮片（已切断）
25	湖南郴州	8月吴钉红采集	长约28 cm
26	广西浦北	7月劳业兴采集	长约28 cm
27	广西浦北	7月劳业兴采集	长约22 cm
28	广西南宁	7月彭维采集	长约28 cm
29	广西梧州苍梧	8月彭维采集	长约25 cm
30	广西梧州藤县	8月彭维采集	长约30 cm
31	广东湛江	8月王小锐采集	长约30 cm
32	广东韶关	8月吴钉红采集	长约22 cm
33	福建龙岩	8月贾强采集	长约28 cm
34	浙江温州	购于浙江温州	饮片（已切断）
35	广西	8月购于广西桂平	大叶田基黄（彩图13）
36	广西	8月购于广西桂平	遍地金（彩图14）

2. 仪器与试剂　美国Dionex公司 P680泵；Dionex ASI-100 自动进样器；Dionex PDA-100检测器。数据处理软件：指纹图谱计算机辅助相似性评价系统（中南大学提供）。试剂：乙腈为色谱纯；水为高纯水；其余试剂均为分析纯。

3. 供试品溶液的制备　取田基黄药材粉末0.5 g，精密称定，置100 mL具塞三角瓶中，加60%乙醇超声处理（功率360 W，频率35 kHz）3次，每次20 mL，10 min，滤过，合并滤液，减压回收溶剂至干。精密加入50%甲醇10 mL使溶解，用微孔滤膜（0.45 μm）滤过，取续滤液，即得。

【实验部分】

（一）田基黄药材HPLC指纹图谱的构建

1．色谱条件的选择

（1）色谱柱 采用十八烷基硅烷键合硅胶柱（ODS柱）对田基黄供试液（23号样品）进行分析，分离效果好，保留时间适宜。但色谱柱的柱效明显影响某些成分的分离度（图10-1），故在构建指纹图谱时应考虑柱效。在本研究中，柱效按异槲皮苷计不得<100 000。

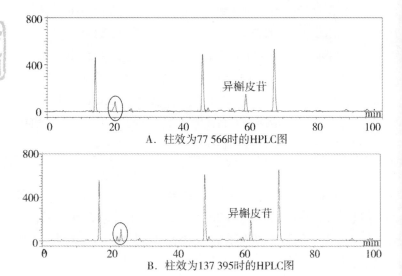

图10-1　田基黄（28号样品）HPLC图

（2）流动相以及洗脱梯度的选择　以乙腈（B）-0.05 mol/L磷酸二氢钾缓冲液（磷酸调pH=3.0）（A）为流动相，二元线性梯度洗脱：0（A：96%，B：4%）~100 min（A：73%，B：27%），在此色谱条件下，各成分几乎完全洗脱，峰形尖锐，分离度好，适用于构建田基黄药材的指纹图谱。

（3）检测波长的选择　选取田基黄（03号样品）HPLC图（图10-2，进样量相当于10 mg药材，最小峰面积4），将整个色谱图分为3个区，分别编号为Ⅰ，Ⅱ，Ⅲ，对应的UV扫描结果见图10-3、图10-4、图10-5。综合选择300 nm作为检测波长。

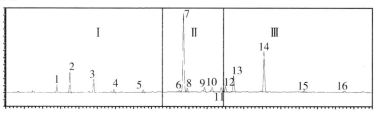

图10-2　田基黄（03号样品）HPLC图

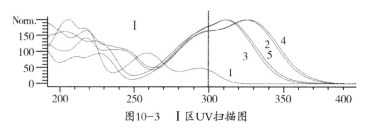

图10-3　Ⅰ区UV扫描图

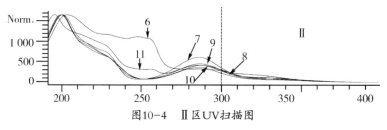

图10-4　Ⅱ区UV扫描图

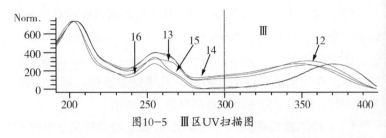

图10-5 Ⅲ区UV扫描图

2. 方法学考察 按照《中药注射剂指纹图谱研究技术指南（试行）》的要求，采用指纹图谱"计算机辅助相似性评价系统"处理，依据指纹图谱的相似度评价结果进行方法学考察。

（1）精密度试验 取供试品溶液（06号样品）连续进样5次，进样量10 μL，将所得色谱图进行相似度比较，5次进样相似度均在0.98以上，表明精密度好（图10-6）。

进样次数	1	2	3	4	5
相似度（中位数）	0.988 6	0.993 6	0.991 0	0.995 5	0.996 1

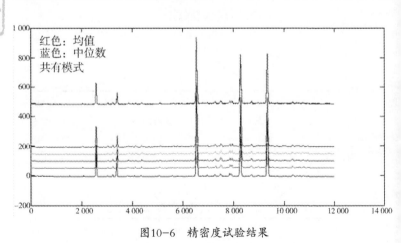

图10-6 精密度试验结果

（2）稳定性试验　取供试品溶液（06号样品）分别在0 h，6 h，12 h，24 h，48 h进样，进样量均为10 μL，将所得色谱图进行相似度比较，相似度（中位数）均在0.97以上，表明稳定性好（图10-7）。

进样时间（h）	0	6	12	24	48
相似度（中位数）	0.984 7	0.970 7	0.983 5	0.995 8	0.994 0

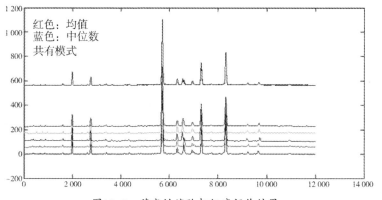

图10-7　稳定性试验相似度评价结果

（3）重复性试验　取田基黄药材（06号样品）5份，按"供试品溶液的制备"方法操作，得5份供试品溶液，分别进样10 μL，将所得色谱图进行相似度比较，相似度（中位数）均在0.96以上，表明本法重复性好（图10-8）。

实验次数（次）	1	2	3	4	5
相似度（中位数）	0.962 6	0.987 5	0.983 3	0.999 0	0.998 6

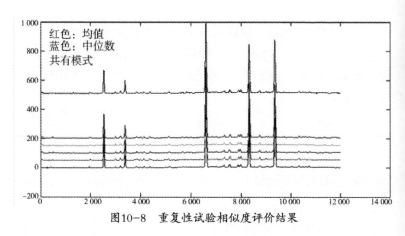

图10-8　重复性试验相似度评价结果

（4）不同仪器的比较　使用同一色谱柱，分别在Dionex和Agilent1100高效液相色谱仪上进样，进样量均为10 μL，相似度＞0.97（图10-9）。

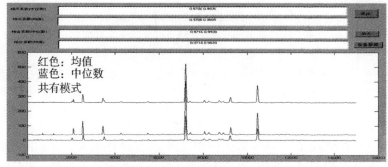

图10-9　不同仪器的相似度比较

（二）田基黄药材指纹图谱的确定

1．不合格药材的剔除　分别取各产地的田基黄药材34批（1~34号）及混用品2批（35号、36号），按"【实验材料】3．供试品溶液的制备"所述方法制备供试品溶液，进样10 μL，按"【实验部分】1．色谱条件的选择"所述色谱条件操作，将所得色谱图进行相似度比较，结果如下：

（1）35号大叶田基黄、36号遍地金色谱图与田基黄色谱图有明显差别（图10-10），相似度分别仅为0.278 6，0.056 5。

（2）云南蒙自的田基黄药材（编号分别为19号、20号）的色谱图与其他样品色谱图有明显的差别（图10-10），相似度仅为0.253 5，0.435 6。

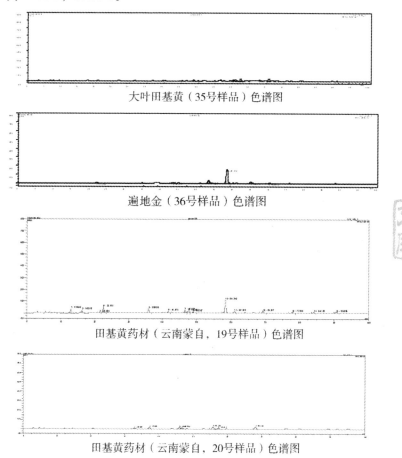

大叶田基黄（35号样品）色谱图

遍地金（36号样品）色谱图

田基黄药材（云南蒙自，19号样品）色谱图

田基黄药材（云南蒙自，20号样品）色谱图

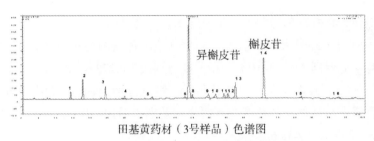

田基黄药材（3号样品）色谱图

图10-10　几个被剔除样品（35号、36号、19号、20号）与
合格的田基黄药材（3号样品）色谱图比较

2. 田基黄药材的指纹图谱　将上面提到的来自云南蒙自的2
批药材（19号、20号样品）剔除，对剩余的32批田基黄药材HPLC
指纹图谱（图10-11）进行相似度评价，结果如下（表10-2）。

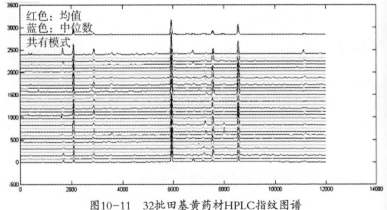

图10-11　32批田基黄药材HPLC指纹图谱

表10-2　32批田基黄药材相似度评价结果

样品号	相似度	样品号	相似度	样品号	相似度	样品号	相似度
01	0.917 0	04	0.962 8	07	0.930 8	10	0.955 0
02	0.954 0	05	0.973 0	08	0.971 4	11	0.933 7
03	0.971 5	06	0.942 9	09	0.884 0	12	0.975 8

样品号	相似度	样品号	相似度	样品号	相似度	样品号	相似度
13	0.985 6	18	0.964 0	25	0.943 5	30	0.951 5
14	0.937 8	21	0.970 4	26	0.910 2	31	0.942 4
15	0.972 4	22	0.946 0	27	0.944 4	32	0.914 3
16	0.899 5	23	0.912 5	28	0.956 1	33	0.948 9
17	0.972 6	24	0.943 8	29	0.948 8	34	0.927 6

3. 参照指纹图谱的确立　选择相似度较高的03号药材指纹图谱作为参照指纹图谱（图10-12）。在挑选田基黄注射液投料药材时，田基黄药材指纹图谱与参照指纹图谱的相似度应＞0.92。另外，利用DAD检测器，同时测定对照品和供试品溶液，可鉴定参照指纹图谱中的13号、14号峰分别为异槲皮苷与槲皮苷。

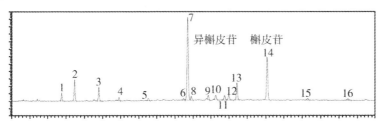

图10-12　参照指纹图谱

4. LC-MS法对槲皮苷和异槲皮苷峰进行确认　用同样的色谱条件分析异槲皮苷和槲皮苷对照品溶液，同时用UV和MS分别检测，经鉴定在HPLC色谱图上相应的保留时间处药材与对照品的HPLC-UV/MS图完全一致，进一步确证了药材色谱图中13号峰为异槲皮苷，14号峰为槲皮苷。结果如下（图10-13、图10-14）。

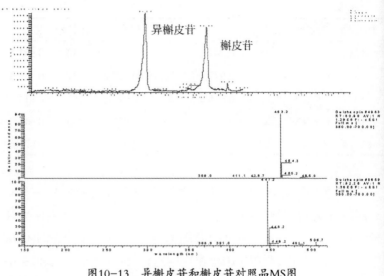

图10-13　异槲皮苷和槲皮苷对照品MS图

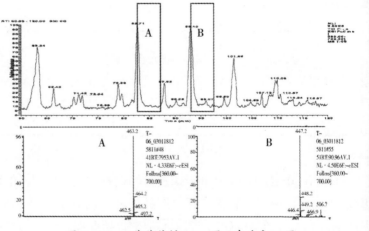

图10-14　田基黄药材HPLC图及有关峰MS图

　　通过质谱图分析可知：药材中的色谱峰A与异槲皮苷的分子离子峰相同；药材中的色谱峰B与槲皮苷的分子离子峰相同。进一步确证了田基黄药材参照指纹图谱中13号、14号峰分别为异槲皮苷、槲皮苷。

（三）讨论

1．通过相似度比较可知：在32批田基黄药材中，相似度<0.90的有2批（9号、16号样品），相似度在0.88～0.90，这2批田基黄药材长度均≤20 cm，且质地柔软。云南蒙自的2批田基黄药材（19号、20号样品）长度也仅为15 cm和18 cm（相似度仅为0.252 3和0.435 6）。说明药材的长度（代表了药材的生长期）会影响其指纹图谱的相似度。也就是说，不同生长期的药材所含的次生代谢产物含量有差异，这种差异在指纹图谱上必有所反映。因此规定药材的长度可以间接地固定药材生长期。

2．在挑选合格药材时，该药材指纹图谱与参照指纹图谱（或共有模式）的相似度应>0.92。

第三节　田基黄指纹图谱与药效相关性研究

【实验材料】

1．样品　田基黄药材经鉴定为藤黄科金丝桃属植物*Hypericum japonicum* Thunb. 的干燥全草，凭证标本存于中山大学广州现代中药质量研究开发中心药材标本室。

2．试剂　槲皮苷对照品（Quercitrin，83389-2083225，Fluka公司）；异槲皮苷对照品（Isoquercitrin，17793-2444885，Fluka公司）；槲皮素对照品（Quercetin，10081-9905，中国药

品生物制品检定所）；四氯化碳（CCl$_4$，040109，广东汕头化学试剂厂）；D-氨基半乳糖（D-GalN，20040615，江苏省无锡市久丰工贸有限公司）；α-萘异硫氰酸酯（α-ANIT，04903EC，美国Aldrich公司）；谷丙转氨酶测定试剂盒（20040522，上海荣盛生物技术有限公司）；谷草转氨酶测定试剂盒（20040522，上海荣盛生物技术有限公司）；胆红素测定试剂盒（20041024，上海荣盛生物技术有限公司）；柱层析聚酰胺［30~60目，F20020709，中国医药（集团）上海化学试剂公司］；除高效液相色谱所用试剂为色谱纯外，其余试剂均为分析纯。

3. 仪器　美国Millipore公司超纯水器（Simplicity 185 personal）；美国Elma公司超声波清洗器（T660/H）；瑞士Sartorius公司电子分析天平（BP211D，ALC-210.4）；广州市深华生物技术有限公司数显三用恒温水箱（HH-W420）；北京普析通用仪器有限责任公司双光束紫外可见分光光度计（TU-1901）；美国Aglient 1100高效液相色谱仪；色谱柱：Merck公司Lichrospher 100 Rp-18e（5 μm，250 mm×4.0 mm）；玻璃层析柱（自制）。

4. 动物　SD大鼠：雌雄各半，体重（200±20）g（由广东省医学实验动物中心提供；动物合格证号：2003A003）。昆明种小鼠，雌雄各半，体重（20±2）g（由广东省医学实验动物中心提供；动物合格证号：2003A003）。

【实验部分】

（一）田基黄提取物HPLC指纹图谱

1. 田基黄提取物的制备　取药材粉末适量，水煎煮3次，每次1 h，依次加水量为12倍、10倍和8倍体积，过滤后合并滤液，减压浓缩至生药2.0 g/mL，醇沉过夜，过滤，回收乙醇至无醇味，用蒸馏水稀释至2.0 g/mL，再通过聚酰胺柱，用65%乙醇洗脱，洗脱液回收乙醇至无醇味，蒸馏水稀释至0.5 g/mL，得田基黄提取物。

2．HPLC指纹图谱测定

（1）色谱条件　色谱柱为Lichrospher 100 Rp-18e（5 μm，250 mm×4.0 mm，Merck公司）；流动相为乙腈-磷酸二氢钾溶液（pH=3.0）；线性梯度：0~100 min，乙腈4%~27%，磷酸二氢钾溶液96%~73%；柱温为28 ℃；流速为1.0 mL/min；检测波长为300 nm。

（2）样品溶液制备　取田基黄提取物，用50%甲醇配制成浓度为1 g/mL的溶液，0.45 μm微孔滤膜滤过，作为供试品溶液，备用。

（二）田基黄提取物药效学试验

1．对D-氨基半乳糖所致大鼠急性肝损伤保护作用实验　SD大鼠，雌雄各半，实验条件下饲养2天，按性别和体重随机平均分为9组：正常对照组，D-GalN造模组，剂量1~7组。正常对照组、造模组分别腹腔注射0.9%生理盐水每千克体重5 mL；剂量1~7组分别注射相应浓度田基黄提取物每千克体重3 mL，每天1次，连续6天。末次给药后1 h，除正常对照组外，其余8组动物于腹腔注射D-GalN生理盐水溶液（pH=7.0）每千克体重400 mg；正常对照组注射等体积生理盐水。各组动物造模后禁食不禁水，造模后24 h眼眶取血，分离血清，血清ALT、血清AST检测（赖氏法，按试剂盒说明操作）。

2．对四氯化碳大鼠肝损伤保护作用实验　SD大鼠，雌雄各半，实验条件下饲养2天，按性别和体重随机平均分为3组：正常对照组、CCl₄造模组、田基黄提取物组。正常对照组、造模组分别腹腔注射生理盐水每千克体重3.0 mL；田基黄提取物组以每千克体重生药45.0 mg剂量腹腔注射给药，每天1次，连续6天。末次给药后1 h，除空白组外，其余2组动物以每千克体重0.6 mL腹腔注射CCl₄植物油溶液；正常对照组腹腔注射等体积植物油。各组动物造模后禁食不禁水，造模后24 h眼眶取血，分离血清，血清ALT、血清AST检测（赖氏法，按试剂盒说明操作）。

3．对α-萘异硫氰酸酯急性黄疸保护作用实验　昆明种小鼠，雌雄各半，实验条件下饲养2天，按性别和体重随机平均分为3组：正常对照组、α-ANIT造模组、田基黄提取物组。正常对照组、造模组分别腹腔注射生理盐水每千克体重20 mL；田基黄提取物组以每千克体重生药150.0 mg剂量给药，每天1次，连续5天。末次给药后1 h，除正常对照组外，其余20组动物以每千克体重20 mL腹腔注射α-ANIT植物油溶液；正常对照组腹腔注射等体积生理盐水，造模后继续给药1次，各组动物造模后48 h眼眶取血，分离血清，血清ALT、血清AST检测（赖氏法，按试剂盒说明操作）。

（三）田基黄各部位提取物分离与药效比较实验

1．各部位提取物的分离

（1）取田基黄药材500g，100 ℃下水提取4 h，过滤后滤液浓缩干燥得田基黄总提取物（TAE）。

（2）取田基黄药材1 kg，分别用石油醚、氯仿和水在60 ℃、60 ℃和100 ℃下提取4 h，干燥后得组分Ⅰ、组分Ⅱ和组分Ⅲ。

（3）取组分Ⅲ适量，利用大孔树脂D101对其进行分离，分别用水和95%乙醇洗脱，洗脱过程中用盐酸-镁粉反应作为辅助检测方法，分别收集两种洗脱液并干燥，得组分Ⅳ和组分Ⅴ。

按"（一）田基黄提取物HPLC指纹图谱"下的方法，制备所得各组分的指纹图谱。

2. 各部位提取物药效比较　按"（二）田基黄提取物药效学试验"下的方法，考察田基黄提取物中各部位提取物对四氯化碳致大鼠肝损伤保护作用和对α-萘异硫氰酸酯致小鼠急性黄疸保护作用。

（四）田基黄黄酮单体的分离纯化及药效学试验

1. 田基黄黄酮单体的分离纯化　将分离得到的田基黄总黄酮提取物（组分Ⅴ），采用聚酰胺柱层析（水-乙醇梯度洗脱）进行分离，40%~60%乙醇洗脱部分再经硅胶柱层析（石油醚-乙酸乙酯-乙醇梯度洗脱），分离黄酮单体。

2. 田基黄黄酮单体的药效学试验　考察收集到的田基黄黄酮单体对D-氨基半乳糖所致大鼠急性肝损伤、对四氯化碳致大鼠肝损伤及对α-萘异硫氰酸酯致小鼠急性黄疸的保护作用。

（五）结果与讨论

1. 田基黄提取物HPLC指纹图谱　测定结果如图10-15。

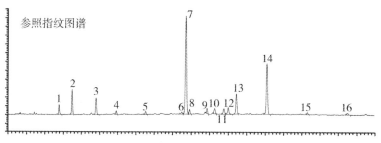

图10-15　田基黄提取物HPLC指纹图谱

2．田基黄提取物保肝退黄药效实验　实验结果显示，田基黄提取物对D-氨基半乳糖所致大鼠血清转氨酶升高具有抑制作用，且呈剂量依赖关系（表10-3）。当生药量达到每千克体重45.0 mg时，血清转氨酶抑制率达到最大，随着药物量的增加，转氨酶抑制率不再继续升高，说明药物在此剂量下保肝效果最佳。此外，该提取物对四氯化碳引起的大鼠肝损伤以及对α-萘异硫氰酸酯致小鼠黄疸有较好的保护作用（表10-4、表10-5）。

表10-3　田基黄提取物对D-氨基半乳糖所致大鼠急性
肝损伤保护作用（n=8）

组别	ALT活力 （IU/L）	ALT降酶率 （%）	AST活力 （IU/L）	AST降酶率 （%）
空白组	24.74 ± 6.18		202.81 ± 35.00	
模型组	641.72 ± 166.52	—	943.11 ± 294.95	—
3.0	357.16 ± 119.05	44.34	518.62 ± 279.69**	45.00
6.0	386.94 ± 79.24	39.70	542.45 ± 176.55**	42.48
12.0	306.24 ± 63.99*	52.28	485.79 ± 144.06**	48.49
23.0	194.32 ± 49.32*	69.72	395.90 ± 173.88**	58.02
45.0	154.34 ± 35.27**	75.95	214.21 ± 71.47**	77.29
90.0	181.27 ± 55.54**	71.75	285.34 ± 87.79**	69.74
180.0	164.23 ± 73.62**	74.41	282.47 ± 76.44**	70.05

田基黄提取物（mg/kg）

注：*与模型组比较$P<0.05$，**与模型组比较$P<0.01$

表10-4　田基黄提取物对四氯化碳致大鼠肝损伤
保护作用（n=8）

组别	ALT活力（IU/L）	ALT抑制率（%）	AST活力（IU/L）	AST抑制率（%）
空白组	27.24 ± 9.56		198.13 ± 45.23	
模型组	434.53 ± 106.26	—	847.49 ± 259.94	—
田基黄提取物组每千克体重45.0 mg生药	90.55 ± 52.87*	84.52	224.75 ± 71.16*	95.84

注：*与模型组比较P＜0.05

表10-5　田基黄提取物对α-萘异硫氰酸酯致小鼠急性
黄疸保护作用（n=8）

组别	胆红素含量（μmol/L）	胆红素抑制率（%）
空白组	12.79 ± 2.89	100
模型组	129.25 ± 38.25	0
田基黄提取物组每千克体重45.0 mg生药	26.48 ± 13.61*	88.79

注：*与模型组比较P＜0.05

3. 田基黄各部位提取物的分离及药效实验

（1）田基黄各部位提取物的HPLC指纹图谱　本实验采用石油醚、氯仿和水依次提取田基黄，按提取溶剂的极性依次增大的方法，把田基黄药材中的物质按照极性从小到大分成3部分。在此基础上，采用大孔树脂将水提取部分中的黄酮类物质及非黄酮类分离并分别收集。

从HPLC指纹图谱（图10-16）中可以发现，组分Ⅰ［图

10-16（B），石油醚提取物］和组分Ⅱ［图10-16（C），氯仿提取物］所含物质因为极性较低，在本色谱条件下基本检测不出；组分Ⅲ［图10-16（D），水提取物］与TAE［图10-16（A），田基黄总提取物］的图谱十分相似，两者所含成分基本相同；组分Ⅳ［图10-16（E）］和组分Ⅴ［图10-16（F）］是由组分Ⅲ分离所得，指纹图谱显示两者基本没有互相重叠的区间，盐酸-镁粉反应检测结果显示组分Ⅴ主要由黄酮类物质组成，组分Ⅳ主要由非黄酮类物质组成，表明采用大孔树脂法可将田基黄水提物中的黄酮类物质与非黄酮类物质分离。

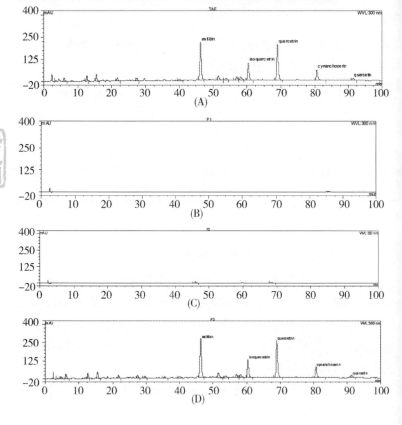

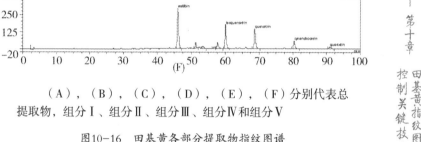

（A），（B），（C），（D），（E），（F）分别代表总提取物，组分Ⅰ、组分Ⅱ、组分Ⅲ、组分Ⅳ和组分Ⅴ

图10-16　田基黄各部分提取物指纹图谱

（2）田基黄各部位提取物的药效比较　药效实验结果（表10-6、表10-7）显示，TAE（田基黄总提取物）对肝损伤小鼠血清中的丙氨酸氨基转氨酶、天门冬氨酸氨基转氨酶以及总胆红素含量的升高都具显著的抑制作用（$P<0.01$）。相比之下，组分Ⅰ（石油醚提取物）和组分Ⅱ（氯仿提取物）则均没有显著的降酶退黄作用，表明田基黄中低极性物质基本不具保肝退黄的生物活性。组分Ⅲ（水提取物）的药效与TAE（田基黄总提取物）相当，降酶退黄作用相当明显（$P<0.01$）。由组分Ⅲ分离所得的组分Ⅳ（非黄酮类物质）和组分Ⅴ（黄酮类物质）也均表现出降酶和退黄作用，其中组分Ⅳ的退黄作用较明显（$P<0.01$），两组分Ⅴ的降酶药效较显著（$P<0.01$）。

岭南特色中药指纹图谱质量控制关键技术研究

表10-6　各部位提取物对四氯化碳致大鼠肝损伤保护作用（n=12）

组别		ALT活力 （IU/L）	ALT降酶率 （%）	AST活力 （IU/L）	ALT降酶率 （%）
空白组		21.61 ± 8.98		56.08 ± 12.91	
造模组		3 656.12 ± 499.59		759.43 ± 221.49	
联苯双酯组 200 mg/kg		1 125.39 ± 459.76*	69.63	534.14 ± 214.12**	32.03
田基黄提取物	生药 4 500 mg/kg	1 351.13 ± 729.81**	63.42	350.81 ± 102.72**	58.09
	生药 1 500 mg/kg	1 484.61 ± 953.46**	59.74	411.52 ± 168.93**	49.46
	生药 500 mg/kg	1 709.68 ± 742.05**	53.55	433.49 ± 134.30**	46.34
组分Ⅰ	生药 4 500 mg/kg	3 640.92 ± 870.70	0.41	735.33 ± 112.26	3.42
	生药 1 500 mg/kg	3 545.11 ± 602.22	3.05	740.81 ± 186.74	2.64
	生药 500 mg/kg	3 648.32 ± 590.10	0.21	748.64 ± 215.37	1.53
组分Ⅱ	生药 4 500 mg/kg	3 438.04 ± 442.87	6.00	727.43 ± 234.52	4.54
	生药 1 500 mg/kg	3 431.01 ± 497.50	6.19	707.39 ± 281.97	7.39
	生药 500 mg/kg	3 435.25 ± 830.86	6.07	720.68 ± 219.25	5.50

组别		ALT活力（IU/L）	ALT降酶率（%）	AST活力（IU/L）	ALT降酶率（%）
组分Ⅲ	生药 4 500 mg/kg	1 217.35 ± 583.55**	67.10	369.45 ± 116.62**	55.44
	生药 1 500 mg/kg	1 336.87 ± 459.17**	63.81	401.24 ± 152.78**	50.92
	生药 500 mg/kg	1 629.32 ± 655.74**	55.76	433.08 ± 112.23**	46.39
组分Ⅳ	生药 4 500 mg/kg	2 995.17 ± 949.58*	18.18	610.61 ± 147.58*	21.15
	生药 1 500 mg/kg	3 265.69 ± 629.18*	10.74	673.09 ± 114.47	12.27
	生药 500 mg/kg	3 421.75 ± 393.07	6.44	714.14 ± 153.20	6.43
组分Ⅴ	生药 4 500 mg/kg	1 222.70 ± 640.28**	66.95	336.54 ± 142.98**	60.12
	生药 1 500 mg/kg	1 287.56 ± 530.19**	65.16	399.36 ± 207.39**	51.19
	生药 500 mg/kg	1 510.12 ± 565.82**	59.04	429.22 ± 128.65*	46.94

注：*与模型组比较P＜0.05，**与模型组比较P＜0.01

表10-7　各部位提取物对α-萘异硫氰酸酯造模小鼠
血清生化指标影响（n=12）

组别	总胆红素（μmol/L）	胆红素抑制率（%）	ALT活力（IU/L）	ALT降酶率（%）
空白组	3.08 ± 2.54		15.34 ± 8.46	
造模组	99.67 ± 23.58		323.41 ± 90.42	

组别		总胆红素（μmol/L）	胆红素抑制率（%）	ALT活力（IU/L）	ALT降酶率（%）
茵栀黄组 15 mL/kg		65.39 ± 37.12**	35.49	233.38 ± 119.46*	29.22
田基黄提取物	生药 4 500 mg/kg	39.69 ± 30.14**	62.09	148.90 ± 81.14**	56.64
	生药 1 500 mg/kg	50.86 ± 25.01**	50.53	191.49 ± 100.02*	42.82
	生药 500 mg/kg	78.96 ± 28.90*	21.44	235.07 ± 89.79*	28.67
组分 I	生药 4 500 mg/kg	93.09 ± 31.65	6.81	296.41 ± 86.73	8.76
	生药 1 500 mg/kg	91.80 ± 14.95	8.14	277.11 ± 106.44	15.02
	生药 500 mg/kg	95.63 ± 29.22	4.18	315.15 ± 134.39	2.68
组分 II	生药 4 500 mg/kg	89.75 ± 20.79	10.27	293.48 ± 114.81	9.71
	生药 1 500 mg/kg	89.51 ± 24.39	10.51	316.25 ± 83.80	2.32
	生药 500 mg/kg	94.96 ± 32.00	4.87	298.76 ± 97.64	8.00
组分 III	生药 4 500 mg/kg	37.32 ± 38.96**	64.55	142.20 ± 77.91**	58.82
	生药 1 500 mg/kg	46.78 ± 26.30**	54.75	204.06 ± 132.16**	38.74
	生药 500 mg/kg	77.12 ± 35.36*	23.34	255.16 ± 75.72*	22.15

组别		总胆红素 （μmol/L）	胆红素抑 制率（%）	ALT活力 （IU/L）	ALT降酶率 （%）
组 分 Ⅳ	生药 4 500 mg/kg	42.57 ± 24.11**	59.11	260.15 ± 59.98*	20.53
	生药 1 500 mg/kg	56.75 ± 30.47**	44.43	284.14 ± 60.05	12.74
	生药 500 mg/kg	77.44 ± 26.32	23.01	296.85 ± 56.40	8.62
组 分 Ⅴ	生药 4 500 mg/kg	81.69 ± 24.44*	18.61	154.11 ± 46.16**	54.95
	生药 1 500 mg/kg	86.87 ± 17.01	13.25	186.03 ± 42.66**	44.59
	生药 500 mg/kg	89.53 ± 26.80	10.49	238.64 ± 90.36*	27.51

注：*与模型组比较$P<0.05$，**与模型组比较$P<0.01$

4. 田基黄黄酮单体的分离及药效筛选

（1）田基黄黄酮单体结构式及液相色谱图谱 将富集到的田基黄黄酮类物质，分别经聚酰胺柱和硅胶柱层析，得到异槲皮苷、槲皮苷和田基黄苷3个黄酮单体，其结构式和液相色谱图如下（图10-17、图10-18）。

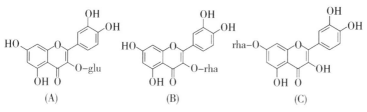

（A）异槲皮苷；（B）槲皮苷；（C）田基黄苷

图10-17　田基黄3个黄酮单体结构式

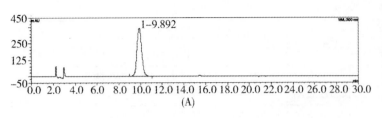

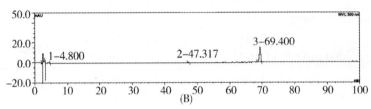

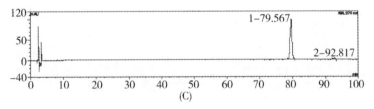

（A）异槲皮苷；（B）槲皮苷；（C）田基黄苷

图10-18　田基黄3个黄酮单体液相色谱图

（2）田基黄黄酮单体的药效实验　实验结果显示，从田基黄提取物中分离得到的槲皮苷、异槲皮苷和田基黄苷3个黄酮单体对D-氨基半乳糖所致的急性肝损伤都有显著的保护作用（$P<0.01$）（表10-8），其中异槲皮苷对AST的抑制率效果最好；对CCl_4所致的急性肝损伤都有显著的保护作用（$P<0.05$）（表10-9），其中田基黄苷效果最好；对α-萘异硫氰酸酯致小鼠急性黄疸均具有显著的退黄药效（$P<0.01$）（表10-10），其中异槲皮苷和田基黄苷对胆红素的抑制率较高。提示这3个黄酮单体是田基黄黄酮类成分发挥保肝退黄作用的基础物质，具有良好的生物活性。

表10-8　田基黄黄酮单体对D-氨基半乳糖所致大鼠
急性肝损伤的保护作用（n=10）

组别	ALT活性 （IU/L）	ALT抑制率 （%）	AST活性 （IU/L）	ALT抑制率 （%）
空白组	23.19 ± 6.64		203.55 ± 50.86	
造模组	574.06 ± 509.48	—	1 055.34±460.62	—
甘利欣组	301.18±149.66**	49.53	376.95±79.76**	79.64
槲皮苷组 （0.5 mg/kg）	108.44±66.97**	84.52	437.32 ± 47.47**	72.56
异槲皮苷组 （0.5 mg/kg）	97.04 ± 61.72**	86.59	320.72 ± 109.75**	86.24
田基黄苷组 （0.5 mg/kg）	169.35±124.33**	73.47	337.90 ± 60.80**	84.22

注：*与模型组比较P＜0.05，**与模型组比较P＜0.01

表10-9　田基黄黄酮单体对四氯化碳致大鼠肝损伤的保护作用（n=10）

组别	ALT活性 （IU/L）	ALT抑制率 （%）	AST活性 （IU/L）	ALT抑制率 （%）
空白组	23.19 ± 6.64		203.55 ± 50.86	
造模组	866.84 ± 457.98	—	1 320.79±601.72	—
甘利欣组	197.10 ± 126.68**	79.39	330.20 ± 113.89**	88.66
槲皮苷组 （0.5 mg/kg）	245.39 ± 159.75**	73.66	314.05 ± 73.91**	90.11
异槲皮苷组 （0.5 mg/kg）	240.05 ± 113.56**	74.30	270.30 ± 37.04**	94.02
田基黄苷组 （0.5 mg/kg）	100.23 ± 63.23**	90.87	266.01 ± 64.71**	94.41

注：*与模型组比较P＜0.05，**与模型组比较P＜0.01

表10–10　田基黄黄酮单体对 α–萘异硫氰酸酯致急性黄疸的
保护作用（n=9）

组别	胆红素含量 （μmol/L）	胆红素抑制率 （%）
空白组	0.311 4 ± 0.19	
造模组	5.982 4 ± 3.16	—
茵栀黄组	3.006 1 ± 2.15**	52.67
槲皮苷组（0.18 mg/kg）	2.164 0 ± 1.62**	67.57
异槲皮苷组（0.18 mg/kg）	2.724 0 ± 1.83**	57.66
田基黄苷组（0.18 mg/kg）	2.080 4 ± 0.89**	69.05

注：*与模型组比较$P<0.05$，**与模型组比较$P<0.01$

第四节　田基黄有效部位保肝退黄
有效成分的筛选及吸收研究

　　前期药效学研究表明：田基黄有效部位具有保肝、退黄、利胆的作用。田基黄有效部位中，黄酮类成分含量达到50%以上。然而，黄酮类成分是否为田基黄有效部位的起效成分，其他非黄酮类的化学成分对其保肝退黄作用有无贡献，仍需进一步研究。药效成分的确定是中药药效物质基础研究的关键，本研究通过考察田基黄有效部位中黄酮类成分与非黄酮类成分对其保肝退黄的贡献，确定其主要起效成分。口服制剂的药效物质作用基础与其吸收和生物利用度也密切相关。因此，在药效学筛选的基础上，本研究建立了Caco-2细胞模型，对田基黄有效部位保肝退黄有效成分，即以槲皮苷、异槲皮苷、田基黄苷和槲皮素为代表的黄酮类成分的小肠吸收活性进行体外研究，并通过体内试验确证，从而从小肠吸收的角度，阐明口服给药的田基黄有效部位保肝退黄作用的药效物质基础。

一、田基黄有效部位保肝退黄有效成分的药效学筛选

1. 田基黄有效部位黄酮部位与非黄酮部位的分离制备

（1）树脂前处理　取30～60目聚酰胺树脂约20 g，用无水乙醇浸泡过夜。

（2）样品分离与制备　取经预处理的树脂，乙醇装柱，加水洗至无醇味为止。取田基黄有效部位适量，加去离子水混悬，上柱吸附2 h后，先用10倍柱体积水洗脱，收集洗脱液，减压蒸干，加水配成以田基黄有效部位含量计算分别为1.25 mg/mL，2.50 mg/mL，5.00 mg/mL的药液，即得田基黄有效部位非黄酮部位样品。换用10倍柱体积的95%乙醇洗脱，收集洗脱液，加水配成以田基黄有效部位含量计算分别为1.25 mg/mL，2.50 mg/mL，5.00 mg/mL的药液，即得田基黄有效部位黄酮部位样品。

2. 田基黄有效部位不同部位对ANIT造模小鼠胆汁淤积的影响

（1）受试药物　田基黄有效部位、田基黄有效部位黄酮部位、田基黄有效部位非黄酮部位，由中山大学广州现代中药质量研究开发中心提供。

（2）实验动物分组与剂量确定　实验动物分组与给药剂量如下（表10-11）。各组高、中、低剂量参照田基黄有效部位量

效曲线设定。

表10-11　实验动物分组与给药剂量

组别	数量（只）	给药剂量（mg/kg）	浓度（mg/mL）	给药方式（连续口服给药6天）
空白组	12	生理盐水		0.1 mL/（10 g·d）
造模组	12	生理盐水		0.1 mL/（10 g·d）
茵栀黄口服液组	12	100 mL/kg		0.1 mL/（10 g·d）
田基黄有效部位低剂量组	12	12.5	1.25	0.1 mL/（10 g·d）
田基黄有效部位中剂量组	12	25	2.50	0.1 mL/（10 g·d）
田基黄有效部位高剂量组	12	50	5.00	0.1 mL/（10 g·d）
黄酮部位低剂量组	12	12.5	1.25	0.1 mL/（10 g·d）
黄酮部位中剂量组	12	25	2.50	0.1 mL/（10 g·d）
黄酮部位高剂量组	12	50	5.00	0.1 mL/（10 g·d）
非黄酮部位低剂量组	12	12.5	1.25	0.1 mL/（10 g·d）
非黄酮部位中剂量组	12	25	2.50	0.1 mL/（10 g·d）
非黄酮部位高剂量组	12	50	5.00	0.1 mL/（10 g·d）

（3）造模　各组小鼠连续给药5天，第5天给药后1 h，除空白组外，各组小鼠按100 mg/kg腹腔注射ANIT植物油溶液，造模后第6天按剂量正常给药。

（4）样品测定　造模后48 h，各组小鼠摘眼球取血0.5～1.0 mL，每分钟3 000转常温离心10 min分离血清，按照试剂盒说明书方法测定血清TBIL，ALT值。

3．实验结果　各组小鼠按照表10-11剂量给药，于第5天给药后1 h造模，造模后48 h摘眼球取血，测定其血清丙氨酸转移酶（ALT）活性和总胆红素（TBIL）含量。计算其降酶率与退黄率，结果如下（表10-12）。

表10-12　ANIT致肝内胆汁淤积小鼠血清生化指标测定

（Mean ± SD，n=12）

	ALT（U/L）	降酶率（%）	TBIL（mg/dL）	退黄率（%）
空白组	103.130 8 ± 37.307 5		2.955 7 ± 0.385 9	
模型组	2 934.111 8 ± 823.063 5		6.104 4 ± 1.226 4	
阳性药组	1 651.411 7 ± 406.776 1*	45.31	3.766 9 ± 1.236 9*	74.24
非黄酮低剂量	2 920.209 8 ± 1 098.415 6	0.49	5.851 3 ± 1.187 0	8.04
非黄酮中剂量	3 043.825 7 ± 879.426 7	−3.88	6.002 7 ± 1.078 5	3.23
非黄酮高剂量	2 711.253 6 ± 814.619 3	7.87	6.132 5 ± 1.127 1	−0.89
黄酮低剂量	1 605.515 9 ± 419.350 8*	46.93	4.317 7 ± 1.631 3*	56.74
黄酮中剂量	1 064.308 1 ± 37.308 2*	66.05	4.146 6 ± 1.303 7*	62.18
黄酮高剂量	1 247.209 1 ± 314.457 3*	59.59	4.615 0 ± 1.185 1*	47.30
有效部位低剂量	1 669.479 6 ± 380.182 7*	44.67	4.148 9 ± 1.793 8*	62.11

	ALT（U/L）	降酶率（%）	TBIL（mg/dL）	退黄率（%）
有效部位中剂量	1 116.778 6 ± 186.989 6*	64.19	4.040 3 ± 1.089 8*	65.55
有效部位高剂量	1 361.993 2 ± 275.779 2*	55.53	4.851 8 ± 1.626 6*	39.78

注：*与模型组相比，$P<0.05$

4. 小结　本研究中，经过腹腔注射ANIT后的小鼠血清与正常组小鼠血清相比，TBIL含量和ALT活性显著升高；而在给予田基黄有效部位药液的各组小鼠血清中，血清生化指标与造模组相比显著下降（$P<0.05$），表明低、中、高剂量的田基黄有效部位能够改善ANIT所致的小鼠肝内胆汁淤积；在田基黄有效部位的不同部位中，黄酮类部位表现出明显的生物活性（$P<0.05$），小鼠血清总胆红素含量与丙氨酸转移酶活性显著降低，提示黄酮类成分是田基黄有效部位中起到保肝退黄作用的成分；而给予非黄酮类部位溶液的小鼠中，低、中、高各剂量组均没有表现出胆汁淤积的改善（$P>0.05$），提示非黄酮类成分对田基黄有效部位的保肝退黄作用没有明显的贡献。通过对总有效部位和黄酮类成分各剂量退黄降酶效果的比较过程发现，总有效部位和黄酮类成分间对应剂量的生物活性没有显著性差异（$P>0.05$），因此，初步可以推断，黄酮类成分是田基黄有效部位退黄降酶的主要活性物质。

本研究同时发现，田基黄有效部位及其黄酮部位的高剂量组的退黄降酶效果均不如对应的中剂量组，在量效关系上表现出比较明显的倒U字形轨迹。高剂量的药物可能会增加肝代谢的负担，降低了其保肝退黄的效果。这提示临床使用田基黄有效部位及其药物时，对剂量的准确程度有较高的要求。

二、Caco-2细胞模型的建立与评价

1. Caco-2细胞的复苏与培养　Caco-2细胞购自北京协和医科大学细胞库，保存于液氮中。取存于冻存管中的Caco-2细胞，于37 ℃水浴中迅速融化，每分钟1 000转离心后弃去上清液，加入少量含10%胎牛血清的MEM培养基吹打均匀，接种于T-25细胞培养瓶中，置37 ℃、5% CO_2的细胞培养箱中生长。

2. Caco-2细胞模型的建立　当生长在25 cm² 培养瓶中的Caco-2细胞有80% ~ 90%达到汇合时，弃去旧培养基，用PBS平衡盐溶液冲洗2 ~ 3次，加0.25%胰蛋白酶1 ~ 1.5 mL消化，将培养瓶放入37 ℃细胞培养箱中孵育约5 min，在光学倒置显微镜下观察细胞突起、缩回，细胞间隙增大、近乎缩成圆形时，吸出胰蛋白酶溶液，加入含有10%胎牛血清的MEM培养基终止消化，用吸管反复吹打，直至镜下观察形成单细胞悬液时，取来血细胞计数板，计算细胞数量。将细胞以1×10^5/mL密度接种于12孔Transwell细胞培养板上，及时更换培养液，于37 ℃，5% CO_2细胞培养箱中生长21天。

3. 显微镜观察　细胞生长于Transwell细胞培养板中，于第21天用显微镜观察并拍照。可见细胞生长均匀，边界清晰，细胞间接触非常明显，无细胞空洞出现（彩图15），表明在一定生长周期（21天）的生长后，Caco-2细胞具有生长形成完整、致密的细胞单层的特性。

4．细胞单层完整性的验证　细胞接种后于第2天、5天、8天、10天、15天、18天、21天，用细胞电阻仪测定跨上皮细胞电阻（transepithelial electrical resistance，TEER），确定细胞单层的完整性和紧密性。研究中以接种当天为0天，测定的电阻值为培养膜、支持物所形成的电阻本底。细胞接种后于第2天、5天、8天、10天、15天、18天、21天测定电阻值。结果如下（图10-19），可见细胞电阻值随天数增加，21天时的电阻值达到（450±13）Ω/cm^2，说明形成的细胞单层完整和紧密。

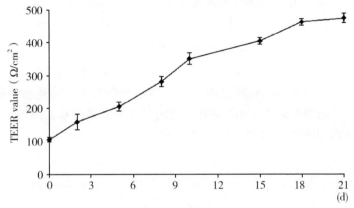

图10-19　不同天数Caco-2细胞单层模型的跨膜电阻值
（Mean±SD，n=12）

5．碱性磷酸酶活性的测定　本研究采用碱性磷酸酶活性测定试剂盒考察Caco-2细胞单层的碱性磷酸酶活性。其测定原理是：碱性磷酸酶可以分解磷酸苯二钠，产生游离酚和磷酸。酚在碱性溶液中与4-氨基安替比林作用，经铁氰化锂氧化生成红色醌前体药物，根据颜色的深浅可以判断酶的活性，此化合物可在520 nm定量。碱性磷酸酶的活性是评价细胞极化程度的标志。结果（表10-13）表明，肠腔面的碱性磷酸酶是基底侧的3.2倍，说明细胞生长已经形成了极性，碱性磷酸酶已经大部分集中于刷状缘一侧（AP侧），即朝向培养基的一侧。

表10-13　Caco-2细胞AP侧和BL侧碱性磷酸酶活性
（Mean ± SD, $n=5$）

	AP侧	BL侧
AKP activity（U/L）	1.063 ± 0.074**	0.333 ± 0.063

注：**：$P<0.01$，AP侧与BL侧进行比较有极显著性差异

6.　细胞单层通透性验证　普萘洛尔是Caco-2细胞单层模型跨细胞被动转运的标记物，在pH7.2～7.4的情况下进行普萘洛尔从细胞模型顶侧AP到基底侧BL的转运试验，试验前细胞用PBS冲洗3次，目的是清除细胞表面的干扰物质，最后一次在细胞培养箱中孵育30 min，然后吸干孔内的PBS，在AP侧加入含100 μmol/L普萘洛尔的PBS溶液0.5 mL，BL侧加入1.5 mL空白的PBS，分别于15 min、30 min、45 min、60 min、90 min、120 min于BL侧收集溶液100 μL，同时补加空白PBS溶液100 μL，HPLC法测定其中药物的浓度，计算表观渗透系数P_{app}。

$$P_{app} = \frac{dQ}{dt \cdot A \cdot C_0}$$

式中dQ/dt：渗透速率（μg/s），即在dt时间段内透过的药量；A：细胞单层表面积（cm²），即膜面积，本实验中A为1.12 cm²；C_0：给药侧药物的初始浓度（μg/mL）。结果见表10-14，实验测得普萘洛尔的P_{app}为（26.88 ± 1.88）× 10^{-6} cm/s。

表10-14　盐酸普萘洛尔跨膜转运的表观渗透系数P_{app}

（AP-BL，Mean ± SD，$n=3$）

P_{app}（cm/s）	测定值	文献报道
普萘洛尔	26.88×10^{-6}	24.07×10^{-6}

7. 小结　Caco-2细胞是从人结肠癌组织中分离纯化出来的细胞株，在模型建立过程中，对细胞的代数有一定的要求，一般要求在60～90代。细胞传代次数过多，会导致细胞形态和机能的异化，从而影响实验结果。细胞培养过程中，有一些问题需要引起注意：首先，用于消化的胰蛋白酶液的浓度需控制。研究中曾采用0.25%的胰酶进行消化，导致细胞成片掉落，传代后细胞活性低，贴壁成活量少；经过比较，采用0.05%胰蛋白酶（含0.02%的EDTA）进行消化较为合适。其次，当细胞生长至培养瓶面积的80%左右时需及时进行传代，否则细胞生长过密会影响其形态和机能。第三，将细胞接种于Transwell细胞培养板时密度要合适，一般在1×10^5/mL左右。在接种细胞数量适宜的情况下，细胞能够较好地相互接触汇合成单层，细胞密度过小则不利于细胞单层的融合形成；当细胞密度进一步增大，培养液中营养成分相对减少，代谢产物增多，细胞会因营养的枯竭和代谢物的影响，则发生密度抑制，导致细胞分裂停止。

碱性磷酸酶是小肠上皮刷状缘细胞的标志性酶，细胞生长到一定阶段后，可以分别测定肠腔侧和基底侧的酶活性，用以碱性磷酸酶的定位。试验结果表明Caco-2细胞模型两侧碱性磷酸酶活性具有显著性差异，细胞极化现象明显；普萘洛尔是Caco-2细胞单层模型被动转运的标志性物质，常被用于Caco-2

细胞模型通透性的验证。本试验的测定值与文献报道值较为接近，说明本研究建立的Caco-2细胞模型通透性良好，可用于被动转运机制药物的吸收。研究中，细胞两侧的TEER值是由离子经细胞旁间隙的流动形成的，由于离子的大小及所带电荷的不同，导致TEER值变化较大。本实验建立的细胞模型电阻值为（450±13）Ω/cm^2，完全符合试验的要求。

三、受试药物细胞毒性实验

1. 田基黄有效部位中主要黄酮类成分比例的确定　3批田基黄有效部位中槲皮苷、异槲皮苷、田基黄苷和槲皮素含量测定结果如下（表10-15），表明田基黄有效部位中4种主要黄酮类成分的含量比例较为固定，约为10：5：20：5。

表10-15　田基黄有效部位中4种主要黄酮化合物的百分含量

批次	异槲皮苷（%）	槲皮苷（%）	田基黄苷（%）	槲皮素（%）
20060524	4.823	9.183	18.492	3.936
20060605	4.338	8.295	16.774	3.641
20060616	5.006	9.409	18.026	3.930
平均值	4.722	8.962	17.764	3.836
比例	5	10	20	5

2. 混合黄酮和田基黄有效部位细胞毒性试验（MTT法）

（1）混合黄酮溶液的配制　取槲皮苷、异槲皮苷、田基黄苷和槲皮素对照品适量，按10∶5∶20∶5比例混合后，加入少量二甲基亚砜（DMSO）配制成浓度为10 mg/mL的母液（以溶液中所含化合物总质量计算）。取该母液适量，加PBS溶液分别配制成浓度为500 μg/mL，250 μg/mL，125 μg/mL，64 μg/mL，32 μg/mL，16 μg/mL，8 μg/mL，4 μg/mL的受试溶液，使其DMSO含量不超过总体积的0.5%，经除菌过滤，备用。

（2）田基黄有效部位溶液的配制　取田基黄有效部位适量，加入DMSO配成浓度为10 mg/mL的母液（以溶液中所含田基黄有效部位质量计算）。取该母液适量，加入PBS溶液分别配制成浓度为500 μg/mL，250 μg/mL，125 μg/mL，64 μg/mL，32 μg/mL，16 μg/mL，8 μg/mL，4 μg/mL的受试溶液，使其DMSO的含量不超过总体积的0.5%，经除菌过滤，备用。

（3）实验操作　将培养过3代的Caco-2细胞以1×10^4/mL浓度接种于96孔细胞培养板中，37 ℃，5% 培养24 h后，倾去培养基，每孔加入相应浓度的药物100 μL，37 ℃，5%培养2 h后，加入MTT试剂（5 mg/mL）振荡温浴4 h，倾去溶液，加入250 μL DMSO，振荡使之溶解，于570 nm下测定吸光度值，计算细胞存活率，存活率达到95%以上可认为该药物浓度对细胞生长没有显著影响。

3．实验结果　药物对Caco-2细胞的毒性如下（表10-16）。以药物浓度为横坐标，细胞存活率为纵坐标作图，结果如下（图10-20）。结果表明：对于按比例混合的混合黄酮溶液，在给药浓度为125 μg/mL以下时，该混合物溶液均没有表现出对细胞生长的毒性，细胞存活率达到95%，此时认为该浓度的药物基本对细胞活性没有影响；对于田基黄有效部位，当给药浓度为250 μg/mL时，细胞仍保持较好的活性。考虑到药物配制时可能出现的误差，为保证整个转运实验细胞活性，因此，在研究混合黄酮、田基黄有效部位的跨膜转运时，选择的两个浓度分别为50 μg/mL，100 μg/mL。

表10-16　不同给药浓度下Caco-2细胞存活率
（MTT法，Mean ± SD，*n*=3）

浓度 （μg/mL）	500	250	125	64	32	16	8	4
混合黄酮 （%）	92.05 ± 11.88	92.27 ± 6.65	99.87 ± 4.21	102.24 ± 3.54	110.61 ± 10.73	110.29 ± 12.07	108.23 ± 9.39	108.93 ± 12.66
田基黄有效 部位（%）	90.93 ± 2.60	96.26 ± 10.97	97.38 ± 3.72	98.12 ± 2.33	103.30 ± 5.99	108.4 ± 15.48	108.27 ± 8.93	112.37 ± 7.78

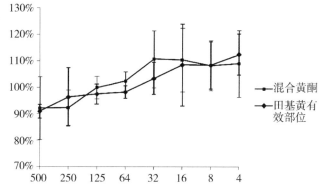

图10-20　Caco-2细胞在不同浓度药液中的存活率（Mean ± SD，*n*=3）

4．小结　本研究中，应用MTT法考察不同浓度的混合黄酮溶液及田基黄有效部位溶液对Caco-2细胞毒性的影响。结果表明：Caco-2细胞对田基黄有效部位的细胞耐受性高于其对混合黄酮的细胞耐受性，提示在田基黄有效部位中除了其主要药效学作用的黄酮类物质外，可能存在的一些未知物质对降低药物毒性起到了一定的作用。实验中对药物毒性考察的时长选择为2 h，这是根据药物转运实验的时长进行考虑的。

四、田基黄有效部位退黄有效成分跨膜吸收研究

1．色谱条件与系统适用性　以十八烷基键合硅胶为固定相，甲醇–0.01 mol/L磷酸二氢钾缓冲盐溶液（55∶45，pH=3.0）为流动相，流速1.0 mL/min，于350 nm处分别测定对照品溶液及样品溶液的峰面积，标准曲线法计算样品溶液中异槲皮苷、槲皮苷、田基黄苷和槲皮素的含量。

2．方法学考察

（1）专属性　分别取槲皮苷、异槲皮苷、田基黄苷、槲皮素和混合对照品溶液适量，注入HPLC色谱仪分析，记录色谱图。在200～600 nm处对异槲皮苷、槲皮苷、田基黄苷和槲皮素进行光谱扫描，结果如下（图10–21）。由图中可见，4种黄酮类化合物在255 nm左右处均有最大吸收；但在实验中，采用255 nm作为检测波长时，样品中存在的蛋白质、核酸等物质有较高的吸收，基线干扰大，样品信号峰淹没在基线中，而田基黄有效部位中含量较低的槲皮苷和异槲皮苷在350 nm处有最大吸收，田基黄苷、槲皮素在350～360 nm处峰形平缓，最大吸收波长在360 nm左右。考虑到同时检测4种黄酮类化合物的需要，实验中选用350 nm作为检测波长。专属性试验色谱图如下（图10–22）。

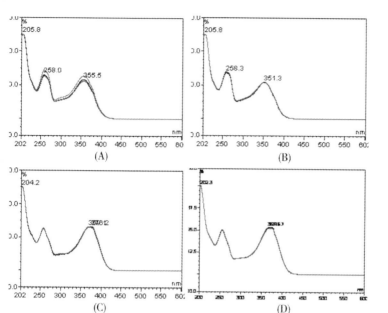

（A）为异槲皮苷；（B）为槲皮苷；（C）为田基黄苷；（D）为槲皮素

图10-21　4种黄酮化合物光谱扫描图

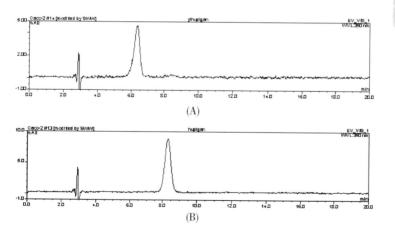

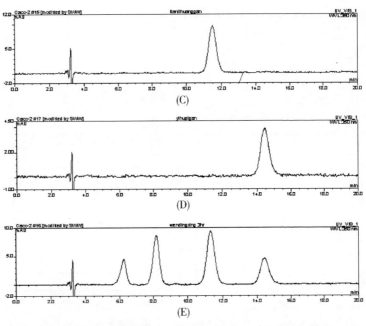

（A）为槲皮苷色谱图；（B）为异槲皮苷色谱图；（C）为田基黄苷色谱图；（D）为槲皮素色谱图；（E）为混合对照品色谱图

图10-22　专属性试验色谱图

（2）线性与线性范围　精密称取槲皮苷、异槲皮苷、田基黄苷、槲皮素适量，按10∶5∶20∶5比例混合，加甲醇适量溶解后，加入PBS溶液制成按混合物质量计算 0.50 mg/mL的混合对照品溶液，分别取1 μL，2 μL，6 μL，10 μL，14 μL，18 μL，22 μL注入HPLC色谱仪，记录峰面积，结果如下（表10-17）。以进样量（y）为纵坐标，峰面积（x）为横坐标进行线性回归，结果表明，槲皮苷在0~2.250 μg内线性关系良好，回归曲线为$y=0.177\ 3x+0.211$，$R=0.998\ 0$；异槲皮苷在0~1.125 μg内线性关系良好，回归曲线为$y=0.169\ 7x+0.055\ 7$，$R=0.997\ 8$；田基黄苷在0~4.500 μg内线性关系良好，回归曲线为$y=0.171\ 7x+0.181\ 7$，$R=0.997\ 6$；槲皮素在$0\sim2.25\ \mu g$内线性关系良好，回归曲线为$y=0.125\ 8x+0.054\ 5$，$R=0.996\ 1$。

表10-17　4种黄酮类化合物HPLC线性及线性范围

进样量（μg）	异槲皮苷（mAU）	进样量（μg）	槲皮苷（mAU）	进样量（μg）	田基黄苷（mAU）	进样量（μg）	槲皮素（mAU）
0.000 0	0.000 0	0.000 0	0.000 0	0.000 0	0.000 0	0.000 0	0.000 0
0.062 5	0.403 6	0.125 0	0.836 7	0.250 0	0.830 9	0.062 5	0.222 6
0.125 0	0.584 5	0.250 0	0.650 5	0.500 0	0.776 7	0.125 0	0.246 8
0.375 0	0.715 2	0.750 0	3.770 0	1.500 0	7.201 3	0.375 0	2.310 0
0.625 0	3.443 8	1.250 0	7.014 8	2.500 0	13.457 7	0.625 0	4.494 1
0.875 0	4.753 6	1.750 0	9.902 0	3.500 0	19.068 9	0.875 0	6.221 9
1.125 0	6.363 6	2.250 0	13.091 7	4.500 0	25.530 3	1.125 0	8.806 9

（3）仪器精密度　取混合对照品溶液适量，连续进样6次，记录峰面积，结果如下（表10-18），表明方法仪器精密度良好。

表10-18　仪器精密度试验（$n=6$）

	异槲皮苷（mAU）	槲皮苷（mAU）	田基黄苷（mAU）	槲皮素（mAU）
1	1.540 6	3.692 4	4.759 5	2.435 7
2	1.712 2	3.567 6	4.601 4	2.364
3	1.647 4	3.581 3	4.891 9	2.116 2
4	1.652 4	3.600 7	4.768 4	2.538 5
5	1.564 4	3.387 2	4.603 9	2.318 7
6	1.438 5	3.426 8	4.616 8	2.121 1

续表

	异槲皮苷 （mAU）	槲皮苷 （mAU）	田基黄苷 （mAU）	槲皮素 （mAU）
平均值（mAU）	1.592 6	3.542 7	4.707 0	2.315 7
RSD（%）	0.06	0.03	0.03	0.07

（4）稳定性试验　取混合对照品溶液适量，分别于0 h，3 h，6 h，9 h，12 h，24 h，48 h注入HPLC色谱仪检测，记录峰面积。结果如下（表10–19），表明4种黄酮类化合物在PBS溶液中48 h保持稳定。

表10–19　稳定性试验

	异槲皮苷 （mAU）	槲皮苷 （mAU）	田基黄苷 （mAU）	槲皮素 （mAU）
0 h	1.604 0	3.704 2	4.809 4	2.310 9
3 h	1.698 5	3.630 0	4.811 4	2.336 5
6 h	1.540 6	3.692 4	4.759 5	2.435 7
9 h	1.592 9	3.687 5	4.605 4	2.416 8
12 h	1.687 9	3.419 7	4.779 6	2.330 6
24 h	1.733 3	3.499 3	4.942 6	2.615 2
48 h	1.624 8	3.682 3	4.726 3	2.529 6
平均值（mAU）	1.646 3	3.601 9	4.770 8	2.444 1
RSD（%）	0.04	0.03	0.02	0.05

3. 混合黄酮和田基黄有效部位跨膜转运实验　取对数生长期的Caco-2细胞，以1×10^5/mL浓度接种于Transwell细胞培养板

上，置37 ℃，5% CO_2细胞培养箱培养。至21天，倾去培养基，试验前以37 ℃的PBS溶液冲洗接种Caco-2细胞的Transwell培养板3次，末次清洗后加入PBS溶液置于37 ℃，5% CO_2细胞培养箱孵育30 min，除去细胞表面的附着物，最后吸干孔内的PBS溶液。在各孔AP侧分别加入50 μg/mL和100 μg/mL 的混合黄酮、田基黄有效部位PBS溶液0.5 mL，BL侧加入空白PBS液1.5 mL，于37 ℃恒温条件下，分别于15 min，30 min，45 min， 60 min，90 min，120 min在BL侧取样100 μL，同时补加100 μL空白PBS溶液，HPLC测定样品中异槲皮苷、槲皮苷、田基黄苷、槲皮素的含量。不同时间点混合黄酮溶液在Caco-2细胞单层从AP侧到BL侧跨膜转运量结果如下（表10-20、表10-21、表10-22、表10-23）。以时间为横坐标，以异槲皮苷、槲皮苷、田基黄苷和槲皮素转运量为纵坐标作图，结果如下（图10-23）。

表10-20　50 μg/mL混合黄酮溶液在Caco-2细胞AP侧到

BL侧转运量（Mean ± SD，$n=3$）

时间 （min）	异槲皮苷 （μg）	槲皮苷 （μg）	田基黄苷 （μg）	槲皮素 （μg）
15	0.233 8 ± 0.012 3	0.276 9 ± 0.035 0	0.540 4 ± 0.014 2	0.000 0 ± 0.000 0
30	0.325 2 ± 0.068 3	0.368 2 ± 0.142 3	0.550 0 ± 0.020 5	0.000 0 ± 0.000 0
45	0.309 3 ± 0.002 7	0.371 4 ± 0.023 6	0.587 6 ± 0.057 5	0.000 0 ± 0.000 0
60	0.367 4 ± 0.009 7	0.400 4 ± 0.152 2	0.602 7 ± 0.027 3	0.000 0 ± 0.000 0

时间 （min）	异槲皮苷 （μg）	槲皮苷 （μg）	田基黄苷 （μg）	槲皮素 （μg）
90	0.380 3 ± 0.013 8	0.452 1 ± 0.015 8	0.598 2 ± 0.011 0	0.000 0 ± 0.000 0
120	0.414 4 ± 0.011 9	0.504 8 ± 0.032 2	0.617 2 ± 0.050 0	0.000 0 ± 0.000 0

表10-21　100 μg/mL混合黄酮溶液在Caco-2细胞AP侧到
BL侧转运量（Mean ± SD, *n*=3）

时间 （min）	异槲皮苷 （μg）	槲皮苷 （μg）	田基黄苷 （μg）	槲皮素 （μg）
15	0.275 3 ± 0.044 0	0.303 2 ± 0.105 6	0.685 0 ± 0.128 0	0.000 0 ± 0.000 0
30	0.373 1 ± 0.099 7	0.407 6 ± 0.136 8	0.715 9 ± 0.298 9	0.000 0 ± 0.000 0
45	0.381 1 ± 0.102 2	0.513 4 ± 0.209 8	0.753 1 ± 0.250 1	0.000 0 ± 0.000 0
60	0.403 3 ± 0.098 6	0.576 5 ± 0.223 7	0.817 8 ± 0.191 5	0.000 0 ± 0.000 0
90	0.490 1 ± 0.128 5	0.658 5 ± 0.181 3	0.812 3 ± 0.139 3	0.000 0 ± 0.000 0
120	0.508 4 ± 0.103 3	0.739 3 ± 0.203 7	0.862 3 ± 0.116 7	0.0000 ± 0.000 0

表10-22　50 μg/mL田基黄有效部位溶液在Caco-2细胞AP侧到
BL侧转运量（Mean ± SD，n=3）

时间 （min）	异槲皮苷 （μg）	槲皮苷 （μg）	田基黄苷 （μg）	槲皮素 （μg）
15	0.141 5 ± 0.112 5	0.238 6 ± 0.028 9	0.514 5 ± 0.000 4	0.000 0 ± 0.000 0
30	0.238 0 ± 0.006 2	0.281 4 ± 0.062 4	0.526 7 ± 0.013 2	0.000 0 ± 0.000 0
45	0.247 7 ± 0.006 0	0.301 3 ± 0.036 7	0.531 3 ± 0.000 9	0.000 0 ± 0.000 0
60	0.275 3 ± 0.004 5	0.367 9 ± 0.007 1	0.531 0 ± 0.000 1	0.000 0 ± 0.000 0
90	0.301 4 ± 0.029 2	0.399 7 ± 0.023 3	0.541 3 ± 0.022 0	0.000 0 ± 0.000 0
120	0.336 5 ± 0.004 8	0.483 5 ± 0.004 7	0.564 1 ± 0.010 6	0.000 0 ± 0.000 0

表10-23　100 μg/mL 田基黄有效部位溶液在Caco-2细胞AP侧到
BL侧转运量（Mean ± SD，n=3）

时间 （min）	异槲皮苷 （μg）	槲皮苷 （μg）	田基黄苷 （μg）	槲皮素 （μg）
15	0.235 9 ± 0.033 6	0.274 3 ± 0.057 8	0.655 3 ± 0.055 8	0.000 0 ± 0.000 0
30	0.309 0 ± 0.069 0	0.325 4 ± 0.056 3	0.718 1 ± 0.026 6	0.000 0 ± 0.000 0
45	0.348 0 ± 0.090 7	0.404 3 ± 0.130 1	0.789 5 ± 0.055 3	0.000 0 ± 0.000 0

续表

时间 （min）	异槲皮苷 （μg）	槲皮苷 （μg）	田基黄苷 （μg）	槲皮素 （μg）
60	0.378 1 ± 0.062 7	0.470 8 ± 0.178 0	0.804 5 ± 0.199 6	0.000 0 ± 0.000 0
90	0.412 2 ± 0.081 6	0.570 7 ± 0.194 5	0.838 7 ± 0.211 4	0.000 0 ± 0.000 0
120	0.485 6 ± 0.207 3	0.632 8 ± 0.168 2	0.855 9 ± 0.094 8	0.000 0 ± 0.000 0

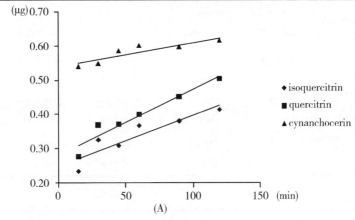

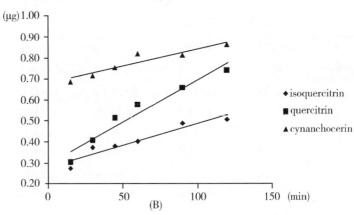

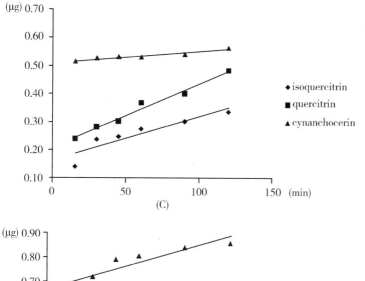

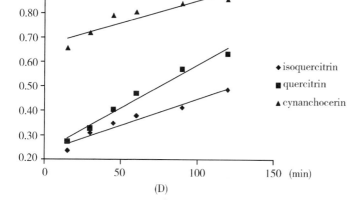

（A）为50 μg/mL混合黄酮；（B）为100 μg/mL混合黄酮；
（C）为50 μg/mL田基黄有效部位；（D）为100 μg/mL田基黄有效部位
图10-23　黄酮类化合物在Caco-2细胞上跨膜转运量与时间关系

将不同浓度各种黄酮类化合物累积渗透量和时间进行线性
回归，结果如下：

混合黄酮中4种黄酮化合物线性回归曲线：

50 μg/mL isoquercitrin：$y=0.001\ 48x+0.249\ 32$，$R^2=0.829\ 34$

50 μg/mL quercitrin：$y=0.001\ 93x+0.279\ 80$，$R^2=0.933\ 40$

50 μg/mL cynanchocerin：$y=0.000\ 70x+0.540\ 75$，$R^2=0.792\ 68$

100 μg/mL isoquercitrin：$y=0.002\ 08x+0.280\ 43$，$R^2=0.910\ 23$

100 μg/mL quercitrin：$y=0.003\ 99x+0.293\ 55$，$R^2=0.944\ 22$

100 μg/mL cynanchocerin：$y=0.001\ 63x+0.676\ 32$，$R^2=0.892\ 44$

田基黄有效部位中4种黄酮化合物线性回归曲线：

50 μg/mL isoquercitrin：$y=0.001\ 57x+0.162\ 54$，$R^2=0.841\ 09$

50 μg/mL quercitrin：$y=0.002\ 26x+0.209\ 70$，$R^2=0.933\ 40$

50 μg/mL cynanchocerin：$y=0.000\ 41x+0.510\ 03$，$R^2=0.929\ 95$

100 μg/mL isoquercitrin：$y=0.002\ 14x+0.232\ 85$，$R^2=0.950\ 87$

100 μg/mL quercitrin：$y=0.003\ 52x+0.235\ 26$，$R^2=0.978\ 30$

100 μg/mL cynanchocerin：$y=0.001\ 78x+0.669\ 97$，$R^2=0.832\ 33$

根据公式

$$P_{app}=\frac{\mathrm{d}Q}{\mathrm{d}t \cdot A \cdot C_0}$$

计算其表观渗透系数结果如下（表10-24）。

表10-24　4种黄酮类化合物在Caco-2细胞从AP到
BL侧表观渗透系数P_{app}

P_{app}（cm/s）	浓度（μg/mL）	异槲皮苷	槲皮苷	田基黄苷	槲皮素
混合黄酮	50	3.235	2.109	0.432	N/A
	100	2.273	2.180	0.445	N/A
田基黄有效部位	50	3.432	2.470	0.224	N/A
	100	2.339	1.923	0.486	N/A

4. 小结　在本研究中，分别以黄酮混合物及田基黄有效部位（以总黄酮含量占70%计）的形式存在时，异槲皮苷、槲皮苷、田基黄苷和槲皮素在Caco-2细胞上转运行为相似，异槲皮苷、槲皮苷、田基黄苷可以透过单层膜，而槲皮素的转运被抑制，结果如下（表10-25）。从表观渗透系数P_{app}值上看，在以混合物和有效部位形式进行转运时，4种黄酮类化合物的P_{app}值一一对应，相差不大。初步推断田基黄有效部位中存在的其他物质对其黄酮类化合物转运的影响不大。

表10-25　4种黄酮类化合物在Caco-2细胞上表观渗透系数
P_{app}的比较

浓度（μg/mL）	异槲皮苷	槲皮苷	田基黄苷	槲皮素
混合黄酮	2.754	2.145	0.439	N/A
田基黄有效部位	2.886	2.197	0.355	N/A

在本研究中观察到，槲皮素在混合黄酮和田基黄有效部位中存在时转运被大量抑制。文献报道[3]，当仅有槲皮素存在时，其在Caco-2细胞单层模型上的表观渗透系数为5.8×10^{-6} cm/s，表现出较高的转运能力，这说明槲皮素在单独存在和与其他化合物共同存在时的转运能力有明显的差异：其他化合物的存在抑制了槲皮素的吸收。

五、田基黄有效部位退黄有效成分在小鼠体内的吸收研究

体外研究表明，田基黄有效部位4种黄酮类化合物中，槲皮

苷、异槲皮苷、田基黄苷可以通过跨膜转运而被吸收。考虑到体外与体内环境的差异，体外实验的结果不能完全代表小肠吸收的真实情况。因此，本研究考察给药小鼠血浆中4种黄酮类化合物的含量，对体外实验结论进行验证和补充。

1．实验方法　取昆明种小鼠（SPF级，25～30 g）42只，雌雄各半，分成6组，每组6只，给药前12 h禁食不禁水，按486 mg/kg剂量口服给予田基黄有效部位，分别于给药前与给药后的0 min，5 min，15 min，30 min，60 min，90 min摘眼球取血1.0 mL，每分钟6 000转离心10 min，取血浆 100 μL，分别加入乙酸乙酯400 μL和200 μL萃取2次，合并乙酸乙酯层，挥干溶剂后加入甲醇50 μL溶解，取20 μL注入HPLC色谱仪进行分析。

2．实验结果　小鼠空白血浆及给药后各时间点小鼠血样HPLC色谱图如下（图10-24）。结果表明：田基黄有效部位中4种主要黄酮类化合物异槲皮苷、槲皮苷、田基黄苷、槲皮素均可以通过小肠吸收进入小鼠血液中。计算不同时间点的药物血浆浓度，结果如下（表10-26）。以时间为横坐标，药物血浆浓度为纵坐标作图，结果如下（图10-25）。结果表明：4种黄酮类化合物的吸收曲线较为一致，均在60 min左右达到血药浓度的高峰，而后进入消除阶段。

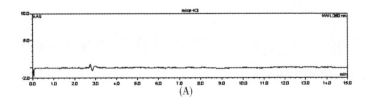

(A)

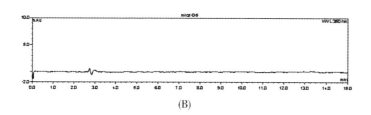

(B)

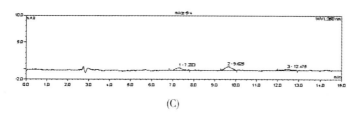

(C)

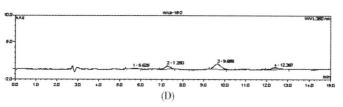

(D)

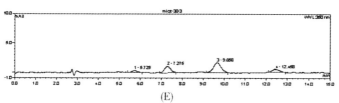

(E)

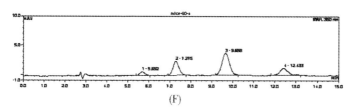

(F)

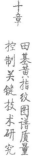

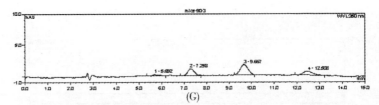

（G）

（A）为空白血浆色谱图；（B）为0 min小鼠血浆色谱图；（C）为5 min小鼠血浆色谱图；（D）为15 min小鼠血浆色谱图；（E）为30 min小鼠血浆色谱图；（F）为60 min小鼠血浆色谱图；（G）为90 min小鼠血浆色谱图

图10-24　不同时间点给药小鼠血浆HPLC色谱图

表10-26　不同时间点小鼠血浆药物浓度（Mean ± SD，n=6）

时间 （min）	异槲皮苷 （μg）	槲皮苷 （μg）	田基黄苷 （μg）	槲皮素 （μg）
0	0.000 0 ± 0.000 0	0.000 0 ± 0.000	0.000 0 ± 0.000 0	0.000 0 ± 0.000 0
5	0.176 9 ± 0.277 3	0.828 8 ± 0.649 1	1.187 2 ± 0.929 0	0.464 3 ± 0.362 1
15	0.556 5 ± 0.211 3	1.618 2 ± 0.235 1	2.218 6 ± 0.219 7	0.804 6 ± 0.360 4
30	0.497 6 ± 0.246 2	2.043 2 ± 0.490 1	2.577 0 ± 0.420 7	0.881 7 ± 0.167 1
60	0.651 8 ± 0.471 0	2.763 1 ± 0.626 0	3.299 9 ± 0.691 9	1.226 5 ± 0.187 4
90	0.385 6 ± 0.301 3	1.167 5 ± 0.934 0	1.500 3 ± 1.189 7	0.574 7 ± 0.453 0

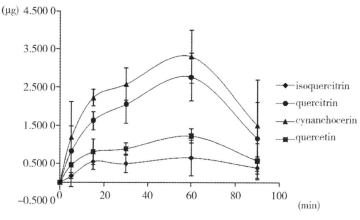

图10-25　4种黄酮类化合物在小鼠体内吸收曲线

（Mean±SD，n=6）

3．小结　在本研究中，通过采用HPLC作为检测手段，发现田基黄有效部位主要退黄药效成分中占较大比例的4种黄酮类化合物，异槲皮苷、槲皮苷、田基黄苷和槲皮素均可以通过口服给药的方式，经小肠吸收进入体内，这一结果在一定程度上验证了体外实验的结论：以槲皮素为母核的黄酮苷类可以通过小肠进行跨膜转运，从而进入体内。目前，国内外对于黄酮苷与黄酮醇苷的口服吸收存在疑义，认为黄酮苷由于其分子结构大，分子量大，亲水性强等原因较难通过小肠上皮细胞吸收，从而在体内发挥其药效作用。本研究的结果表明，黄酮苷类可以通过口服的方式进行给药，并且能够被小肠吸收，这提示在黄酮苷药物的剂型选择上，口服制剂并不应该被排除在外。

本研究同时发现，槲皮苷、异槲皮苷、田基黄苷和槲皮素在小鼠体内的吸收行为与Caco-2细胞上转运的行为不尽相同。槲皮素、田基黄苷在体内试验中表现出比较明显的吸收；而在体外实验中，槲皮素的转运被明显阻断，田基黄苷的表观渗透系数也比槲皮苷和异槲皮苷的表观渗透系数小。考虑到Caco-2细胞上的酶系与小肠的酶系存在差异，这种体外实验与体内实验的差异是可能存在的。同时，4种黄酮化合物在Caco-2细胞上的转运行为，可能受到互相之间的影响，不同黄酮化合物对彼此的转运可能会有促进或者抑制的作用，将在下面的研究中进一步阐明。

第五节　田基黄有效部位退黄有效成分相互作用研究

本研究在对田基黄有效部位中4种黄酮类成分的单体药效学和混合给药药效学研究的基础上[4]，从口服吸收的角度，研究4种黄酮类化合物在Caco-2细胞上的吸收行为及其相互作用，从而从药物吸收的角度，比较单体给药方式和混合物给药方式的优劣。

一、黄酮类化合物的细胞毒性检测

（一）受试药物的配制

1. 槲皮苷溶液　取槲皮苷对照品适量，加入二甲基亚砜（DMSO）使之溶解，配制成浓度为22.4 mg/mL的样品母液，取该母液适量，用PBS平衡溶液配制成浓度分别为500 μmol/L，250 μmol/L，125 μmol/L，64 μmol/L，32 μmol/L，

16 μmol/L，8 μmol/L的受试溶液，经过滤除菌备用。

2．异槲皮苷溶液　取异槲皮苷对照品适量，加入DMSO使之溶解，配制成浓度为23.2 mg/mL的样品母液，取该母液适量，用PBS平衡溶液配制成浓度分别为500 μmol/L，250 μmol/L，125 μmol/L，64 μmol/L，32 μmol/L，16 μmol/L，8 μmol/L的受试溶液，过滤除菌备用。

3．田基黄苷溶液　取田基黄苷对照品适量，加入DMSO使之溶解，配制成浓度为22.4 mg/mL的样品母液，取该母液适量，用PBS平衡溶液配制成浓度分别为500 μmol/L，250 μmol/L，125 μmol/L，64 μmol/L，32 μmol/L，16 μmol/L，8 μmol/L的受试溶液，过滤除菌备用。

4．槲皮素溶液　取槲皮素对照品适量，加入DMSO使之溶解，配制成浓度为15.1 mg/mL的样品母液，取该母液适量，用PBS平衡溶液配制成浓度分别为500 μmol/L，250 μmol/L，125 μmol/L，64 μmol/L，32 μmol/L，16 μmol/L，8 μmol/L的受试溶液，过滤除菌备用。

（二）方法及结果

将培养过3代的Caco-2细胞以1×10^4/mL浓度接种于96孔细胞培养板中，37 ℃，5% 培养24 h后，倾去培养基，每孔加入相应浓度的药物100 μL，37 ℃，5%培养2 h后，加入MTT试剂（5 mg/mL）温浴4 h后，倾去溶液，加入250 μL DMSO，振荡使之溶解，于570 nm下测定各孔吸光度值，计算细胞存活率，存活率达到95%以上的浓度可认为该药物浓度对细胞生长没有显著影响。给药后2 h采用MTT法测得的各孔Caco-2细胞存活率如下（表10-27）。

表10-27　黄酮类化合物对Caco-2细胞毒性作用

（MTT法，Mean ± SD，*n*=3）

给药浓度 （μmol/L）	槲皮苷 （%）	异槲皮苷 （%）	田基黄苷 （%）	槲皮素 （%）
500	76.41 ± 7.05	77.39 ± 5.12	84.18 ± 5.17	82.71 ± 4.28
250	94.62 ± 1.16	94.25 ± 2.68	95.00 ± 3.22	93.72 ± 4.27
125	98.51 ± 1.10	97.55 ± 2.75	98.49 ± 2.63	100.95 ± 1.98
62	98.16 ± 1.10	98.93 ± 2.75	99.24 ± 2.63	99.90 ± 1.98
31	100.55 ± 1.69	99.02 ± 1.89	100.41 ± 2.84	99.06 ± 0.44
16	101.86 ± 7.41	99.55 ± 6.65	101.35 ± 3.93	99.27 ± 0.93
8	99.18 ± 1.17	101.65 ± 3.10	100.05 ± 2.29	100.03 ± 1.51

　　结果表明：在给药浓度为125 μmol/L时，4个化合物均没有表现出对细胞生长的毒性，细胞存活率达到95%以上，此时认为该浓度的药物对细胞活性没有影响。当给药浓度为250 μmol/L，细胞存活率也接近95%。以药物浓度为横坐标，细胞存活率为纵坐标作图，结果如下（图10-26）。考虑到药物配制

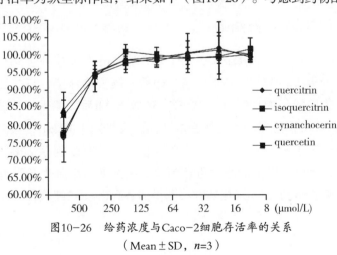

图10-26　给药浓度与Caco-2细胞存活率的关系

（Mean ± SD，*n*=3）

时可能出现的误差，为保证整个转运实验细胞活性，确定选择最高浓度为100 μmol/L；因此，在Caco-2细胞单层对黄酮类化合物的转运实验中所选择的3个浓度为100 μmol/L，50 μmol/L，25 μmol/L。

二、黄酮类化合物跨膜转运研究

（一）实验方法

取对数生长期的Caco-2细胞，以1×10^5/mL浓度接种于Transwell细胞培养板上，置于37 ℃，5% CO_2细胞培养箱培养。至21天，倾去培养基，试验前以37 ℃的PBS溶液冲洗接种有Caco-2细胞的Transwell培养板3次，末次清洗后加入PBS溶液置于37 ℃，5% CO_2细胞培养箱孵育30 min，除去细胞表面的附着物，最后吸干孔内的PBS溶液。在研究药物从Caco-2细胞单层AP侧到BL侧的转运时，在各孔AP侧分别加入25 μmol/L，50 μmol/L，100 μmol/L的受试药物PBS溶液0.5 mL，BL侧加入空白PBS液1.5 mL，于37 ℃恒温条件下，分别于15 min，30 min，45 min，60 min，90 min，120 min在BL侧取样100 μL，同时补加100 μL空白PBS溶液，测定目标物含量；在研究药物从Caco-2细胞单层BL侧到AP侧的转运时，在各孔BL侧分别加入25 μmol/L，50 μmol/L，100 μmol/L的受试药物PBS溶液1.5 mL，AP侧加入空白PBS溶液0.5 mL，于37 ℃恒温条件下，分别于15 min，30 min，45 min，60 min，90 min，120 min在AP侧取样100 μL，同时补加100 μL空白PBS溶液，测定目标物含量。

（二）槲皮苷在Caco-2细胞上的跨膜转运

采用HPLC法测定样品中槲皮苷的含量，应用标准曲线法计算不同时间点样品溶液中槲皮苷从Caco-2细胞AP侧到BL侧的转运量，结果如下（表10-28）。

表10-28　槲皮苷从Caco-2细胞单层AP侧到BL侧的转运量
（Mean ± SD, *n*=3）

时间 （min）	25 μmol/L （μg）	50 μmol/L （μg）	100 μmol/L （μg）
15	0.070 5 ± 0.001 9	0.097 5 ± 0.012 3	0.130 1 ± 0.023 8
30	0.081 9 ± 0.017 0	0.160 9 ± 0.037 2	0.222 1 ± 0.031 6
45	0.167 7 ± 0.024 7	0.340 3 ± 0.055 0	0.362 9 ± 0.064 5
60	0.070 5 ± 0.011 6	0.097 5 ± 0.023 9	0.130 1 ± 0.098 5
90	0.081 9 ± 0.021 7	0.160 9 ± 0.062 3	0.222 1 ± 0.078 7
120	0.167 7 ± 0.033 3	0.340 3 ± 0.035 2	0.362 9 ± 0.065 0

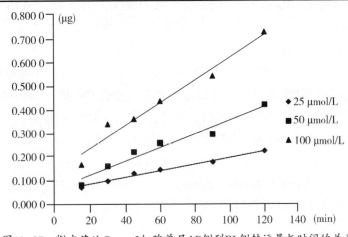

图10-27　槲皮苷从Caco-2细胞单层AP侧到BL侧转运量与时间的关系

以时间为横坐标，不同时间点的槲皮苷转运量为纵坐标作图，结果见图10-27。对不同给药浓度下的转运量进行线性回归，得到方程如下：

25 μmol/L quercitrin：$y=0.001\,41x+0.056\,58$，$R^2=0.986\,53$

50 μmol/L quercitrin：$y=0.002\,92x+0.065\,07$，$R^2=0.958\,64$

100 μmol/L quercitrin：$y=0.004\,85x+0.014\,010$，$R^2=0.966\,71$

应用标准曲线法计算不同时间点样品溶液中槲皮苷从Caco-2细胞BL侧到AP侧的转运量，结果如下（表10-29）。

表10-29　槲皮苷从Caco-2细胞BL侧到AP侧的转运量
（Mean ± SD，$n=3$）

时间 （min）	25 μmol/L （μg）	50 μmol/L （μg）	100 μmol/L （μg）
15	0.119 9 ± 0.052	0.273 2 ± 0.030 9	0.437 3 ± 0.050 0
30	0.247 3 ± 0.045 9	0.399 8 ± 0.105 6	0.901 0 ± 0.069 4
45	0.373 2 ± 0.036 3	0.588 0 ± 0.112 3	1.136 0 ± 0.405 3
60	0.403 8 ± 0.029 3	0.705 2 ± 0.040 9	1.405 2 ± 0.403 9
90	0.447 6 ± 0.053 0	0.846 0 ± 0.202 1	1.598 5 ± 0.419 1
120	0.515 1 ± 0.021 3	0.947 5 ± 0.075 8	1.722 9 ± 0.055 6

以时间为横坐标，不同时间点的槲皮苷转运量为纵坐标作图，结果见图10-28。对不同给药浓度下的转运量进行线性回归，得到方程如下：

25 μmol/L quercitrin：$y=0.003\,39x+0.147\,89$，$R^2=0.846\,89$

50 μmol/L quercitrin：$y=0.006\,42x+0.241\,33$，$R^2=0.941\,22$

100 μmol/L quercitrin：$y=0.011\ 40x+0.513\ 26$，$R^2=0.872\ 25$

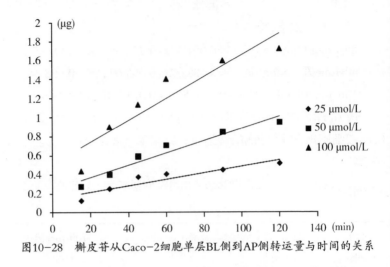

图10-28　槲皮苷从Caco-2细胞单层BL侧到AP侧转运量与时间的关系

各浓度槲皮苷在Caco-2细胞上双向转运的表观渗透系数P_{app}及其比值P_{ratio}如下（表10-30）。以120 min内各浓度槲皮苷从Caco-2细胞单层AP侧到BL侧的转运总量为纵坐标，给药浓度为横坐标，进行线性回归，得到方程为：$y=0.023\ 16x+0.274\ 44$，$R^2=0.999\ 90$。

表10-30　槲皮苷在Caco-2细胞上双向转运P_{app}值及P_{ratio}值

P_{app}（$\times 10^{-6}$ cm/s）	25 μmol/L	50 μmol/L	100 μmol/L
AP-BL	1.720	1.781	1.479
BL-AP	4.135	3.915	3.476
P_{ratio}	2.404	2.198	2.350

（三）异槲皮苷在Caco-2细胞上的跨膜转运

采用HPLC法测定样品中异槲皮苷的含量，应用标准曲线法计算不同时间点样品溶液中异槲皮苷从Caco-2细胞AP侧到BL侧的转运量，结果如下（表10-31）。

表10-31　异槲皮苷从Caco-2细胞单层AP侧到BL侧的转运量

（Mean ± SD，n=3）

时间 （min）	25 μmol/L （μg）	50 μmol/L （μg）	100 μmol/L （μg）
15	0.000 0 ± 0.000 0	0.000 0 ± 0.000 0	0.018 6 ± 0.002 4
30	0.000 0 ± 0.000 0	0.000 0 ± 0.000 0	0.037 8 ± 0.007 8
45	0.007 1 ± 0.012 2	0.030 1 ± 0.005 5	0.070 6 ± 0.011 4
60	0.031 8 ± 0.005 0	0.053 6 ± 0.009 9	0.143 5 ± 0.006 6
90	0.045 5 ± 0.006 3	0.115 3 ± 0.022 5	0.186 6 ± 0.015 0
120	0.059 6 ± 0.010 2	0.122 6 ± 0.002 3	0.227 5 ± 0.016 4

以时间为横坐标，不同时间点的异槲皮苷转运量为纵坐标作图，结果见图10-29。对不同给药浓度下的转运量进行线性回归，得到方程如下：

25 μmol/L isoquercitrin：$y=0.000\ 63x-0.013\ 94$，$R^2=0.945\ 62$

50 μmol/L isoquercitrin：$y=0.001\ 35x+0.027\ 69$，$R^2=0.944\ 10$

100 μmol/L isoquercitrin：$y=0.002\ 12x+0.013\ 13$，$R^2=0.959\ 96$

应用标准曲线法计算不同时间点样品溶液中异槲皮苷从Caco-2细胞BL侧到AP侧的转运量，结果表10-32。

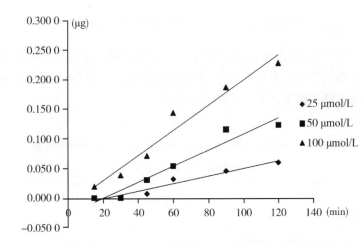

图10-29　异槲皮苷从Caco-2细胞单层AP侧到BL侧转运量与时间的关系

表10-32　异槲皮苷从Caco-2细胞BL侧到AP侧的转运量

（Mean ± SD, *n*=3）

时间 （min）	25 μmol/L （μg）	50 μmol/L （μg）	100 μmol/L （μg）
15	0.015 8 ± 0.016 1	0.047 2 ± 0.012 4	0.114 8 ± 0.030 4
30	0.053 5 ± 0.001 1	0.095 4 ± 0.009 1	0.174 6 ± 0.016 9
45	0.054 8 ± 0.043 0	0.097 8 ± 0.010 1	0.231 9 ± 0.014 1
60	0.066 1 ± 0.018 4	0.139 4 ± 0.019 9	0.293 4 ± 0.041 5
90	0.093 3 ± 0.022 9	0.191 6 ± 0.010 6	0.340 1 ± 0.052 3
120	0.154 5 ± 0.012 1	0.263 1 ± 0.012 5	0.503 1 ± 0.063 9

以时间为横坐标，不同时间点的异槲皮苷转运量为纵坐标作图，结果见图10-30。对不同给药浓度下的转运量进行线性回归，得到方程如下：

25 μmol/L isoquercitrin：$y=0.001\ 17x+0.002\ 94$，$R^2=0.846\ 89$

50 μmol/L isoquercitrin：$y=0.001\ 97x+0.241\ 33$，$R^2=0.984\ 67$

100 μmol/L isoquercitrin：$y=0.003\ 46x+0.513\ 26$，$R^2=0.975\ 01$

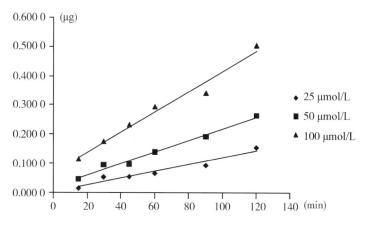

图10-30　异槲皮苷从Caco-2细胞单层BL侧到AP侧转运量与时间的关系

各浓度异槲皮苷在Caco-2细胞上双向转运的表观渗透系数P_{app}及其比值P_{ratio}如下（表10-33）。以120 min内各浓度异槲皮苷从Caco-2细胞单层AP侧到BL侧的转运总量为纵坐标，给药浓度为横坐标，进行线性回归，得到方程为：$y=0.007\ 22x-0.037\ 62$，$R^2=0.999\ 97$。

表10-33　异槲皮苷在Caco-2细胞上双向转运P_{app}值及P_{ratio}值

P_{app}（×10^{-6} cm/s）	25 μmol/L	50 μmol/L	100 μmol/L
AP–BL	0.742	0.795	0.624
BL–AP	1.378	1.160	1.019
P_{ratio}	1.857	1.459	1.633

（四）田基黄苷在Caco-2细胞上的跨膜转运

采用HPLC法测定田基黄苷在Caco-2细胞上的双向转运，结果表明田基黄苷在Caco-2细胞单层上的双向转运不存在或者极小，低于检测方法的灵敏度范围，无法被检出。

（五）槲皮素在Caco-2细胞上的跨膜转运

采用HPLC法测定样品中槲皮素的含量，应用标准曲线法计算不同时间点样品溶液中槲皮素从Caco-2细胞AP侧到BL侧的转运量，结果如下（表10-34）。

表10-34　槲皮素从Caco-2细胞单层AP侧到BL侧的转运量
（Mean ± SD，n=3）

时间 （min）	25 μmol/L （μg）	50 μmol/L （μg）	100 μmol/L （μg）
15	0.243 7 ± 0.014 3	0.357 0 ± 0.024 5	0.505 3 ± 0.035 3
30	0.336 4 ± 0.026 9	0.471 3 ± 0.004 3	0.609 3 ± 0.059 8
45	0.383 1 ± 0.035 3	0.593 3 ± 0.007 4	0.692 7 ± 0.021 0
60	0.430 7 ± 0.028 1	0.629 4 ± 0.018 8	0.831 9 ± 0.068 9
90	0.467 2 ± 0.033 1	0.679 5 ± 0.005 7	0.915 3 ± 0.011 0
120	0.528 5 ± 0.011 8	0.809 2 ± 0.012 1	1.167 6 ± 0.071 4

以时间为横坐标，不同时间点的槲皮素转运量为纵坐标作图，结果见图10-31。对不同给药浓度下的转运量进行线性回归，得到方程如下：

25 μmol/L quercetin：y=0.002 41x+0.249 91，R^2=0.945 62

50 μmol/L quercetin：y=0.003 90x+0.355 96，R^2=0.923 40

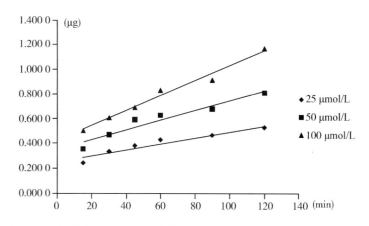

图10-31　槲皮素从Caco-2细胞单层AP侧到BL侧转运量与时间的关系

100 μmol/L quercetin：$y=0.006\ 03x+0.425\ 36$，$R^2=0.981\ 39$

应用标准曲线法计算不同时间点样品溶液中槲皮素从Caco-2细胞BL侧到AP侧的转运量，结果如下（表10-35）。

表10-35　槲皮素从Caco-2细胞BL侧到AP侧的转运量
（ Mean ± SD，$n=3$ ）

时间（ min ）	25 μmol/L（ μg ）	50 μmol/L（ μg ）	100 μmol/L（ μg ）
15	0.214 7 ± 0.011 9	0.272 4 ± 0.008 6	0.229 0 ± 0.015 1
30	0.249 1 ± 0.013 7	0.324 8 ± 0.033 6	0.373 4 ± 0.029 4
45	0.301 2 ± 0.031 6	0.480 0 ± 0.031 6	0.548 1 ± 0.070 1
60	0.408 6 ± 0.043 2	0.627 2 ± 0.079 3	0.807 6 ± 0.087 0
90	0.657 5 ± 0.010 1	0.953 8 ± 0.057 5	1.177 3 ± 0.089 4
120	0.843 5 ± 0.115 9	1.153 4 ± 0.128 2	1.595 8 ± 0.148 1

以时间为横坐标，不同时间点的槲皮素转运量为纵坐标作

图，结果如下（图10-32）。对不同给药浓度下的转运量进行线性回归，得到方程如下：

25 μmol/L quercetin：$y=0.006\,36x+0.063\,94$，$R^2=0.976\,17$

50 μmol/L quercetin：$y=0.008\,97x+0.097\,10$，$R^2=0.989\,20$

100 μmol/L quercetin：$y=0.013\,254x-0.006\,30$，$R^2=0.997\,04$

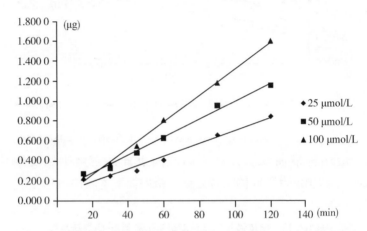

图10-32　槲皮素从Caco-2细胞单层BL侧到AP侧转运量与时间的关系

各浓度槲皮素在Caco-2细胞上双向转运的表观渗透系数P_{app}及其比值P_{ratio}如下（表10-36）。以120 min内各浓度槲皮素从Caco-2细胞单层AP侧到BL侧的转运总量为纵坐标，给药浓度为横坐标，进行线性回归得到方程为：$y=0.030\,03x+1.798\,55$，$R^2=0.967\,20$。

表10-36　槲皮素在Caco-2细胞上双向转运P_{app}值及P_{ratio}值

P_{app}（$\times 10^{-6}$ cm/s）	25 μmol/L	50 μmol/L	100 μmol/L
AP-BL	4.469	3.528	2.728
BL-AP	11.508	8.115	5.994
P_{ratio}	2.575	2.300	2.197

（六）小结

从 P_{app} 值结果看，4种黄酮类化合物的跨膜转运能力顺序为槲皮素＞槲皮苷＞异槲皮苷＞田基黄苷。这与4种化合物的极性顺序相近，田基黄苷可能由于其结构特殊而使其转运被抑制。黄酮苷类化合物在体外试验中可以转运，这与本实验室之前的研究成果接近；同时，黄酮苷的转运与糖基取代位置和糖苷类型相关。当糖基取代在3-位时，黄酮苷能够被转运；而当糖基取代在7-位时，黄酮苷不能被转运，这与文献研究一致：即认为只有当糖基取代在3-位时，黄酮苷才能被转运；黄酮苷转运的量与糖基类型有关，3-位鼠李糖取代转运量高于3-位葡萄糖取代。

影响药物吸收的因素主要包括生理因素和药物的理化性质。生理因素如胃肠道的pH、肝脏首过效应、消化道的代谢反应、胃排空速率和小肠运动等；药物的理化性质如解离常数、脂溶性、溶解度和溶出速度等；其他因素还包括食物、制剂中的添加剂（吸收促进剂、表面活性剂和高分子化合物等）和合并用药的影响。尿苷二磷酸葡醛酸转移酶（UGT）是催化葡醛酸与亲核底物结合的膜结合酶，主要存在于肝脏，但有一些同工酶在肾脏、胃、小肠、结肠等组织中也有高表达，说明肝外的葡醛酸结合反应也很重要。但在本实验中并没有发现黄酮类化合物与葡醛酸结合的现象，与文献报道在Caco-2细胞模型中p-硝基苯酚与1-萘酚的葡醛化反应均未观察到相一致。

药物的膜转运途径可分为2种：经细胞转运通道（transcellular pathway）和细胞旁路通道（paracellular pathway）；细胞旁路间隙只占肠管面积的0.01%～0.1%，且紧密连接是转运的限速步骤，所以经细胞转运是药物的主要转运途径，其中又包括被动扩散（passive diffusion）、主动转运（active transport）、促进扩散（facilitated diffusion）和胞饮（cytosis pinocytosis），90%的药物主要通过被动扩散进入体内。本研究表明槲皮苷、异槲皮苷、槲皮素的吸收以被动扩散为主，Caco-2细胞单层的透过量随着药物浓度的增加而增加，透过总量与浓度进行线性回归，R^2均>0.95，说明槲皮苷、异槲皮苷、槲皮素的转运依赖于化合物的浓度，而且没有出现浓度饱和现象；高、中、低3个浓度下的黄酮类化合物P_{app}值没有显著差异，这也提示药物通过被动扩散的机制转运。

根据P_{ratio}值的结果，槲皮苷、异槲皮苷和槲皮素都存在药物外排的现象，提示可能同时存在主动转运；P-糖蛋白（P-gp）和多药耐药蛋白（MRP）是Caco-2细胞中2种主要的转运蛋白，两者均为能量依赖型膜蛋白，发挥外排泵作用，可将胞内化合物逆浓度梯度运至胞外，与体内小肠上皮的外排系统一致，这也是引起药物生物利用度低的原因。

本研究表明，4种黄酮类化合物在以单体形式存在时和以混合物形式给药时，P_{app}值有明显的差异，结果如下（表10-37）。

表10-37　不同存在形式时4种黄酮类化合物P_{app}值

	异槲皮苷	槲皮苷	田基黄苷	槲皮素
混合黄酮	2.754	2.145	0.439	N/A
单体给药	0.720	1.660	N/A	3.575

在以混合物形式给药的时候，异槲皮苷、田基黄苷的表观渗透系数明显增加，槲皮苷的P_{app}值变化不大，槲皮素的转运明

显被抑制。根据这一结果，初步推断在以黄酮混合物和田基黄有效部位形式进行转运的时候，异槲皮苷、田基黄苷互相促进其转运。同时，对槲皮素的转运起到抑制的作用，这种抑制作用可能是可叠加的，这需要进一步研究加以阐明。

三、黄酮类化合物在Caco-2细胞上相互作用的研究

（一）受试样品的配制

1. 槲皮苷和槲皮素混合液　称取槲皮苷、槲皮素对照品适量，按照2∶1比例混合，加入少量DMSO使其溶解，配制成浓度为20 mg/mL母液。移取该母液适量，用PBS溶液配成浓度为50 μg/mL和100 μg/mL的受试溶液（以混合物质量计算，DMSO浓度低于0.5%）。

2. 异槲皮苷和槲皮素混合液　称取异槲皮苷、槲皮素对照品适量，按照1∶1比例混合，加入少量DMSO使其溶解，配制成浓度为20 mg/mL母液。移取该母液适量，用PBS溶液配成浓度为50 μg/mL和100 μg/mL的受试溶液（以混合物质量计算，DMSO浓度低于0.5%）。

3. 田基黄苷和槲皮素混合液　称取田基黄苷、槲皮素对照品适量，按照4∶1比例混合，加入少量DMSO使其溶解，配制成浓度为20 mg/mL母液。移取该母液适量，用PBS溶液配成浓度为50 μg/mL和100 μg/mL的受试溶液（以混合物质量计算，DMSO浓度低于0.5%）。

4. 槲皮苷和异槲皮苷混合液　称取槲皮苷、异槲皮苷对照

品适量，按照2:1比例混合，加入少量DMSO使其溶解，配制成浓度为20 mg/mL母液。移取该母液适量，用PBS溶液配成浓度为50 μg/mL和100 μg/mL的受试溶液（以混合物质量计算，DMSO浓度低于0.5%）。

5. 槲皮苷和田基黄苷混合液　称取槲皮苷、田基黄苷对照品适量，按照1:2比例混合，加入少量DMSO使其溶解，配制成浓度为20 mg/mL母液。移取该母液适量，用PBS溶液配成浓度为50 μg/mL和100 μg/mL的受试溶液（以混合物质量计算，DMSO浓度低于0.5%）。

6. 异槲皮苷和田基黄苷混合液　称取槲皮苷、槲皮素对照品适量，按照1:4比例混合，加入少量DMSO使其溶解，配制成浓度为20 mg/mL母液。移取该母液适量，用PBS溶液配成浓度为50 μg/mL和100 μg/mL的受试溶液（以混合物质量计算，DMSO浓度低于0.5%）。

（二）实验方法

取对数生长期的Caco-2细胞，以1×10^5浓度接种于Transwell细胞培养板上，置于37 ℃，5% CO_2细胞培养箱培养。至21天，倾去培养基，试验前以37 ℃的PBS溶液冲洗接种有Caco-2细胞的Transwell培养板3次，末次清洗后加入PBS溶液置于37 ℃，5% CO_2细胞培养箱孵育30 min，除去细胞表面的附着物，最后吸干孔内的PBS溶液。在各孔AP侧分别加入50 μg/mL和100 μg/mL的受试样品PBS溶液0.5 mL，BL侧加入空白PBS溶液1.5 mL，于37 ℃恒温条件下，分别于15 min，30 min，45 min，60 min，90 min，120 min在BL侧取样100 μL，同时补加100 μL空白PBS溶液，测定样品中目标物含量。

（三）槲皮苷与槲皮素之间转运行为的相互影响

采用HPLC法测定样品中槲皮苷、槲皮素的含量。当槲皮苷、槲皮素共转运时，各个时间点2种黄酮类化合物的转运量如下（表10-38）。以时间为横坐标，转运量为纵坐标作图，结果如下（图10-33）。将时间与转运量进行线性回归，得到方程如下：

50 μg/mL quercitrin：$y=0.003\ 85x+0.006\ 309$，$R^2=0.970\ 15$

100 μg/mL quercitrin：$y=0.007\ 07x+0.004\ 126$，$R^2=0.965\ 71$

50 μg/mL quercetin：$y=0.001\ 45x+0.000\ 883$，$R^2=0.953\ 49$

100 μg/mL quercetin：$y=0.002\ 62x-0.012\ 21$，$R^2=0.901\ 78$

表10-38　槲皮苷与槲皮素在Caco-2细胞上共转运的转运量
（Mean ± SD，$n=3$）

时间 （min）	槲皮苷（μg）		槲皮素（μg）	
	50 μg/mL	100 μg/mL	50 μg/mL	100 μg/mL
15	0.136 2 ± 0.009 8	0.201 9 ± 0.008 7	0.000 0 ± 0.000 0	0.000 0 ± 0.000 0
30	0.195 0 ± 0.001 7	0.274 6 ± 0.005 7	0.077 7 ± 0.007 6	0.104 4 ± 0.008 9
45	0.222 3 ± 0.014 0	0.282 4 ± 0.003 6	0.083 1 ± 0.005 1	0.099 8 ± 0.008 4
60	0.265 1 ± 0.018 9	0.453 6 ± 0.018 2	0.099 1 ± 0.007 1	0.152 1 ± 0.005 4
90	0.379 0 ± 0.007 4	0.639 8 ± 0.016 2	0.139 8 ± 0.007 4	0.207 1 ± 0.018 7
120	0.557 3 ± 0.025 3	0.941 2 ± 0.024 4	0.174 2 ± 0.009 3	0.308 2 ± 0.026 3

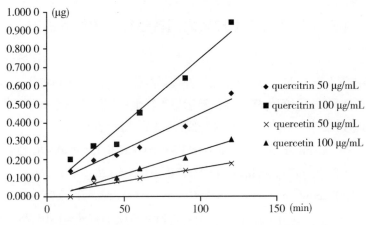

图10-33　槲皮苷与槲皮素共转运的转运量与时间的关系

表观渗透系数如下（表10-39）。

表10-39　槲皮苷与槲皮素共转运的表观渗透系数 P_{app} 值

	槲皮苷		槲皮素	
	50 μg/mL	100 μg/mL	50 μg/mL	100 μg/mL
P_{app}（$\times 10^{-6}$ cm/s）	1.579	1.449	1.189	1.074

（四）异槲皮苷与槲皮素之间转运行为的相互影响

采用HPLC法测定样品中异槲皮苷、槲皮素的含量。当异槲皮苷、槲皮素共转运时，各个时间点2种黄酮类化合物的转运量如下（表10-40）。以时间为横坐标，转运量为纵坐标作图，结果如下（图10-34）。将时间与转运量进行线性回归，得到方程如下：

50 μg/mL isoquercitrin：$y=0.003\ 90x-0.007\ 48$，$R^2=0.960\ 00$

100 μg/mL isoquercitrin：$y=0.006\ 45x+0.003\ 27$，$R^2=0.978\ 40$

50 μg/mL quercetin：$y=0.002\ 02x+0.015\ 25$，$R^2=0.929\ 03$

100 μg/mL quercetin：$y=0.003\ 45x-0.003\ 46$，$R^2=0.991\ 55$

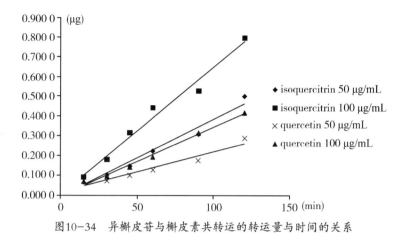

图10-34　异槲皮苷与槲皮素共转运的转运量与时间的关系

表10-40　异槲皮苷与槲皮素在Caco-2细胞上共转运的转运量

（ Mean ± SD ， n=3 ）

时间 （ min ）	异槲皮苷（ μg ）		槲皮素（ μg ）	
	50 μg/mL	100 μg/mL	50 μg/mL	100 μg/mL
15	0.089 0 ± 0.023 6	0.088 9 ± 0.001 3	0.072 4 ± 0.017 3	0.067 5 ± 0.006 1
30	0.101 1 ± 0.014 9	0.178 8 ± 0.006 7	0.072 1 ± 0.011 1	0.094 0 ± 0.007 2
45	0.144 9 ± 0.033 6	0.314 0 ± 0.012 2	0.094 3 ± 0.006 6	0.140 1 ± 0.010 4
60	0.220 9 ± 0.004 4	0.440 6 ± 0.008 9	0.121 9 ± 0.017 6	0.190 8 ± 0.007 0
90	0.306 5 ± 0.011 8	0.526 0 ± 0.004 3	0.173 4 ± 0.008 47	0.313 9 ± 0.024 1
120	0.498 0 ± 0.004 1	0.794 4 ± 0.027 2	0.284 9 ± 0.026 1	0.416 0 ± 0.022 9

表观渗透系数如下（表10-41）。

表10-41　异槲皮苷与槲皮素共转运的表观渗透系数P_{app}值

	异槲皮苷		槲皮素	
	50 μg/mL	100 μg/mL	50 μg/mL	100 μg/mL
P_{app}（×10⁻⁶ cm/s）	2.131	1.762	1.104	0.943

（五）田基黄苷与槲皮素之间转运行为的相互影响

采用HPLC法测定样品中田基黄苷、槲皮素的含量。当田基黄苷、槲皮素共转运时，各个时间点2种黄酮类化合物的转运量见表10-42。以时间为横坐标，转运量为纵坐标作图，结果见图10-35。将时间与转运量进行线性回归，得到方程如下：

50 μg/mL cynanchocerin：$y=0.002\,33x+0.226\,56$，$R^2=0.981\,85$

100 μg/mL cynanchocerin：$y=0.004\,03x+0.220\,07$，$R^2=0.991\,90$

50 μg/mL quercetin：$y=0.001\,33x+0.010\,80$，$R^2=0.883\,95$

100 μg/mL quercetin：$y=0.002\,14x+0.020\,05$，$R^2=0.974\,80$

表10-42　田基黄苷与槲皮素在Caco-2细胞上共转运的转运量
（Mean ± SD，$n=3$）

时间（min）	田基黄苷（μg）		槲皮素（μg）	
	50 μg/mL	100 μg/mL	50 μg/mL	100 μg/mL
15	0.267 0 ± 0.009 7	0.281 5 ± 0.007 2	0.000 0 ± 0.000 0	0.065 0 ± 0.001 1
30	0.278 1 ± 0.006 8	0.337 2 ± 0.011 5	0.064 5 ± 0.007 7	0.080 1 ± 0.012 9

时间	田基黄苷（μg）		槲皮素（μg）	
（min）	50 μg/mL	100 μg/mL	50 μg/mL	100 μg/mL
45	0.330 1 ± 0.009 9	0.388 3 ± 0.019 2	0.082 7 ± 0.007 9	0.116 0 ± 0.006 5
60	0.385 0 ± 0.009 2	0.488 7 ± 0.017 5	0.108 1 ± 0.006 3	0.143 1 ± 0.008 4
90	0.439 1 ± 0.024 2	0.572 2 ± 0.062 9	0.131 7 ± 0.013 1	0.193 0 ± 0.019 4
120	0.499 6 ± 0.029 8	0.705 1 ± 0.034 7	0.156 7 ± 0.005 5	0.294 5 ± 0.028 3

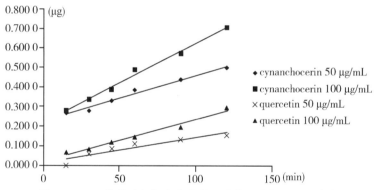

图10-35　田基黄苷与槲皮素共转运的转运量与时间的关系

表观渗透系数如下（表10-43）。

表10-43　田基黄苷与槲皮素共转运的表观渗透系数P_{app}值

	田基黄苷		槲皮素	
	50 μg/mL	100 μg/mL	50 μg/mL	100 μg/mL
P_{app}（×10^{-6} cm/s）	0.796	0.688	1.817	1.462

（六）槲皮苷与异槲皮苷之间转运行为的相互影响

采用HPLC法测定样品中槲皮苷、异槲皮苷的含量。当槲皮苷、异槲皮苷共转运时，各个时间点2种黄酮类化合物的转运量如下（表10-44）。以时间为横坐标，转运量为纵坐标作图，结果如下（图10-36）。将时间与转运量进行线性回归，得到方程如下：

50 μg/mL quercitrin：$y=0.004\,92x-0.001\,57$，$R^2=0.950\,61$

100 μg/mL quercitrin：$y=0.007\,18x+0.081\,36$，$R^2=0.993\,72$

50 μg/mL isoquercitrin：$y=0.003\,77x-0.039\,01$，$R^2=0.993\,71$

100 μg/mL isoquercitrin：$y=0.005\,54x+0.020\,00$，$R^2=0.988\,50$

表10-44　槲皮苷与异槲皮苷在Caco-2细胞上共转运的转运量

（ Mean ± SD，n=3 ）

时间 （min）	槲皮苷（μg）		异槲皮苷（μg）	
	50 μg/mL	100 μg/mL	50 μg/mL	100 μg/mL
15	0.000 0 ± 0.000 0	0.191 6 ± 0.005 2	0.000 0 ± 0.000 0	0.100 9 ± 0.004 2
30	0.180 0 ± 0.006 6	0.284 4 ± 0.011 5	0.092 8 ± 0.005 9	0.169 7 ± 0.002 5
45	0.250 1 ± 0.004 18	0.414 5 ± 0.022 7	0.133 3 ± 0.020 0	0.275 3 ± 0.006 1
60	0.325 7 ± 0.009 4	0.558 7 ± 0.014 5	0.185 0 ± 0.010 5	0.389 0 ± 0.006 8
90	0.450 3 ± 0.001 45	0.711 5 ± 0.037 3	0.301 2 ± 0.023 9	0.486 6 ± 0.011 9
120	0.554 1 ± 0.189 6	0.949 8 ± 0.090 6	0.409 2 ± 0.073 8	0.692 2 ± 0.048 6

岭南特色中药指纹图谱质量控制关键技术研究

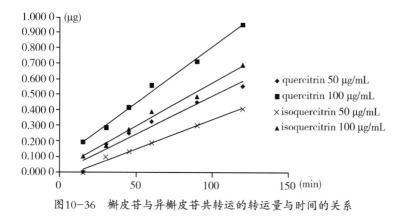

图10-36　槲皮苷与异槲皮苷共转运的转运量与时间的关系

根据如下公式，计算表观渗透系数如下（表10-45）。

表10-45　槲皮苷与异槲皮苷共转运的表观渗透系数 P_{app} 值

	槲皮苷		异槲皮苷	
	50 μg/mL	100 μg/mL	50 μg/mL	100 μg/mL
P_{app}（$\times 10^{-6}$ cm/s）	2.016	1.471	3.090	2.271

（七）槲皮苷与田基黄苷之间转运行为的相互影响

采用HPLC法测定样品中槲皮苷、田基黄苷的含量。当槲皮苷、田基黄苷共转运时，各个时间点2种黄酮类化合物的转运量见表10-46。以时间为横坐标，转运量为纵坐标作图，结果见图10-37。将时间与转运量进行线性回归，得到方程如下：

50 μg/mL quercitrin：$y=0.003\,20x+0.096\,50$，$R^2=0.957\,53$

100 μg/mL quercitrin：$y=0.006\,51x+0.086\,52$，$R^2=0.971\,96$

50 μg/mL cynanchocerin：$y=0.002\,87x+0.183\,89$，$R^2=0.988\,10$

100 μg/mL cynanchocerin：$y=0.005\,51x+0.0170\,55$，$R^2=0.992\,44$

表10-46　槲皮苷与田基黄苷在Caco-2细胞上共转运的转运量

（Mean±SD，*n*=3）

时间	槲皮苷（μg）		田基黄苷（μg）	
（min）	50 μg/mL	100 μg/mL	50 μg/mL	100 μg/mL
15	0.156 8 ± 0.001 3	0.190 3 ± 0.031 0	0.217 8 ± 0.002 3	0.261 7 ± 0.006 3
30	0.153 7 ± 0.003 8	0.245 3 ± 0.013 6	0.260 5 ± 0.003 6	0.324 1 ± 0.012 9
45	0.244 9 ± 0.007 9	0.350 0 ± 0.015 7	0.332 7 ± 0.011 6	0.396 0 ± 0.012 8
60	0.314 8 ± 0.014 1	0.559 1 ± 0.011 9	0.365 6 ± 0.019 3	0.521 7 ± 0.031 7
90	0.392 9 ± 0.060 0	0.671 5 ± 0.127 8	0.434 4 ± 0.068 0	0.686 5 ± 0.014 9
120	0.466 9 ± 0.077 4	0.847 5 ± 0.125 1	0.525 5 ± 0.085 7	0.816 6 ± 0.178 2

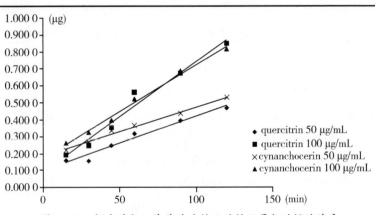

图10-37　槲皮苷与田基黄苷共转运的转运量与时间的关系

表观渗透系数如下（表10-47）。

表10-47　槲皮苷与田基黄苷共转运的表观渗透系数 P_{app} 值

	槲皮苷		田基黄苷	
	50 μg/mL	100 μg/mL	50 μg/mL	100 μg/mL
P_{app}（ $\times 10^{-6}$ cm/s）	2.623	2.693	0.784	0.753

（八）异槲皮苷与田基黄苷之间转运行为的相互影响

采用HPLC法测定样品中异槲皮苷、田基黄苷的含量。当异槲皮苷、田基黄苷共转运时，各个时间点两种黄酮类化合物的转运量如下（表10-48）。以时间为横坐标，转运量为纵坐标作图，结果见图10-38。将时间与转运量进行线性回归，得到方程如下：

50 μg/mL isoquercitrin：$y=0.003\,20x+0.096\,50$，$R^2=0.957\,53$

100 μg/mL isoquercitrin：$y=0.006\,51x+0.086\,52$，$R^2=0.971\,96$

50 μg/mL cynanchocerin：$y=0.002\,87x+0.183\,89$，$R^2=0.988\,10$

100 μg/mL cynanchocerin：$y=0.005\,51x+0.0170\,55$，$R^2=0.992\,44$

表10-48　异槲皮苷与田基黄苷在Caco-2细胞上共转运的转运量

（Mean ± SD, $n=3$）

时间（min）	异槲皮苷（μg）		田基黄苷（μg）	
	50 μg/mL	100 μg/mL	50 μg/mL	100 μg/mL
15	0.061 2 ± 0.003 9	0.083 3 ± 0.016 7	0.264 0 ± 0.007 3	0.324 5 ± 0.008 2

时间	异槲皮苷（μg）		田基黄苷（μg）	
（min）	50 μg/mL	100 μg/mL	50 μg/mL	100 μg/mL
30	0.085 9 ± 0.003 3	0.137 0 ± 0.015 2	0.301 7 ± 0.012 6	0.397 0 ± 0.033 1
45	0.110 8 ± 0.022 4	0.192 5 ± 0.018 6	0.366 1 ± 0.028 2	0.553 1 ± 0.033 2
60	0.140 0 ± 0.011 6	0.261 0 ± 0.005 3	0.432 8 ± 0.020 7	0.676 7 ± 0.039 4
90	0.202 9 ± 0.014 0	0.330 3 ± 0.004 7	0.518 7 ± 0.018 5	0.813 7 ± 0.037 5
120	0.348 0 ± 0.071 3	0.475 3 ± 0.037 7	0.690 4 ± 0.110 9	1.186 0 ± 0.099 4

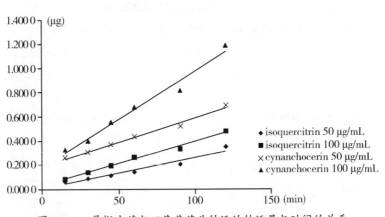

图10-38 异槲皮苷与田基黄苷共转运的转运量与时间的关系

表观渗透系数如下（表10-49）。

表10-49　异槲皮苷与田基黄苷共转运的表观渗透系数P_{app}值

	异槲皮苷		田基黄苷	
	50 μg/mL	100 μg/mL	50 μg/mL	100 μg/mL
P_{app}（×10⁻⁶ cm/s）	2.825	2.693	1.092	1.85

（九）小结

为了更好地模拟田基黄有效部位中4种黄酮类化合物在Caco-2细胞单层模型上的两两相互作用，研究中始终保持相互作用的2种黄酮的比例与田基黄有效部位中的比例相同，确保试验结论能够得到延伸，将本次试验结果与各黄酮分别以单体形式存在和混合物形式存在时的结果进行比较，结果如下（表10-50）。

表10-50　不同存在形式下各种黄酮的表观渗透系数

P_{app}（×10⁻⁶ cm/s）

	异槲皮苷	槲皮苷	田基黄苷	槲皮素
混合黄酮	2.754	2.145	0.439	N/A
单体给药	0.720	1.660	N/A	3.575
槲皮苷+槲皮素		1.514		1.032
异槲皮苷+槲皮素	1.947			1.024
田基黄苷+槲皮素			0.742	1.640
槲皮苷+异槲皮苷	1.744	2.681		
槲皮苷+田基黄苷		2.658	0.769	
异槲皮苷+田基黄苷	2.773		1.089	

第十章　田基黄指纹图谱质量控制关键技术研究

465

　　将槲皮苷在各种情况下的表观渗透系数进行比较，发现其表观渗透系数变化不大。这个结果初步可以说明，在黄酮间的相互作用中，槲皮苷多以促进其他黄酮的吸收或非竞争性地抑制其他黄酮的吸收的形式参与介导，其他黄酮的吸收和转运对其本身影响不大，提示槲皮苷是田基黄有效部位中存在的性质稳定、吸收行为较为单一的化合物。

　　将异槲皮苷在各种情况下的表观渗透系数进行比较，发现其在与其他黄酮类成分共同存在的情况下的吸收情况明显强于以单体形式的存在。由于目前国内外尚缺乏对药物协同作用跨膜转运分子基础的研究，我们无法通过表观渗透系数初步推断其协同行为。可能存在的机理是：其他黄酮类化合物参与转运，减少了异槲皮苷在Caco-2细胞上的外排作用。

　　槲皮苷和异槲皮苷对田基黄苷有相似的协同促吸收作用，表现为当它们与田基黄苷共存在时，促进了田基黄苷的吸收，田基黄苷的表观渗透系数相近；槲皮素对田基黄苷的促吸收作用不大。

　　从结果上看，槲皮苷、异槲皮苷、田基黄苷均表现出不同程度对槲皮素的转运的抑制作用，这种抑制作用在4种黄酮同时存在的介质中得到叠加，从而表现为槲皮素的不转运。由于槲皮素是被动转运的药物，从结构上考虑，其他黄酮类化合物通过竞争性的抑制作用减少槲皮素的吸收的可能性并不大。其可能的机理是：槲皮苷、异槲皮苷和田基黄苷的存在，促进了细胞膜上受体（如P-gp，MDR蛋白）对槲皮素的外排作用，从而减少了其总转运量，降低了表观渗透系数。

第六节　田基黄退黄有效成分吸收机制的研究

前面对田基黄有效部位中4种黄酮类成分Caco-2细胞转运行为相互影响的研究中发现，异槲皮苷的吸收受到其他黄酮类成分的促进，而槲皮素的吸收受到其他黄酮类成分的抑制。从极性大小的角度考虑，异槲皮苷极性最大，与细胞膜极性相差最远；槲皮素极性最小，与细胞膜极性最为接近。根据以上结果推断，黄酮类化合物之间相互作用对 P_{app} 值的影响，有可能是由于其他黄酮类成分对异槲皮苷、槲皮素的外排产生影响导致的。因此，本研究对其外排作用进行考察。

一、实验方法

设置以下实验组：A为异槲皮苷组；B为槲皮素组；C为黄酮混合物组；D为黄酮混合物+抑制剂组。取对数生长期的Caco-2细胞，以 1×10^5 浓度接种于Transwell细胞培养板上，置于37 ℃，5% CO_2 细胞培养箱培养。至21天，倾去培养基，试验前以37 ℃的PBS溶液冲洗接种有Caco-2细胞的Transwell培养板3次，末次清洗后加入PBS溶液置于37 ℃，5% CO_2 细胞培养箱孵育30 min，除去细胞表面的附着物，最后吸干孔内的PBS溶液。在各孔BL侧分别加入受试样品的 PBS溶液1.5 mL，AP侧加入空白PBS溶液0.5 mL，于37 ℃恒温条件下，分别于15 min，

30 min，45 min，60 min，90 min，120 min在AP侧取样100 μL，同时补加100 μL空白PBS溶液，测定样品中异槲皮苷和槲皮素的含量。

二、实验结果

采用HPLC法测定样品中异槲皮苷的含量，不同时间内异槲皮苷的外排量如下（表10-51）。以时间为横坐标，异槲皮苷的外排量为纵坐标作图，结果如下（图10-39）。对图10-39中各点进行线性回归，得到方程如下：

Single isoquercitrin：$y=0.007\ 22x+0.046\ 18$，$R^2=0.983\ 81$

Mixed isoquercitrin：$y=0.002\ 22x+0.022\ 71$，$R^2=0.980\ 59$

表10-51　不同条件下异槲皮苷在Caco-2细胞上的外排量

（ Mean ± SD，$n=3$ ）

时间（min）	单一给药（μg）	混合给药（μg）
15	0.129 8 ± 0.113 6	0.059 7 ± 0.006 7
30	0.295 6 ± 0.020 9	0.090 4 ± 0.009 6
45	0.386 3 ± 0.026 2	0.129 2 ± 0.001 6
60	0.484 6 ± 0.021 7	0.150 8 ± 0.007 4
90	0.635 9 ± 0.077 3	0.202 0 ± 0.003 5
120	0.944 4 ± 0.087 8	0.304 7 ± 0.013 6

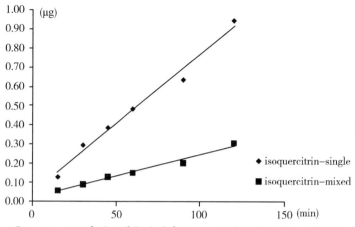

图10-39　不同条件下异槲皮苷在Caco-2细胞上转运量与时间关系

其表观渗透系数如下（表10-52）。

表10-52　不同条件下异槲皮苷外排的表观渗透系数 P_{app} 值

	异槲皮苷	混合黄酮
P_{app}（$\times 10^{-6}$ cm/s）	2.126	0.303

采用HPLC法测定样品中槲皮素的含量，不同时间内槲皮素的外排量见表10-53。以时间为横坐标，异槲皮苷的外排量为纵坐标作图，结果见图10-40。对图10-40中各点进行线性回归，得到方程如下：

Single quercetin：$y=0.009\,95x+0.093\,54$，$R^2=0.986\,68$

Mixed quercetin：$y=0.013\,13x+0.149\,98$，$R^2=0.980\,64$

Mixed quercetin+Inhibitor：$y=0.016\,85x+0.027\,193$，$R^2=0.998\,71$

表10-53　不同条件下槲皮素在Caco-2细胞上的外排量

（Mean ± SD，*n*=3）

时间 （min）	单一给药 （μg）	混合给药 （μg）	混合给药+抑制剂 （μg）
15	0.265 2 ± 0.018 2	0.528 8 ± 0.026 1	0.382 7 ± 0.015 9
30	0.416 2 ± 0.037 9	0.759 2 ± 0.025 7	0.586 1 ± 0.053 3
45	0.528 3 ± 0.057 4	1.058 8 ± 0.017 1	0.717 4 ± 0.074 5
60	0.665 1 ± 0.053 8	1.285 7 ± 0.026 9	0.893 4 ± 0.068 3
90	0.920 0 ± 0.057 6	1.752 9 ± 0.147 7	1.224 8 ± 0.086 5
120	1.347 2 ± 0.069 6	2.313 2 ± 0.168 9	1.820 6 ± 0.118 4

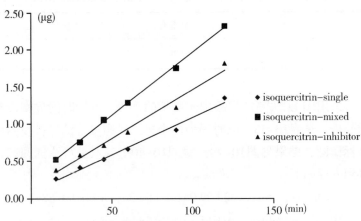

图10-40　不同条件下槲皮素在Caco-2细胞上转运量与时间关系

其表观渗透系数见表10-54。

表10-54　不同条件下槲皮素外排的表观渗透系数P_{app}值

	槲皮素	混合黄酮	混合黄酮+抑制剂
P_{app}（ $\times 10^{-6}$ cm/s ）	13.592	23.019	17.937

（三）小结

从表观渗透系数结果看，槲皮苷、田基黄苷、槲皮素对异槲皮苷的外排作用具有明显的抑制作用，考虑到异槲皮苷极性与细胞膜相差较远，这种抑制作用可以解释为：在4种黄酮化合物共同存在时，脂溶性化合物与水溶性化合物竞争外排，而脂溶性化合物被优先外排，从而减少了水溶性化合物的外排量，因此表现为促进异槲皮苷的吸收。

从表观渗透系数结果看，异槲皮苷、槲皮苷、田基黄苷对槲皮素的外排作用具有明显的促进作用，由于槲皮素极性最小，因此，其可能的机制是：4种化合物共同存在时，槲皮素因其与细胞质膜相亲而被优先外排；同时，另一种可能存在的机制是：其他黄酮类成分的存在促进了转运蛋白对槲皮素的外排作用。

转运蛋白抑制剂的加入对减少槲皮素的外排有一定的影响，然而，并没有完全减少其他黄酮类化合物对其外排的促进作用；由于在之前的研究中表明，槲皮素在单独转运时也存在着转运蛋白介导的外排，因此，该结果无法完全说明其促进外排的机制。但可以肯定的是，竞争性的促进外排作用肯定存在。

第七节 总 结

1．本研究构建了田基黄药材HPLC指纹图谱，获得了其指纹特征；利用指纹特征考察了不同来源的田基黄药材间的质量差异，为合理、规范使用田基黄药材提供了实验依据。在此基础上，将田基黄中的化学成分按照极性的不同进行分离，并采用3个化学肝损伤模型对经提取、分离和纯化得到的田基黄提取物复合物及单体进行系统的药效研究。通过建立ANIT致小鼠肝内胆汁淤积造成的肝损伤模型，考察了田基黄有效部位中黄酮部位和非黄酮部位的退黄作用，并与田基黄有效部位的退黄降酶作用相比较，证明了黄酮部位是田基黄有效部位中起到退黄降酶作用的有效组分，非黄酮类部位对药效作用基本没有贡献。

2．本研究对田基黄有效部位中的黄酮类部分的吸收转运进行了研究。通过建立Caco-2细胞单层模型，考察了田基黄有效部位中4种主要成分槲皮苷、异槲皮苷、田基黄苷和槲皮素的混合物以及田基黄有效部位在Caco-2细胞上的转运行为，证明了田基黄有效部位中其他非黄酮类成分对主要药效组分（以槲皮苷、异槲皮苷、田基黄苷和槲皮素为代表的黄酮类化合物）的吸收转运没有影响；通过田基黄有效部位在小鼠体内吸收的研究，对体外试验结果进行确证。

3．本研究对槲皮苷、异槲皮苷、田基黄苷和槲皮素的双向转运行为及其相互作用进行了研究。通过将4种化合物在以单一成分形式存在时的P_{app}值和以混合物形式存在时的P_{app}值进行比较，可见4种黄酮类化合物在以不同的形式存在时的转运行为存在明显的差异。具体表现为：在以单一成分转运时，转运难易程度为槲皮素＞槲皮苷＞异槲皮苷＞田基黄苷；而在混合物中，其表观渗透系数大小顺序为异槲皮苷＞槲皮苷＞田基黄苷＞槲皮素。在对黄酮类化合物的转运相互影响的研究中，结果表明槲皮苷、异槲皮苷和槲皮素都在一定程度上促进了田基黄苷的吸收；槲皮苷、田基黄苷和槲皮素对异槲皮苷也表现为促进转运的作用；而槲皮素的转运受到了其他3种化合物的抑制。可见，在混合物中4种黄酮类化合物表现出来的转运行为，是它们之间相互作用产生的结果。

4. 本研究同时对黄酮类化合物相互作用的机制进行了考察。通过对其外排量的考察，说明了其他黄酮类化合物对异槲皮苷的促转运作用和对槲皮素的抑制转运作用有可能是由于其他成分对它们的外排作用产生影响造成的。

参考文献

［1］江苏新医学院. 中药大辞典：上册［M］. 上海：上海科学技术出版社，1986：813-814.

［2］中华人民共和国卫生部药典委员会. 中华人民共和国药典1977年版：一部［S］. 北京：人民卫生出版社，1977：197.

［3］Richard Walgren, Kristina Walle U, Thomas Walle. Transport of Quercetin and Its Glucosides across Human Intestinal Epithelial Caco-2 Cells ［J］. Biomedical Pharmacology, 1998, 55（10）：1721-1727.

［4］李沛波，王永刚，吴钉红，等. 田基黄中三个黄酮类化合物保肝退黄作用的实验研究［J］. 中山大学学报：医学版，2007，28（1）：40-43.

（本章实验人员：苏薇薇、杨立伟、王宁、吴忠、李沛波、吴钉红、唐西、王永刚）

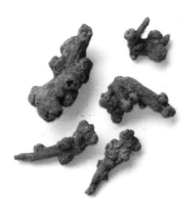

彩图1 白术药材样品

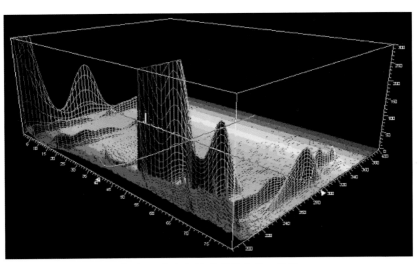

彩图2 白术色谱峰紫外光谱三维图

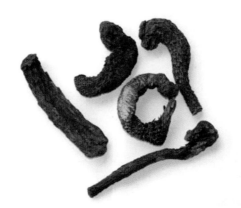

彩图3　肉苁蓉药材

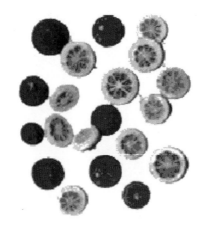

彩图4　枳壳药材样品

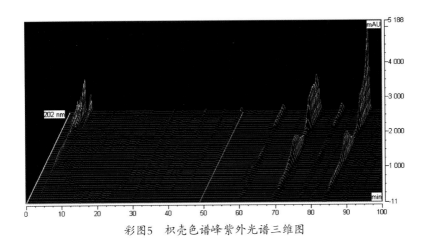

彩图5　枳壳色谱峰紫外光谱三维图

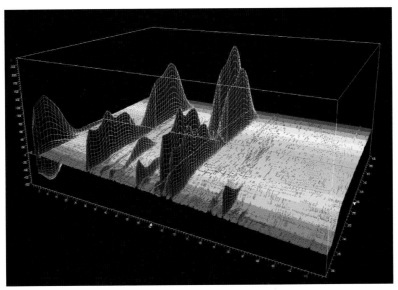

彩图6　口炎清颗粒色谱峰紫外光谱三维图

3

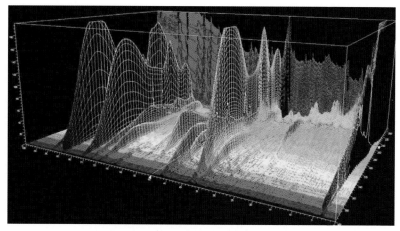

彩图7　祛痰止咳颗粒色谱峰紫外光谱三维图

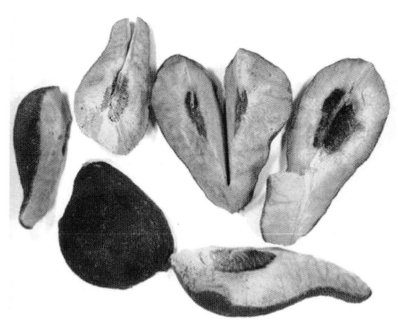

彩图8　沙田柚幼果

4

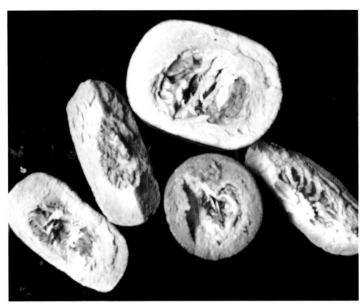

彩图9　化州柚幼果

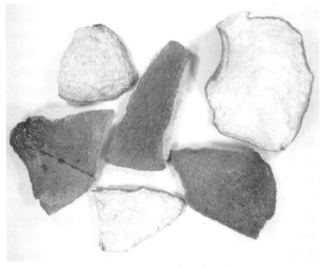

彩图10　沙田柚成熟外果皮

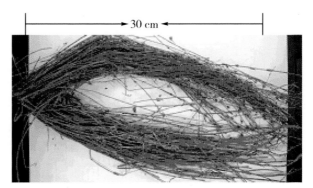

30 cm

彩图11　田基黄（产地：广西宜州，07号样品）

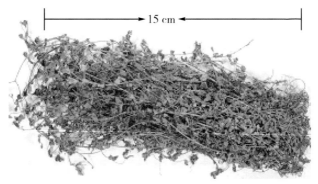

15 cm

彩图12　田基黄（产地：广西南宁，09号样品）

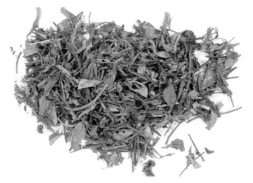

彩图13　大叶田基黄（35号样品）

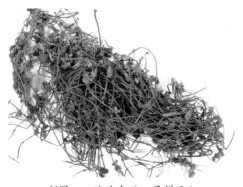

彩图14　遍地金（36号样品）

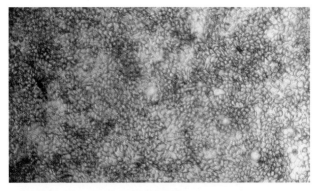

× 100

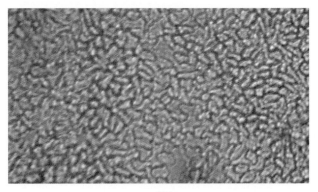

× 200

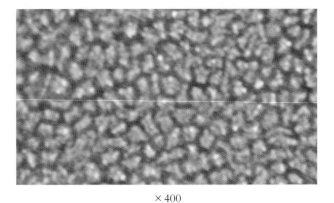

× 400

彩图15　光镜下Caco-2细胞单层的生长情况

8